Nina Winkler

Women'sHealth

DIE WELT IST DEIN GYM

33 Mikro-Workouts
für jederzeit und überall

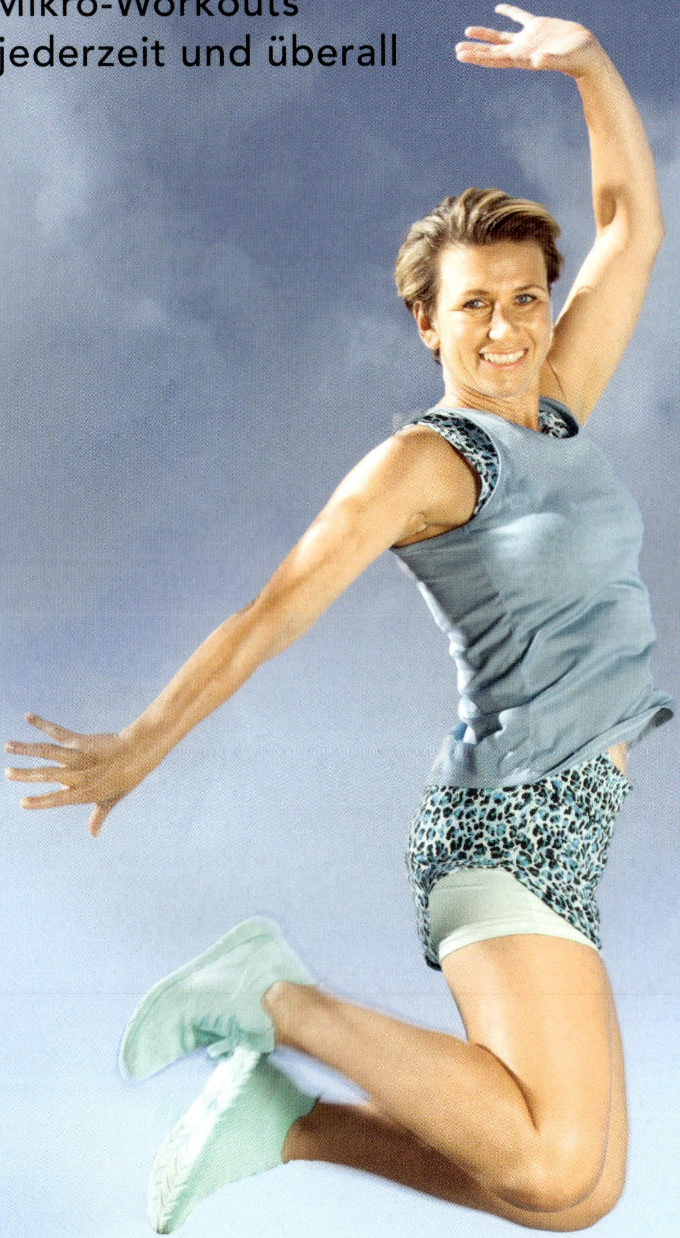

pietsch

Titelbild: Justin Healy

Abbildungsnachweis
Alle Fotos von Justin Healy mit Ausnahme von:
Seite 8: shutterstock.com/Ekaterina Pokrovsky; Seite 9 (l.): shutterstock.com/Stasique; Seite 12: shutterstock.com/fizkes; Seite 15: shutterstock.com/Gorodenkoff; Seite 16 (o.): shutterstock.com/Dragon Images; Seite 173: Renate Forster

ISBN 978-3-613-50938-2

Ein Unternehmen der Paul Pietsch Verlage GmbH & Co. KG

1. Auflage 2022

Sie finden uns im Internet
unter www.pietsch-verlag.de

Lektorat: Niko Schmidt
Cover und Layoutkonzept: grafik+design Kornelia Erlewein
Layout und Satz: grafik+design Kornelia Erlewein
Druck und Bindung: Graspo CZ, 76302 Zlín
Printed in Czech Republic

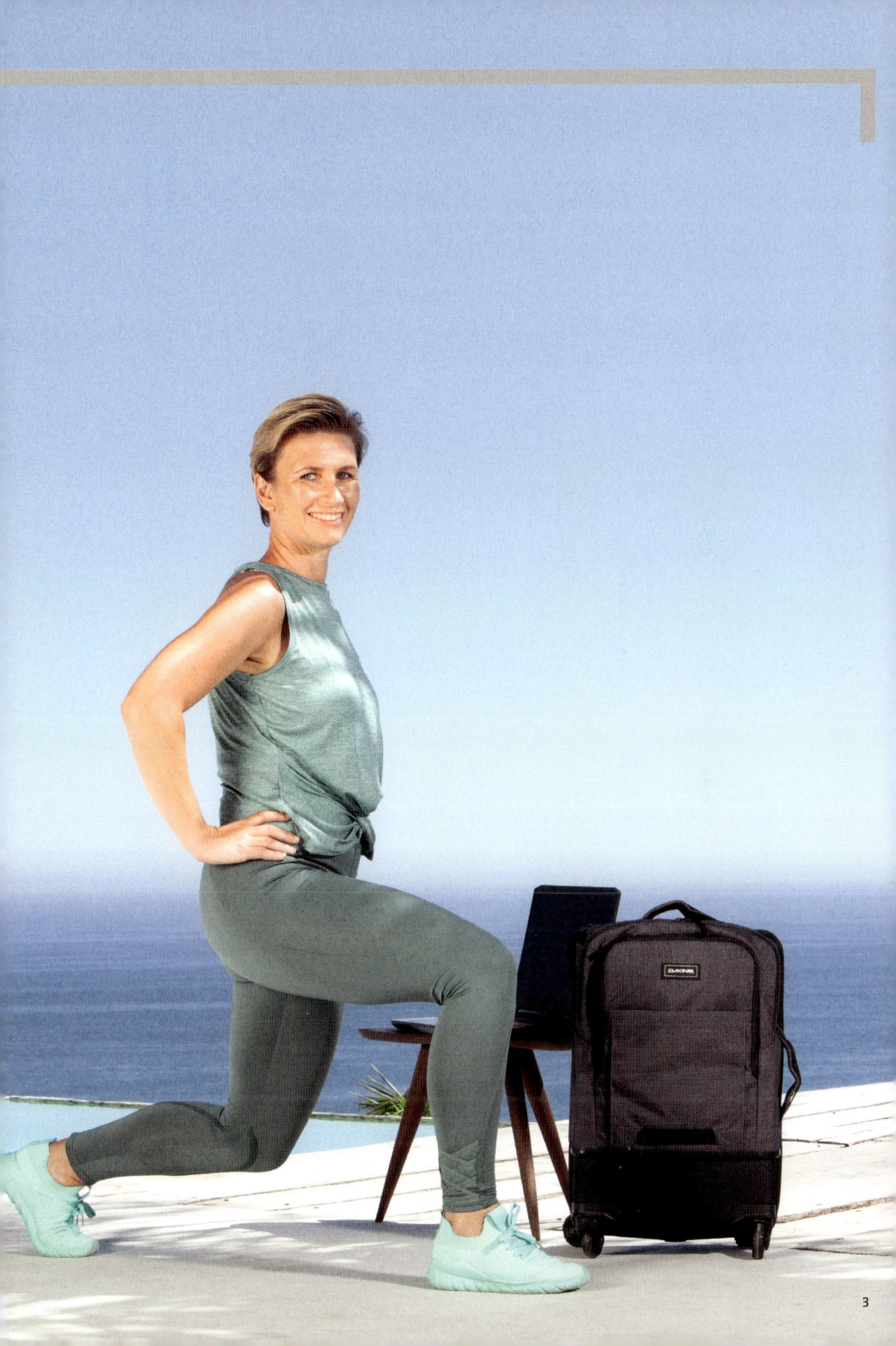

INHALT

01 THEORIE

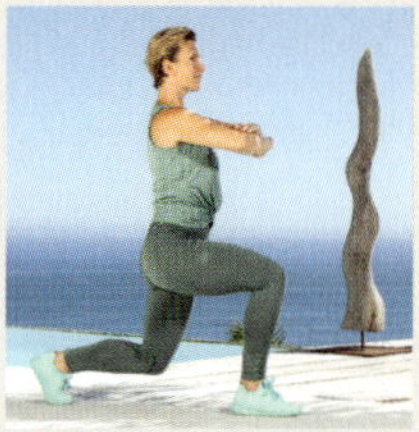

01 FITNESS TO GO 6

Alle Übungen im Überblick 18

02 PRAXIS

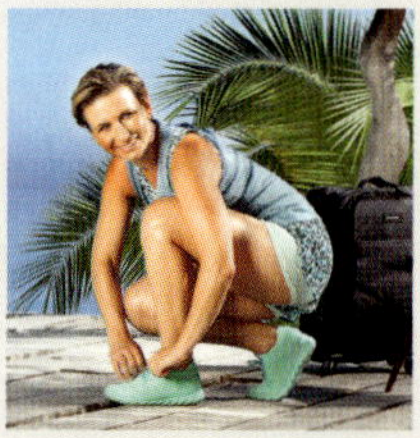

02 DIE 33 WORKOUTS 22

WARM-UP/COOL-DOWN 26

- W1 Warm-up mit Seilspringen 27
- W2 Sanftes Warm-up 30
- W3 Dynamisches Warm-up 34
- W4 Cool-down 37

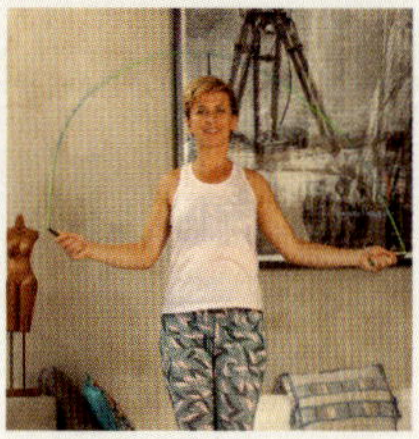

FUNCTIONAL-WORKOUTS 42

- W5 Complete Body-Workout 1 43
- W6 Complete Body-Workout 2 48
- W7 Beine- & Po-Workout 1 53
- W8 Beine- & Po-Workout 2 57
- W9 Oberkörper-Workout 1 62
- W10 Oberkörper-Workout 2 66
- W11 Arme-, Schultern- & Nacken-Workout 1 70
- W12 Arme-, Schultern- & Nacken-Workout 2 75
- W13 Office-Workout 1 79
- W14 Office-Workout 2 83
- W15 Office-Workout 3 88

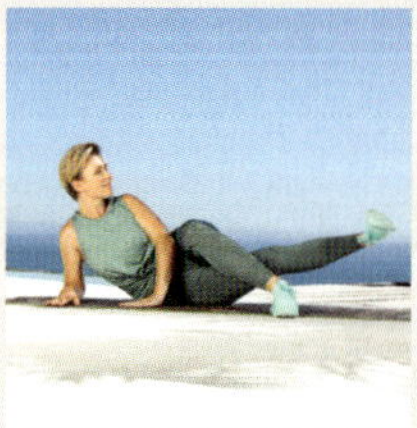

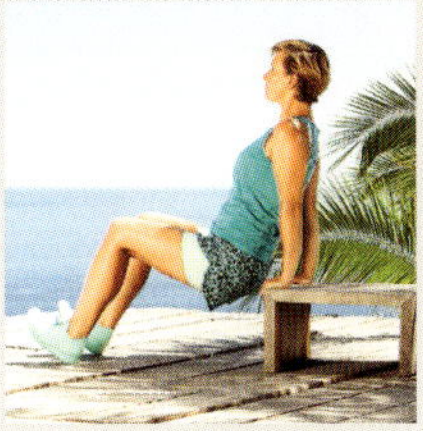

CARDIO-WORKOUTS 92
W16 Tabata-Workout 1 93
W17 Tabata-Workout 2 97
W18 HIIT-Workout 1 101
W19 HIIT-Workout 2 106
W20 Kickbox-Workout 1 111
W21 Kickbox-Workout 2 114

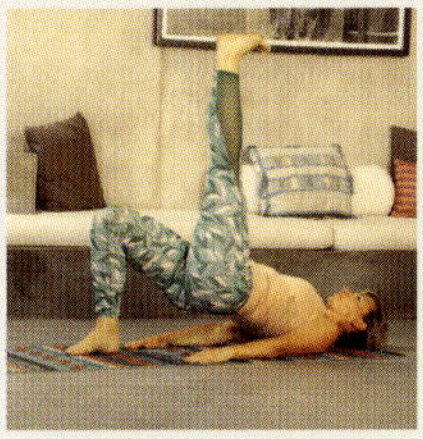

PILATES- & YOGA-WORKOUTS 118
W22 Pilates-Workout 1 119
W23 Pilates-Workout 2 124
W24 Pilates-Workout 3 128
W25 Yoga-Workout 1 133
W26 Yoga-Workout 2 137
W27 Yoga-Workout 3 142

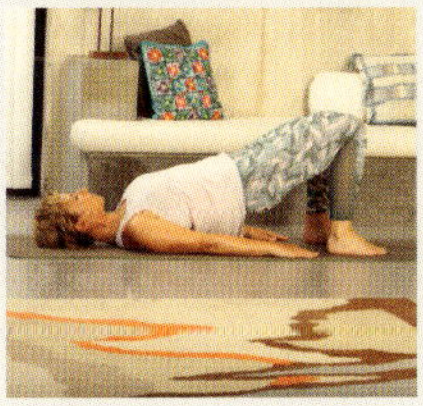

ALLTAGS-WORKOUTS 148
W28 Alltags-Workout 1 149
W29 Alltags-Workout 2 152
W30 Alltags-Workout 3 156

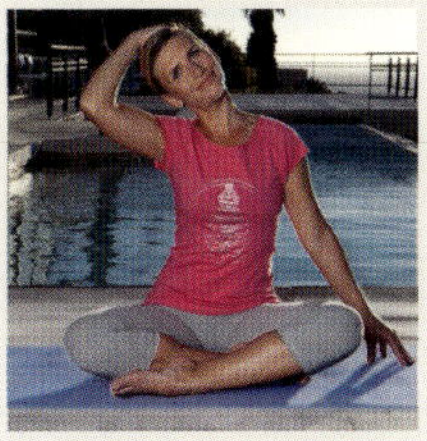

STRETCHING-WORKOUTS 160
W31 Stretching-Workout 1 161
W32 Stretching-Workout 2 165
W33 Stretching-Workout 3 169

Die Autorin 173

THEORIE

FITNESS TO GO

Sportlich auf Reisen, im Homeoffice oder als digitaler Nomade: Dein Lifestyle und dein Workout sind ab sofort beste Freunde! Pilates, Yoga, Bodyforming: Was machst du heute? Egal, was du auswählst: Jedes Programm dauert 15 Minuten. Du willst länger trainieren? Das liegt vollkommen in deiner Hand!

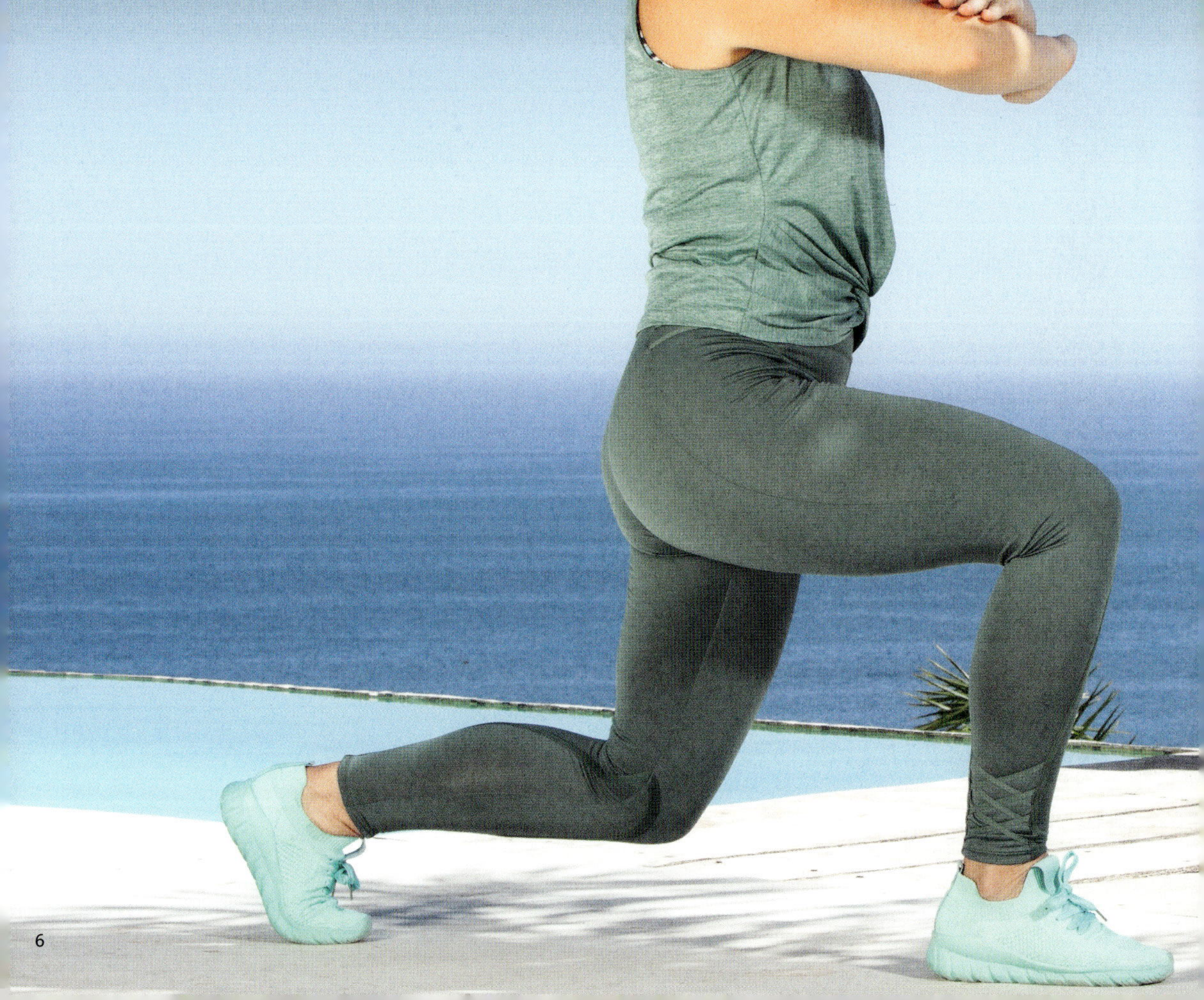

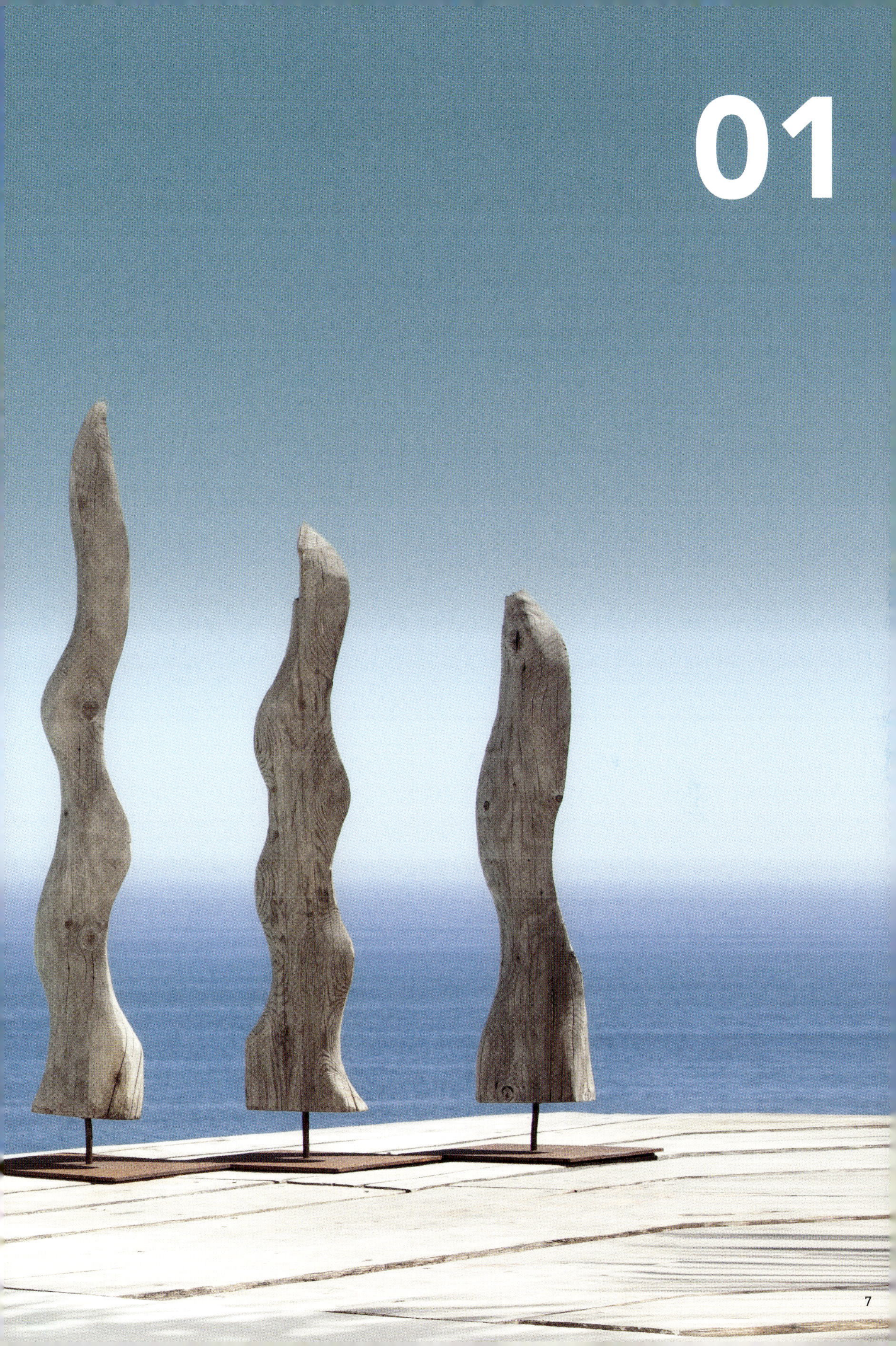
01

Basics, die befreien

Wer weiß, wie Fitness funktioniert, hat die Nase ganz klar vorn. Aber auch die äußeren Faktoren beeinflussen, wie fit du bist und welcher Sport gerade optimal zu deinem Leben passt: Auf den folgenden Seiten liest du, wie du mit solidem Hintergrundwissen und strategisch kluger Planung dein eigener Personal Trainer wirst. Mit fünf Faktoren definiert die Sportwissenschaft den Zustand der Fitness: Kraft, Ausdauer, Schnelligkeit, Beweglichkeit und Koordination müssen stimmen, damit du körperlich leistungsfähig bist. Nach dieser Definition sind alle Übungen im Buch gekennzeichnet: So kannst du ganz systematisch trainieren und siehst genau, woran du gerade arbeitest.

Heute hier, morgen dort

Reisen macht Laune – wenn der Trip privater Natur ist. Wenn du beruflich viel unterwegs bist, kann es allerdings auch nerven. Man weiß oft nicht, ob das Hotel einen Fitnessraum hat, das Zimmer groß genug zum Üben ist oder ein Gym in der Nähe sein wird. Für Laufschuhe ist vielleicht kein Platz, oder zum Laufen ist es nicht die richtige Uhrzeit, da du dich in der fremden Umgebung nicht auskennst. Es gibt viele limitierende Faktoren, die ein Workout woanders scheinbar unmöglich machen. Hier gilt: Vorbereitung ist alles! Ist wenig Zeit übrig, ist das ab sofort auch nicht weiter tragisch. Mit diesem Ratgeber hast du alle Trainingsprogramme jederzeit griffbereit – und die lassen sich aneinanderreihen, solange du Zeit zum Trainieren hast.

Fitness zwischen Raum und Zeit

Fitnesscenter, Crossfit-Box oder Yoga-Studio kennt jeder. Doch New Work, digitales Nomadentum und Homeoffice schaffen neue Voraussetzungen: Fitness kann und soll überall möglich sein! Zugeschnitten auf die eigenen Bedürfnisse, im eigenen Raum oder ortsunabhängig, mit individueller Zeitplanung und nach persönlichen Vorlieben. In kurzen Arbeitspausen, am Strand, am Schreibtisch zuhause oder im Hotelzimmer. Es gibt unendlich viele Möglichkeiten, um Fitness dem modernen Lifestyle anzupassen. Dieser Ratgeber zeigt dir, was du brauchst, damit du immer und überall trainieren kannst. Nach den Wissens-Basics geht's gleich mitten rein ins Fitnessvergnügen! 33 Workouts stehen zur Wahl. Du kannst sie spielerisch

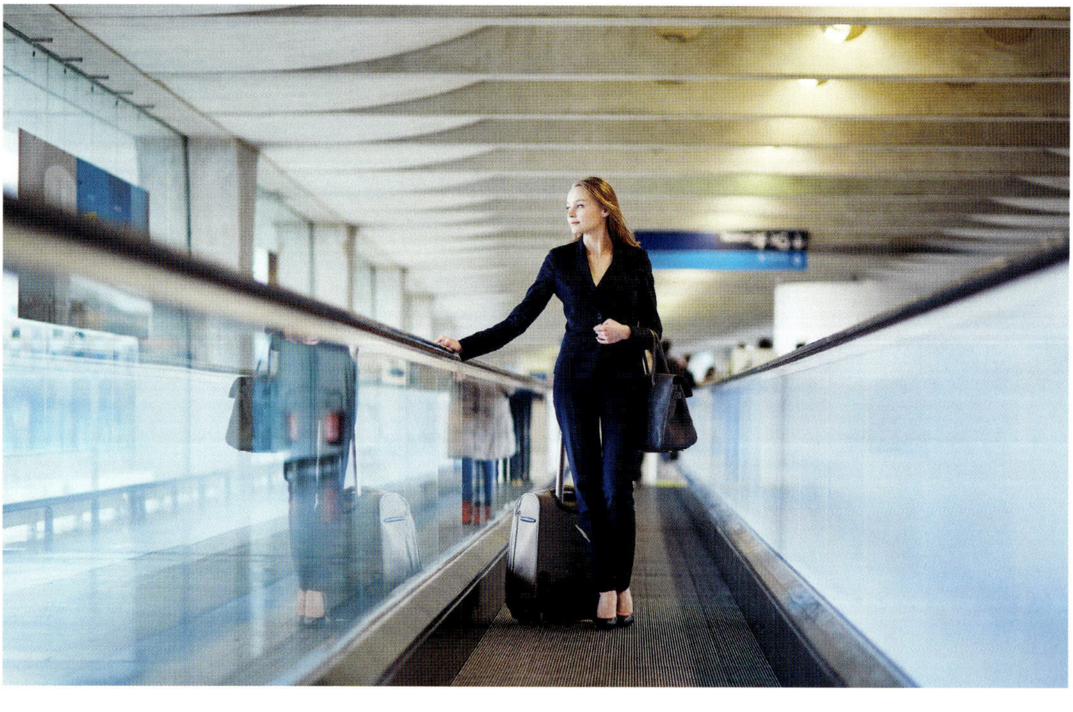

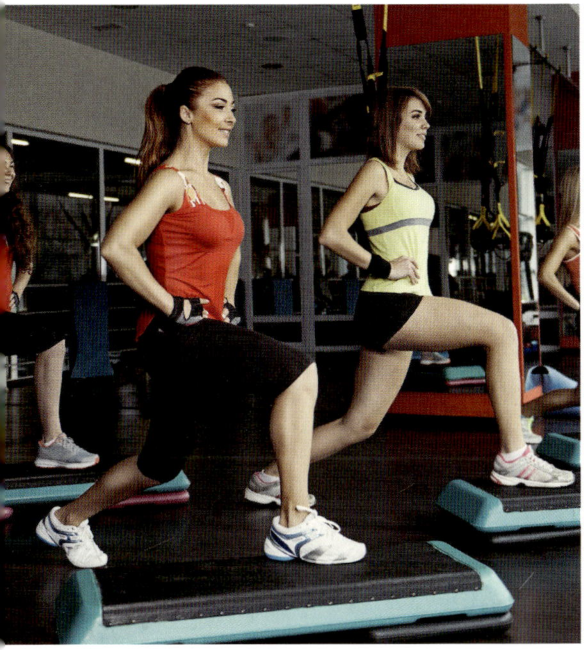

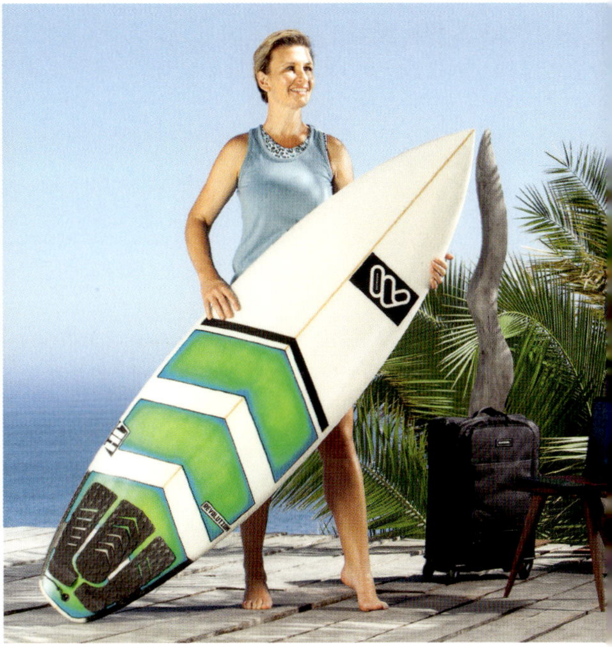

nach der Zufallsmethode auswählen, oder du stellst sie nach persönlichem Gusto zusammen. Jedes Workout dauert nur eine knappe Viertelstunde und alle Workouts lassen sich beliebig kombinieren und aneinanderreihen. Viel Spaß beim Training daheim, unterwegs oder im Homeoffice – wann immer du willst!

Neuer Platz, neue Motivation

Wenn ich woanders arbeite, checke ich immer folgende Punkte zuerst ab: Gibt es sichere Laufstrecken, die ich vom Hotel aus ansteuern kann? Gibt es ein Gym im Hotel? Falls ja: Wie sind die Öffnungszeiten, lässt sich das mit meinem Arbeitsauftrag abgleichen? Wenn nicht: Wie groß ist mein Hotelzimmer, welcher Bodenbelag ist vorhanden? Ich persönlich liebe mein Intervallfasten, daher ist mir außer Kaffee nicht viel wichtig, wenn ich außer Haus schlafe, aber vielleicht ernährst du dich anders, daher frag dich: Wann gibt es im Hotel Frühstück? Wenn die Uhrzeit oder das Angebot nicht passt: Was gibt es in der Umgebung, wo bekomme ich mein Essen her, und wie kann ich das vorab schon so gestalten, dass ich nicht die Krise bekomme? Von Supermärkten in der Nähe suche ich mir vorab gern die Öffnungszeiten heraus, und wenn ich im Ausland unterwegs bin, erkundige ich mich auch nach den örtlichen Gepflogenheiten: Nichts ist schlimmer, als wenn das Essensfenster anfängt und alle Nahrung bietenden Quellen sind geschlossen!

Sportliche Spots für noch mehr Motivation

Nenne mich egoistisch, aber ich wähle meine Hotels grundsätzlich nach Lage zu meinen Lieblingsaktivitäten aus! Es gibt Hot Yoga? Mein Hotel ist natürlich in Laufnähe um die Ecke! Man kann dort surfen? Bucht mir ein Hotel in Strandnähe, bitte! Aber auch in Orten ohne Funsportfaktor kann man schlau planen: Wer läuft, bucht sich am Stadtpark ein. Wer bevorzugt radelt, sucht den Radlverleih und wohnt nebenan usw. Gern buche ich auch am Fuße des Stadthügels: Wenn ich müde bin, gehe ich die Treppen ganz gemütlich hoch – wenn ich noch richtig viel Energie habe, wird die Treppe joggend genommen. Es gibt am Ort Sportmöglichkeiten, die ich noch nie ausprobiert habe? Wunderbar, es wird ohnehin Zeit, dass ich endlich Rhönradfahren lerne! Ach halt, kann ich ja schon ... Aber du siehst: Es gibt immer Optionen, man muss sich nur ein wenig vorbereiten. Gute Inspirationsquellen sind Blogs jeglicher Art. Das Internet ist mein bester Freund, wenn es um Reisevorbereitungen geht.

Packen mit Power-up

In meinem Koffer sind natürlich immer Sportschuhe drin: Ich bevorzuge ein Paar Fitness-Schuhe, mit denen ich auch fünf bis acht Kilometer joggen kann – aber das liegt natürlich ganz bei dir. Ebenfalls immer mit dabei: Ein Springseil und meine Reise-Yogamatte. Im ganz kleinen Gepäck habe ich keine Matte, sondern ein Fitnesstuch dabei: Das hat Mattengröße und ist dank Gumminoppen auf der Unterseite rutschfest. So dient es mir auf einem Hotelfußboden jeglicher Art als Mattenersatz. Ist Wasser in der Nähe, kann es auch als Handtuch dienen. Ein weiterer Tipp: Ich liebe Bikinis mit Sportoberteilen! Damit kann man im Koffer viel Platz sparen, im Hotelzimmer turnen und im Meer schwimmen. Außerdem ist das Outfit schnell gewaschen und noch schneller wieder trocken.

Sport und Entspannung: Das perfekte Doppel für einen höheren Grundumsatz

Wer powern kann, aber auch Entspannungstraining macht, ist klar im Vorteil. Der Grund dafür ist die Kombination aus Stoffwechselvorgängen und Hormonhaushalt. Hier die Details: Der Stoffwechsel, auch Metabolismus genannt, bezeichnet die Summe aller biochemischen Vorgänge im Körper. Die Grundlage dafür ist der Energiebedarf: Aus Grundumsatz und Bewegung ergibt sich die Energiemenge, die man in Form von Kilokalorien (kcal) täglich zu sich nehmen muss, um die Körperfunktionen untertags, aber auch im Ruhezustand aufrecht zu erhalten. Für Frauen gilt die Faustformel: 1 kcal × Kilogramm (kg) Körpergewicht × 24 Stunden (h), Männer berechnen den Grundumsatz wie folgt: 1,1 kcal × kg/Körpergewicht mal 24 h. Eine 65 Kilogramm schwere Frau kommt gemäß dieser Rechenformel auf 1560 Kilokalorien pro Tag, ein 85 Kilogramm schwerer Mann benötigt 2244 Kilokalorien: Sport treiben erhöht die Summe, die du täglich vom Kalorienkonto abbuchen kannst. Zwischen 200 und 500 Kilokalorien kann man mit einer Stunde Sport dazurechnen, je nach Intensität und Fitnesslevel. Kontraproduktiv für den Energieverbrauch ist ein hohes Stresslevel: Wer viel Druck aushalten muss, produziert die Stresshormone Cortisol und Adrenalin im Übermaß. Diese dimmen den Energieverbrauch, um im hormonell vorgegaukelten Überlebenskampf mit den vorhandenen Reserven möglichst lange auszukommen. Mit Yoga, Atemübungen und Meditation kannst du die Stressbremse lösen.

Trainieren – aber richtig!

Wie wir jetzt wissen, beschreibt der Begriff Fitness nach sportwissenschaftlicher Definition die Bereiche Kraft, Schnelligkeit, Koordination, Ausdauer und Beweglichkeit. Nur wenn alle Bereiche akzeptabel ausgebildet sind, spricht man von einem guten Fitnesszustand. Um es kurz zu machen: Es kommt auf das Gleichgewicht aller Elemente an, damit sich eine gute Fitness einstellt. Daher zeigen wir dir in diesem Ratgeber von allem etwas: Mische also alles durch, probiere dich aus und traue dich vor allem an die Übungsteile heran, die dich vielleicht auf den ersten Blick nicht hundertprozentig ansprechen. Aus meiner Erfahrung als Personal Trainer kann ich dir sagen, dass das meistens die Bereiche sind, die der eigene Körper am nötigsten braucht – und gegen die der Kopf die größten Widerstände errichtet. Die Grundlagen der Trainingssteuerung knapp und kompakt durchzulesen, macht dir das Leben leichter: Dann weißt du, was die einzelnen Programme bewirken und wie du das für dich am besten nutzt. Wer tiefergehende Informationen benötigt, sollte einige Sessions mit einem Personal Trainer buchen: Auch das kann woanders ein komplett unterschiedliches Erlebnis zum Training mit deinem Personal Trainer daheim sein, lass dich inspirieren!

Das hier verwendete Rating bei jedem Workout hilft dir dabei, das jeweilige Programm besser einschätzen zu können: Auf einer Skala von eins bis fünf wird bewertet, welche Komponenten der allgemeinen Fitness in welchem Maße gefordert und trainiert werden.

Der beste Partner für die Ausdauer: deine Herzfrequenz!

Um sicher zu sein, was mit deinem Körper passiert, ist es ratsam, die Herzfrequenz zu überwachen. Wer weiß, dass er im Zielbereich trainiert, kann sich komplett auf sein Workout konzentrieren – und gegebenenfalls mehr Gas geben oder das Tempo zurückschrauben, wenn die Grenzwerte erreicht sind.

Band aufs Herz: Was willst du erreichen?

Pulsmessgeräte funktionieren am besten, wenn sie mit einem Gurt unter der Brust arbeiten. Hier ist ein Sender angebracht, der den Herzschlag so nah wie möglich am Ursprung aufnimmt und an den Empfänger in Form einer Uhr am Handgelenk weiterleitet. Im Grunde entspricht das fast einem EKG beim Arzt. Wer im grün-gelben Bereich trainiert, betreibt Grundlagenausdauertraining: Das verbessert die Ausdauer auf der langen Distanz bei niedriger Intensität. Im orangen Bereich wird der Stoffwechselt geschult: Hier wird die Fettverbrennung für lange Distanzen geübt, aber insgesamt gesehen ist der Kalorienverbrauch nicht sehr hoch. Der rot gefärbte Bereich zeigt den Fitnesstrainingsbereich an: Hier erhöht sich der Kalorienverbrauch, aber der Anteil der aus Fettreserven gewonnenen Vorräte ist geringer.

Du kommst hier an die Grenze des violetten Bereichs, der der anaeroben Energiegewinnung zugeordnet ist. Hier werden viele Kalorien verheizt, allerdings nur aus den kurzfristig verfügbaren Reserven. Das ist nur über einen sehr kurzen Zeitraum möglich. Anaerobe Intervalle haben aber einen anderen unschätzbaren Vorteil: Sie wirken noch lange nach und halten den Stoffwechsel dazu an, die Muskulatur dauerhaft mit Energievorräten zu befüllen – und der Energieverbrauch zur Regenerierung vom anaeroben Training dauert länger als beim aeroben Training, hilft also noch auf der Couch, weiterhin Kalorien zu verbrennen. Voraussetzung ist dann aber, dass der Stoffwechsel nicht durch zucker- oder stärkehaltige Nahrungsmittel oder Getränke gestoppt wird: Dazu zählt auch das (alkoholfreie) Feierabend-Bierchen.

Herzfrequenz-Zonen

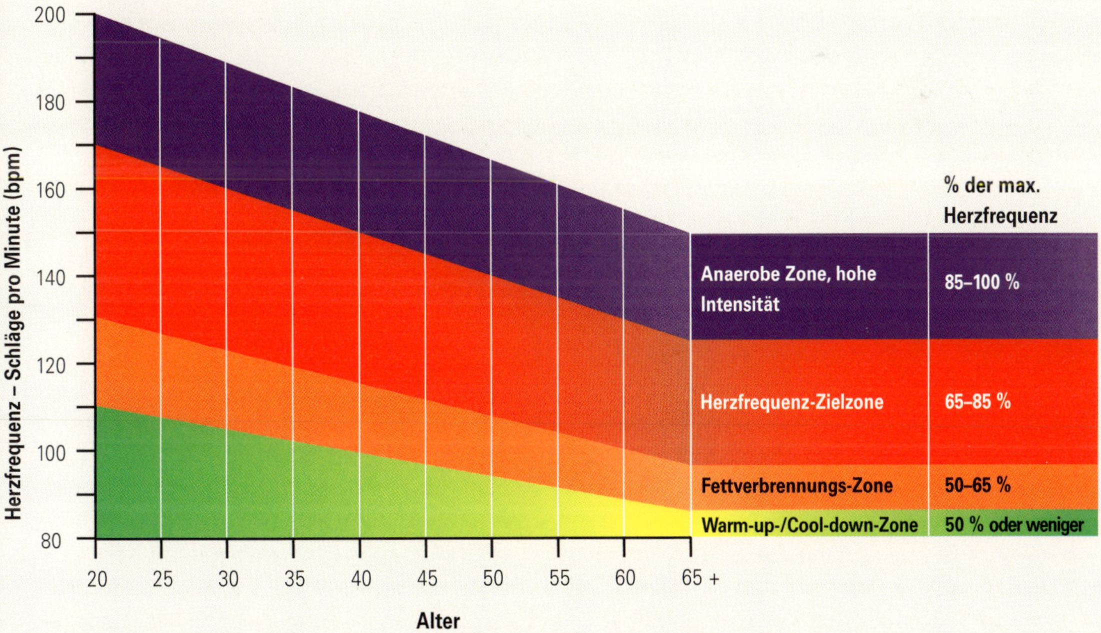

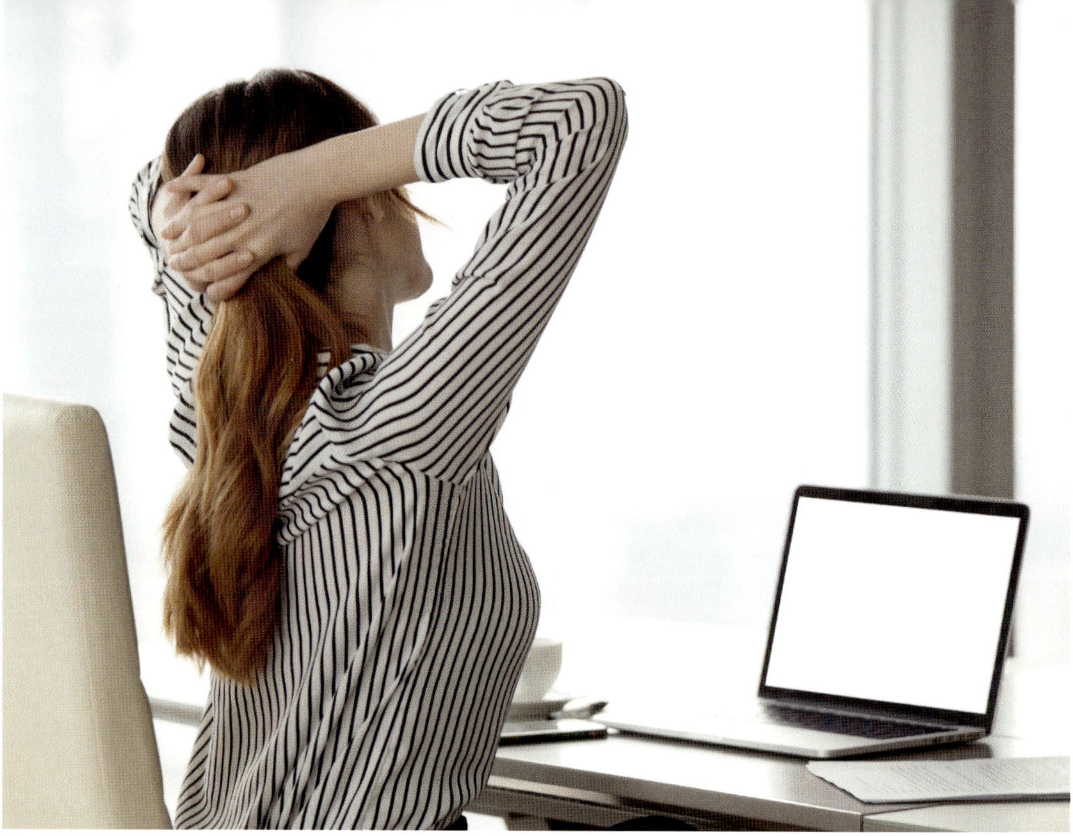

Aufwärmen und auspowern

In den eigenen vier Wänden, im Hotelzimmer oder unterwegs: Die Ausdauer ist am leichtesten von allen Fitnesskomponenten zu trainieren. Ob die Laufschuhe eingepackt und eine Runde um den Block gedreht wird, das Springseil für eine knackige Cardio-Einheit sorgt oder Aerobics-Schritte das Mittel deiner Wahl sind: Du hast es in der Hand, wie du dein Herz-Kreislauf-System forderst. Im Buch findet du mehrere Warm-ups für ein unkompliziertes Aufwärmen von Muskeln, Sehnen, Bändern und Gelenken. Bitte absolviere immer ein Aufwärmprogramm, um die Verletzungsgefahr zu minimieren und den Körper optimal vorzubereiten. Wenn du in warmer Umgebung trainierst, kann das Aufwärmen auch deutlich kürzer ausfallen: Fünf bis acht Minuten reichen dann meistens aus. Ob du warm bist, erkennst du daran, dass du leicht zu schwitzen beginnst: Jetzt kann es losgehen! Die Warm-ups können übrigens auch eigenständig als Grundlagenausdauer-Programm absolviert werden.

Intervalle, Stretching oder lieber Muskeltraining?

Je nachdem, was deine Fitness braucht, kannst du nach dem Aufwärmen auswählen: Lieber etwas Muskelkräftigung oder den Stoffwechsel intensiv trainieren? Oder möchtest du sanfte Kräftigungsübungen, ein knackiges Yoga-Workout oder ganz einfach am Schreibtisch trainieren? Es liegt in deinem Ermessen, welchen Schwerpunkt du setzen willst. Denke daran: Die Dinge, die du am wenigsten machen möchtest, fehlen dir vermutlich am meisten. Du trainierst gern super intensiv, der Schweiß muss in Strömen fließen? Dann könnte ein ausgiebiges Yogaprogramm die perfekte Ergänzung sein. Umgekehrt gilt: Wer immer nur Yoga macht, sollte sich dringend mit den Themen Herz-Kreislauf-Training und Muskelkräftigung auseinandersetzen. Wie wäre es mit einem HIIT- oder einem Tabata-Workout? Wenn du am liebsten stundenlang durch den Park trabst, wäre das übrigens auch ein guter Trainingsreiz für den Stoffwechsel: Wenn du ab und an richtig intensiv powerst, wirkt sich das auch beim Marathon positiv aus. Läuferinnen, Triathletinnen und Schwimmerinnen sei Stretching, sanftes Muskeltraining, koordinatives Training und Yoga ans Herz gelegt: Wenn die Rumpfmuskulatur stabil und geschmeidig ist, wirkt sich das sehr positiv auf die favorisierte Sportart aus.

Komplexes Gehirntraining: funktionelle Moves

Wer sich funktionell über mehrere Gelenke hinweg bewegt und sich dabei kräftig dehnt und in Balance bringt, regt möglicherweise neue Strukturen im Kopf an: Aus der Kindheit bekannte Bewegungsmuster werden aus der Mottenkiste geholt und entstaubt, die zugewachsenen Dschungelpfade im Synapsenwald wieder freigelegt.
Verbesserungen in der Koordination sind meistens schnell und einfach zu erreichen und wirken sich vor allem im Alltag sehr positiv aus. In unerwarteten Situationen wie einem Sturz kannst du dann häufig körperschonender und schneller reagieren und die Verletzungen sind geringer als bei funktionell ungeübten Personen. Aus guten Gründen widmet dieser Ratgeber ein ganzes Kapitel den funktionellen Bewegungsmustern.

Geschmeidig durch den Tag

Unterstützt werden funktionelle Bewegungsmuster durch eine gute Beweglichkeit. Das bedeutet, dass die Gelenke sich ihrem maximalen Bewegungsradius annähern und problemlos alles machen können, was sie von der Natur vorgegeben bekommen haben. Um das zu erreichen, müssen Muskulatur, Sehnen und Bänder gut gestretcht werden: Dafür gibt es in diesem Buch die Yoga- und Stretchingprogramme, aber auch beim Pilates und den Functional-Workouts finden sich viele dehnende Elemente.

Morgenstund' hat Gold im Mund: Eine Ode an den Frühsport

Wer sich gut vorbereitet, den kann nichts vom Workout abhalten. Früh morgens zu sporteln, halte ich persönlich für eine super gute Idee: Nichts und

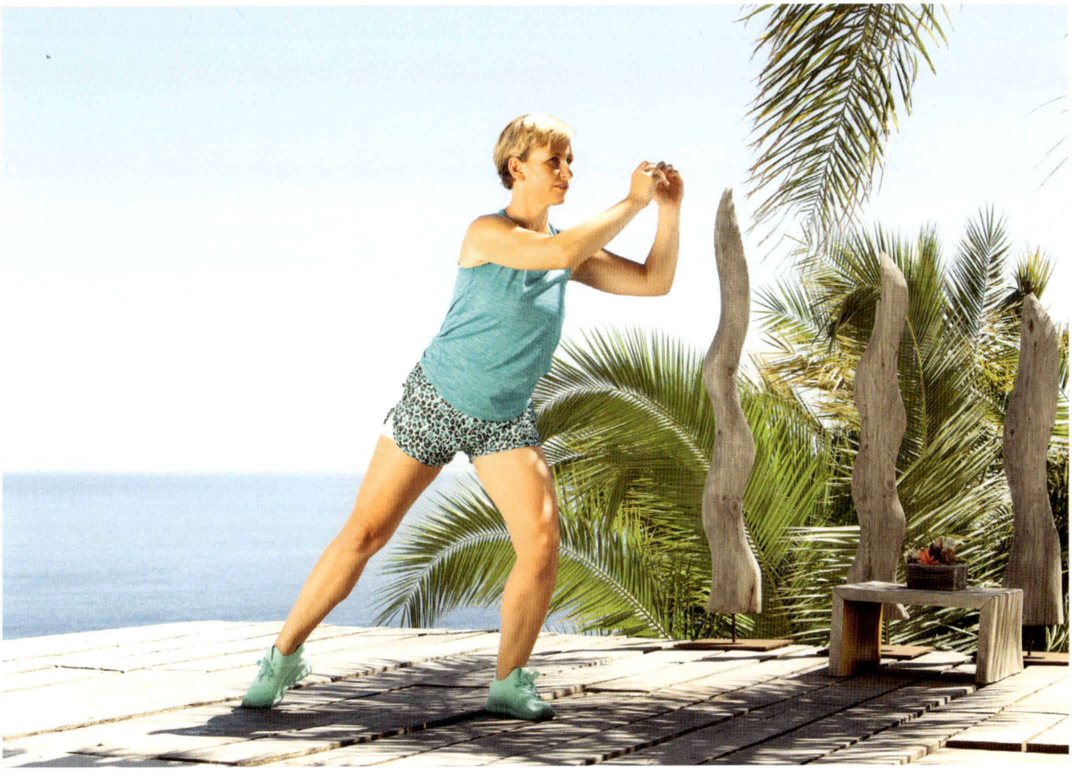

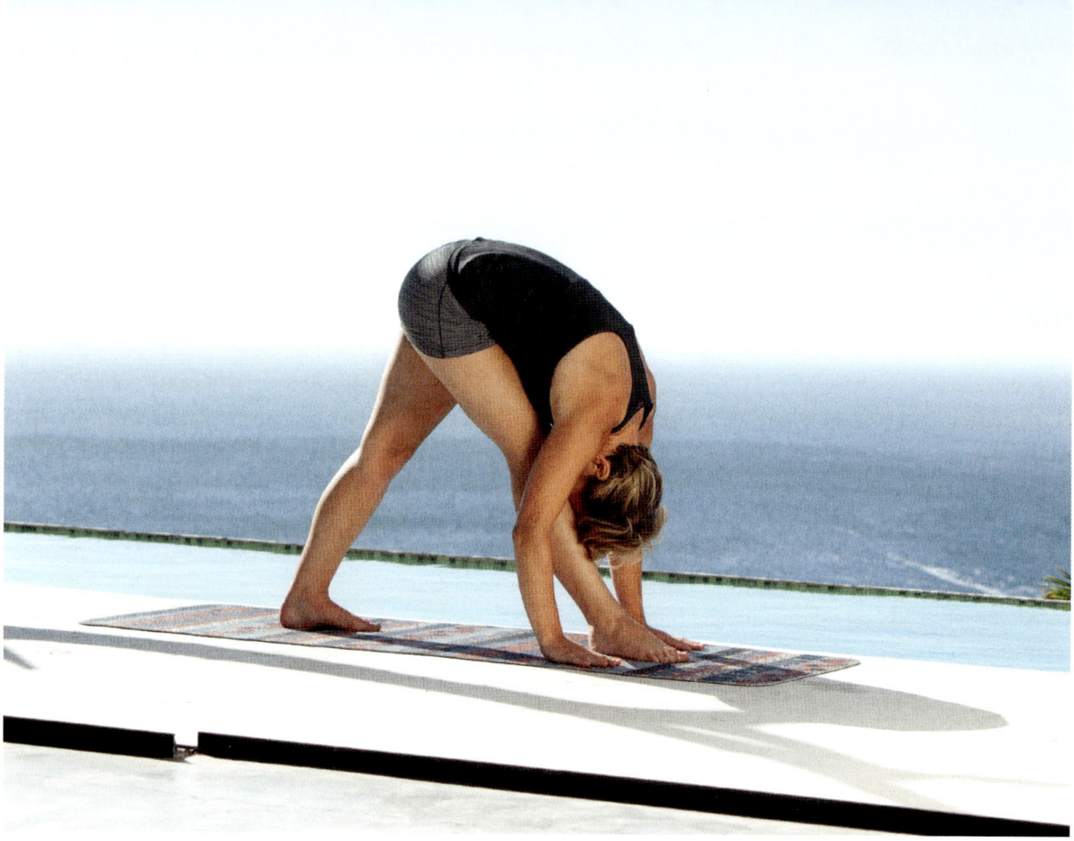

niemand steht einem im Weg, die Familie schläft vielleicht noch, die Bürokollegen sind noch lange nicht wach. Wenn der Wecker klingelt und nicht direkt neben dem Bett steht, zwingt man sich selbst zum Aufstehen. Ich kenne sogar Spezialisten, die sich eine Kaffeemaschine mit Timer neben das Bett stellen und sich um fünf Uhr morgens vom Geruch des frischen »Black Prana« zum Aufstehen motivieren lassen. Ein wenig Musik hilft beim Aufwachen auch sehr zuverlässig und hebt die Stimmung mit Instant-Wirkung. Ebenfalls eine gute Starthilfe für Early Birds: Die Sportsachen am Vortag rauslegen und morgens einfach anziehen, bevor der Kopf anspringt und die verführerische Geschichte vom warmen Bettchen erzählt. Eine meiner Kundinnen schläft sogar in ihrem Lauf-Outfit; das kannst du natürlich auch ausprobieren, wenn dir das den Morgensport leichter macht ... Wer anschließend ins Büro muss, ist mit Meal Prepping gut beraten: Hierbei wird das Essen für den kommenden Tag am Vorabend zubereitet und »to go« in den Kühlschrank gelegt. Dann muss man nach dem Sport nur noch kurz duschen, das Essen ganz bequem einpacken und ist sofort startklar. Und wie viel besser fühlt es sich an, wenn man in den Tag startet und ganz genau weiß, dass das Sportprogramm bereits erledigt ist!

Office-Day mit sportlichen Pausen

Wer morgens schlecht aus den Federn kommt, findet vielleicht eine sportliche Mittagspause ansprechend. Einfach ohne großes Aufwärmen rein ins Vergnügen: Drei Office-Workouts findest du in diesem Ratgeber, die speziell dafür designt wurden, dass man sich weder umziehen noch hinterher duschen muss. Auch die drei Alltags-Workouts sind super, wenn man keine große Sache aus dem Üben machen will, vielleicht mal weniger Energie hat oder einfach nur eine Kleinigkeit für die Gesundheit tun möchte. Finde deinen »Light Lunch«-Sportkick und genieß die kleine Auszeit von der Arbeit! Die Einheiten sind kurz und sanft: Es bleibt auf jeden Fall noch genug Zeit für das Mittagessen und eine kleine Entspannungspause! Mein Tipp: Fenster auf und Frischluft rein beim Bewegungsprogramm! Durch die Übungen frierst du nicht so leicht, und der Sauerstoff verleiht eine Extraportion Energie.

... aber abends sporteln ist genauso okay!
Wer lieber nach getaner Arbeit in die Sportklamotten schlüpft, kann sich einige Hindernisse aus dem Weg räumen. Liegen Kleidung und Hilfsmittel schon bereit, wenn man heimkommt, hilft das mit Sicherheit: Zuerst auf der Couch ausruhen und dann später sporteln funktioniert dagegen eher schlecht. Gibt es vielleicht einen Sportsfreund, mit dem du dich verabreden kannst? Einen Termin sagt man seltener ab, wenn nicht nur der eigene Schweinehund mit von der Partie ist. Ebenfalls super: motivierende Musik! Wer kann schon stillhalten, wenn elektrisierende Lieblings-Beats durch die Wohnung hallen? Mein persönlicher Tipp: Kaffeetrinken gut über den Tag verteilen. Wenn ich meinen zweiten Espresso nicht nach dem Lunch, sondern um 17 Uhr vor meiner Laufrunde mit dem Hund zu mir nehme, hilft das meiner Motivation erheblich. Du hattest schon genug Koffein? Mein Geheimtipp ist »Red Espresso«: Rooibos-Tee, der wie Espresso gemahlen wurde und auch in der klassich-italienischen Mokkakanne auf dem Herd zubereitet wird (klappt selbstverständlich auch in der Siebträger-Maschine!). Mit aufgeschäumter Hafermilch ein super Ersatz für den Kaffeegenuss – und das ohne Koffein, dafür mit reichlich Antioxidantien! Wer es nach dem Workout ohne Abendessen ins Bett schafft, macht sich die Vorteile des erhöhten Energieverbrauchs nach dem Sport und den Vorteil des Kurzzeitfastens zunutze: Das trainiert den Stoffwechsel gleich doppelt und maximiert den Kalorienverbrauch. Aber egal, ob das Training morgens, abends oder tagsüber in der Mittagspause stattfindet: Es kann für jeden etwas anderes Sinn machen. Probiere auf jeden Fall unterschiedliche Tageszeiten und Rhythmen aus, finde deine eigenen Stellschrauben! Jeder hat etwas, das ihn antreibt.

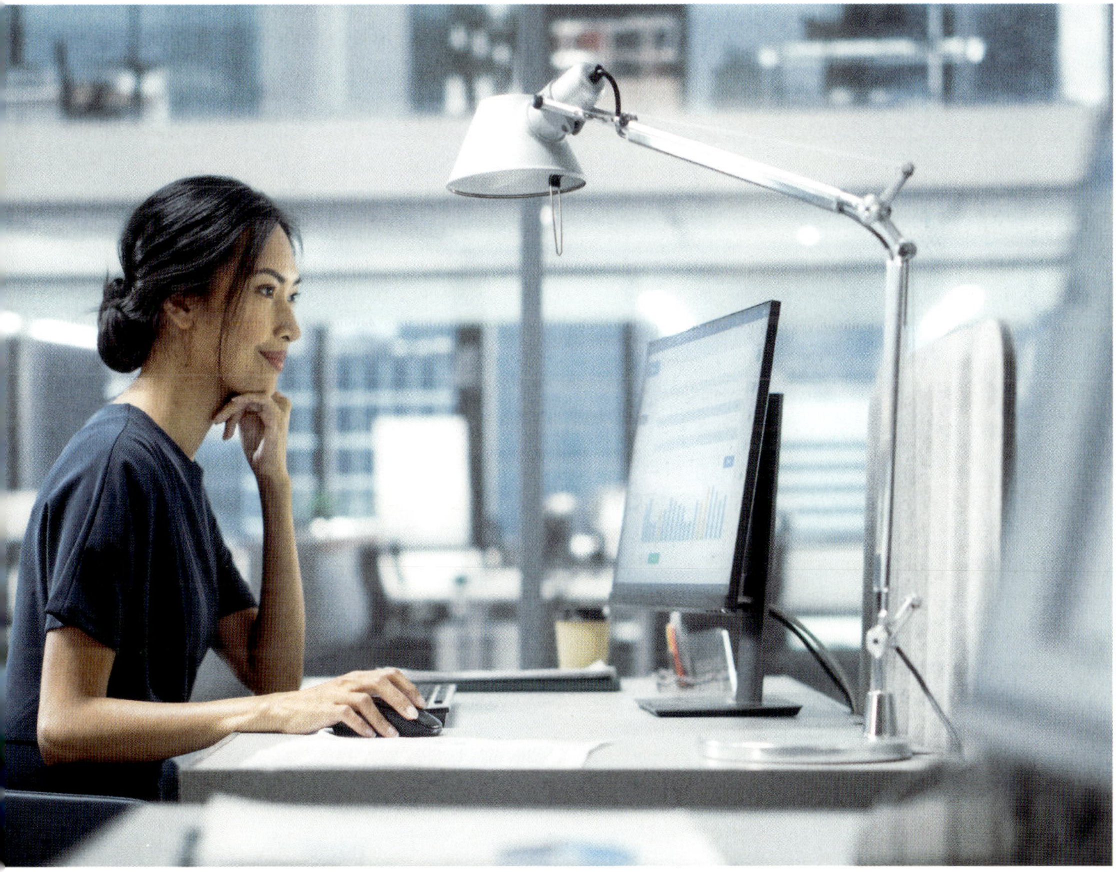

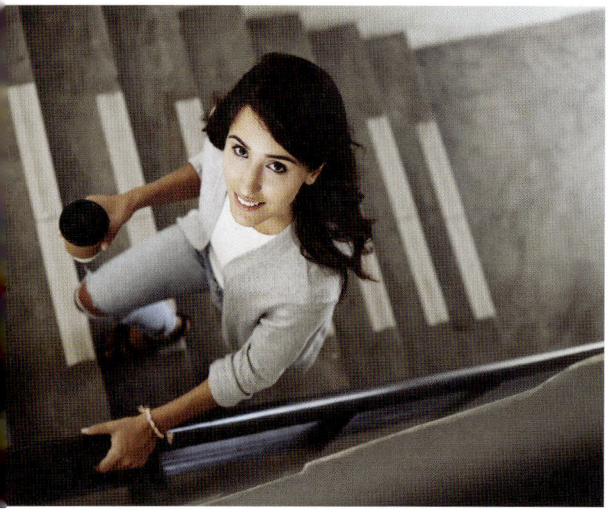

Aktiv durch den Tag

Auch weniger sportlich Versierte können einiges tun, um den täglichen Kalorienverbrauch zu erhöhen: Wer das Auto stehen lässt, Rolltreppe und Lift ignoriert und stattdessen in Bewegung bleibt, ist gut beraten. Eine Bushaltestelle früher aussteigen und ein, zwei Kilometer nach getaner Arbeit laufen, bringt nicht nur den Kreislauf auf Trab, sondern macht auch den Kopf frei. Während des Tages helfen kleine Kniffe, den Stoffwechsel in Schwung zu bringen und den Herzschlag zu erhöhen. Schicke beispielsweise Ausdrucke an einen Kopierer auf eine andere Etage, zu der du dich bewegen musst, nutze Pausen für kurze Spaziergänge oder ein kurzes Workout. Jede Sekunde in Bewegung ist ein Pluspunkt auf dem Stoffwechselkonto! Personen mit sitzenden Berufen können sich überlegen, den Bürostuhl durch einen Gymnastikball zu ersetzen: Dynamisches Sitzen auf einem großen Ball mit 65 bis 75 Zentimetern Durchmesser hilft nicht nur dem Stoffwechsel, sondern kann auch Rückenbeschwerden vorbeugen. Trotz allem gilt: Aktivität im Alltag kann ein Herz-Kreislauf-Training nicht ersetzen. Wie hoch der Puls dabei sein sollte, müsstest du mit deinem Arzt besprechen. Besonders bei Vorerkrankungen und langer Sportabstinenz ist das wichtig, um eine Überforderung auszuschließen.

Muskeln wie Motoren

Fitness hat auch mit dem Grundzustand der Muskeln zu tun: Nicht unbedingt das Heben und Stemmen von Gewichten, auch das Ausgleichen wackeliger Situationen, eine schnelle Reaktion oder ein gekonnter Sprung zur rechten Zeit können dich im Alltag retten. Der Gesamtzustand der Muskulatur ist außerdem für einen guten Stoffwechsel ausschlaggebend und entscheidet, ob du im Traktor-Modus oder mit Ferrari-Power durchs Leben spurtest: Wer eine gut trainierte Muskulatur hat, verbraucht mehr Energie.

Darf es ein wenig mehr sein?

Zweimal pro Woche mit dem eigenen Körpergewicht trainieren – das hält den Status quo. Wer dreimal oder häufiger trainiert, kann Muskulatur aufbauen und seinen Grundumsatz auf ein hohes Niveau bringen. Gut zu wissen: Ab dem 30. Lebensjahr baut der Mensch rund ein Prozent Muskelmasse pro Jahr ab, wenn er keinen Sport treibt. Bis zum 80. Lebensjahr werden also rund 40 Prozent der Muskulatur ab- und Fettgewebe aufgebaut, die Gefahr von Knochenbrüchen steigt schlagartig. Ein aktiver Stoffwechsel mit fitten Muskeln ist also deine Gesundheitsversiche-

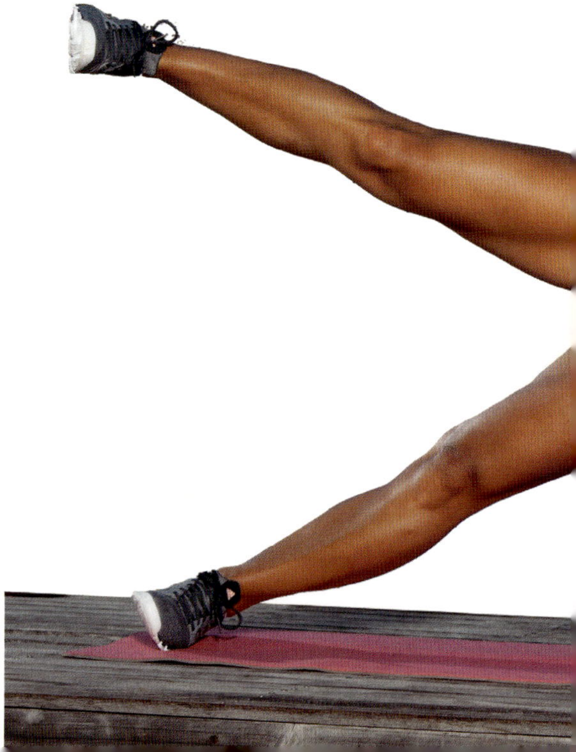

So viele Kalorien verbrennt ihr je Kilogramm Körpergewicht (kg/KG) in einer Stunde:

Aktivität	Intensität	kcal pro kg/KG
Wandern	entspannt	7
Gymnastik	leicht	4
Golf	locker	4,5
Joggen	locker	7
Joggen	ambitioniert	9
Minigolf	leicht	3
Nordic Walking	zügig	6
Pilates/Yoga	entspannt	3
Pilates/Yoga	sportiv	4,5
Brustschwimmen	zügig	10
Walking	locker, 4 km/h	3
Tanzen	entspannt	3
Skilanglauf	locker	7
Radfahren	flott, 15 km/h	4
Reiten	langsam, Schritt	2,5
Skifahren alpin	leicht	5
Tennis	zügig	7
Bowling	locker	3
Fußball	ambitioniert	10

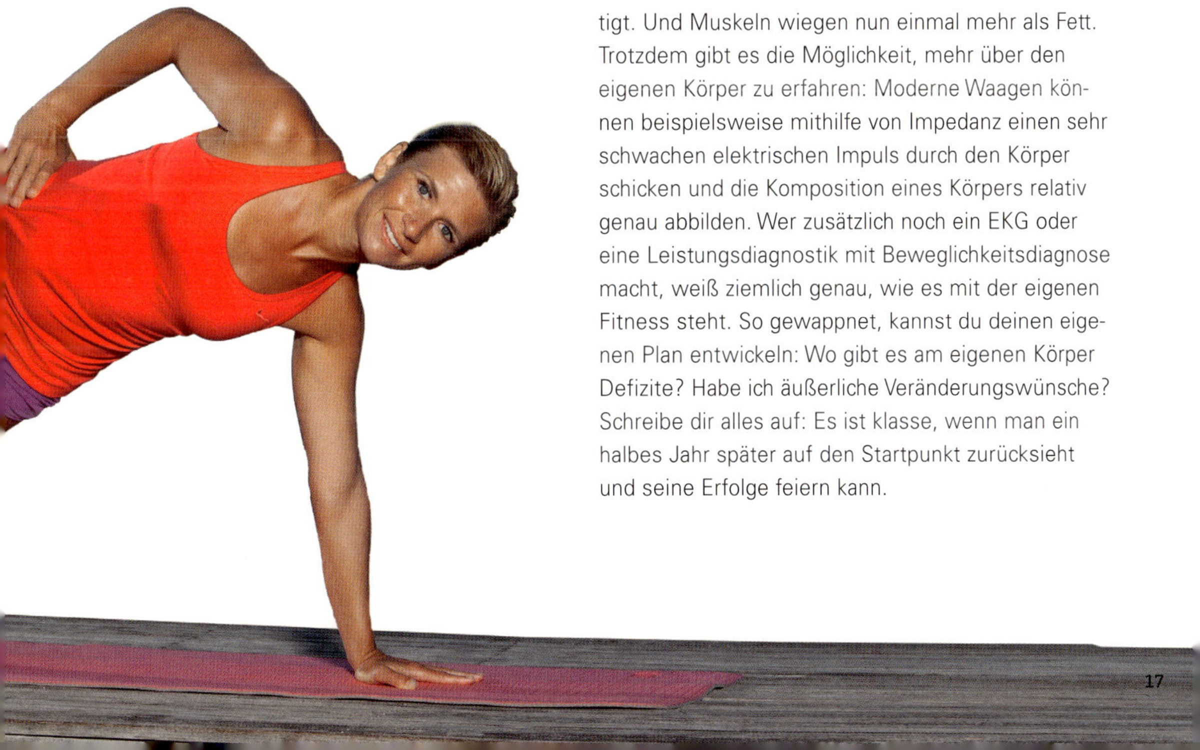

rung, in die man unbedingt etwas Zeit investieren sollte. Ein guter Mix besteht daher sowohl aus Herz-Kreislauf- als auch aus Muskeltraining, insgesamt 120 bis 180 Minuten wöchentlich sollten es sein. Besonders gut für ein Cardiotraining geeignet sind Sportarten, bei denen viel Körpermuskulatur zum Einsatz kommt: Beim Joggen oder Schwimmen sind rund vier bis fünf Sechstel der Muskulatur beteiligt, beim Radfahren hingegen nur zwei bis drei Sechstel. Funktionelles Muskeltraining mit dem eigenen Körpergewicht arbeitet nach einem ähnlichen Prinzip: Statt isolierten Muskeln werden komplette funktionelle Muskelketten angesprochen.Deine Trainingszeit verkürzt sich drastisch, bereits 20 Minuten können vollkommen ausreichen. Daher haben wir dieser Trainingsform ein ganzes Kapitel mit unterschiedlichen Schwerpunkten gewidmet.

Powern mit Planung

Um möglichst effektiv zu trainieren, solltest du deinen Ist-Zustand kennen: Wie fit ist mein Herz-Kreislauf-System? Wie viel Muskulatur, wie viel Fettgewebe, wie viel Wasser ist in der Körperzusammensetzung enthalten? Die alte Mär vom Body-Mass-Index ist leider sehr ungenau und vor allem für athletische und sportlich aktive Menschen eher frustrierend: Hier wird das Gewicht in Bezug zur Körpergröße gesetzt, aber leider das Plus an Muskeln nicht berücksichtigt. Und Muskeln wiegen nun einmal mehr als Fett. Trotzdem gibt es die Möglichkeit, mehr über den eigenen Körper zu erfahren: Moderne Waagen können beispielsweise mithilfe von Impedanz einen sehr schwachen elektrischen Impuls durch den Körper schicken und die Komposition eines Körpers relativ genau abbilden. Wer zusätzlich noch ein EKG oder eine Leistungsdiagnostik mit Beweglichkeitsdiagnose macht, weiß ziemlich genau, wie es mit der eigenen Fitness steht. So gewappnet, kannst du deinen eigenen Plan entwickeln: Wo gibt es am eigenen Körper Defizite? Habe ich äußerliche Veränderungswünsche? Schreibe dir alles auf: Es ist klasse, wenn man ein halbes Jahr später auf den Startpunkt zurücksieht und seine Erfolge feiern kann.

Alle Übungen im Überblick

Intensität je Ziel
- ● niedrige (*/**)
- ◐ mittlere (***)
- ◉ hohe (****/*****)

Beanspruchung der Körperpartien:
- ● sehr gefordert
- ○ mit gefordert

Übungsname	Seite	Level: Einsteiger	Level: Mittelstufe	Level: Fortgeschrittene	Körperpartien: Beine/Gesäß	Körperpartien: Core-Muskulatur	Körperpartien: Arme/Schultern	Ziele: Ausdauer	Ziele: Beweglichkeit	Ziele: Koordination	Ziele: Kraft	Ziele: Schnelligkeit
Armdehnung	161	●					●		●	●		
Armfestiger	70	●				○	●	●	●	●	◐	
Arm-Power	96			●	●	○	○	●	●	◐	◐	●
Arm-Push	79	●				●	○	●	●	●	◐	
Armschwung	90	●				○	○	●	●	●	●	●
Atemlöser	85	●				○	○		●	●		
Augentrainer	159	●					○		●	●	●	
Balancestand	134		●		○	●		●	◐	●	●	
Bauch-Booster	46		●			●		●	●	●	◐	
Bauchbrücke	129			●	○	●	○	●	◐	●	●	●
Bauch-Curl	60			●		●	○	●	●	●	◉	
Bauch-Dips	105			●	○	●		●	●	●	◉	●
Bauch-Power	100		●		○	●		●	●	●	◐	●
Bauchpresse	104		●		○	●		●	●	●	◉	●
Bauchschwebe	52	●			○	●		●	●	●	◉	
Bauch-Taps	69	●				●		●	●	●	◐	
Bauch-Twist	43	●			○	●		●	●	◐	◐	●
Bauchwippe	156		●		○	●	○	●	●	●	●	
Beckenbrücke	157	●			●	○		●	●	●	●	
Beinbrücke	122		●		●	○		◉	●	●	●	◉
Bein-Crunch	128		●		○	●		●	◐	●	●	●
Beindehnung	158	●			○		○		◐	●		
Bein-Kick	126	●			●	○	○	●	●	●	●	
Beinkreisen	124		●		●	○		●	●	●	●	●
Bein-Lift	59		●		●	○	○	●	●	●	◐	
Beinplanke	56			●	●	●	○	●	●	●	◉	
Beinschwung	86	●			●	○		●	●	●	●	●
Beinstütz	50		●		●	●	○	●	●	●	◉	
Body-Relax	164	●			●		○		●	●	●	
Body-Wippe	152		●		●	●	○	●	●	●	◐	
Bogen	141		●		●	○	○	●	◉	●	◐	
Boot	140		●		○	●		●	●	◐	◉	
Boxjump	106			●	●	●	○	◉	●	●	●	◉
Brustdehnung	167	●			○	○	●		●	●	●	
Brustöffner	166	●				○	●		●	●		
Brust-Push	153	●				●	○		●	●	●	
Bruststütz	66	●			○	●	●	●	●	●	◐	
Cool-down (Flow)	37											
- Rückenschwebe	37		●		●	○	○	●	◐	●	●	
- Balancestand	38			●	●	○		●	◉	●	●	
- Innenschenkeldehnung	39	●			●	○	○		●	●	●	
- Hüft-Stretch	39	●			●	○			●	●	●	

Übungsname	Seite	Level: Einsteiger	Level: Mittelstufe	Level: Fortgeschrittene	Körperpartien: Beine/Gesäß	Körperpartien: Core-Muskulatur	Körperpartien: Arme/Schultern	Ziele: Ausdauer	Ziele: Beweglichkeit	Ziele: Koordination	Ziele: Kraft	Ziele: Schnelligkeit
- Brustdehnung	40	●			○	○	●		●	●	●	
- Rückendehnung	40	●			○	○	●		●	●	●	
- Rücken-Relax	41	●			●	○	○		●	●	●	
Corebalance	117		●		○	○	●	●	● braun	● braun	● rot	●
Corecrunch	145			●	●	○	●	●	●	● braun	● rot	
Coretap	82	●			●	●		●	●	●	●	●
Coretwist	132		●		○	●	○	●	●	●	● rot	●
Crisscross	61	●			●	●		●	●	● braun	●	
Crosslegs	57	●			●	○		●	●	●	● braun	
Deepsquat	97	●			●	○		●	●	●	●	●
Deltalift	73	●				○	●	●	●	●	●	
Drehplanke	63		●		○	●	●	●	●	●	● rot	
Drehschritt	75	●			○	●		●	●	● braun	●	
Dreieckstütz	146			●	●	●	○	●	●	● braun	● rot	
Dreipunktstütz	45		●		○	●	●	●	●	●	● rot	
Einbeinige Dehnung	138		●		●	○		●	●	●	● braun	
Flankendehnung	149	●			○		○		●	●	●	
Flanken-Stretch	158	●			●	○	●		●	●	●	
Flankenstütz	119		●		●	●	○	●	●	●	● braun	●
Frontjab	114	●				●	○	●	●	●	●	●
Frosch	130		●		●	○		●	●	● braun	●	●
Functional Step	53		●		●	●		●	●	● rot	● rot	
Grätschbeuge	121	●			●	○	○	●	● braun	●	●	
Halbmond	134			●	●	○		●	● braun	●	●	
Haltungs-Check	155	●				○			●	●	●	
Handwalk	78		●		○	●	●	●	●	●	● braun	●
Heuschrecke	136	●			○	●		●	●	●	●	
Highjump	101		●		●	●		● rot	●	●	● rot	● braun
Hoverjab	113			●	●	●	○	● rot	●	●	●	●
Hüftformer	55		●		●	●	○	●	●	●	● braun	
Hüftöffner	170		●		○		○		● braun	●	●	
Hüft-Relax	162			●	●	○	○	●	● braun	● braun	●	
Hüft-Stretch	139		●		●	○	○	●	● braun	● braun	●	
Hürdensitz	172		●		●		○		● braun	●	●	
Innenschenkel-Push	80	●			●	○	○	●	●	●	●	
Jabcombo	111	●			●	●	●	●	●	●	●	● braun
Jabjack	116		●		●	●	●	● rot	●	● rot	● braun	● rot
Jumping Jack	93	●			●	○	●	● braun	●	●	●	● braun
Kickteam	112		●		●	●	○	● rot	● braun	● rot	● braun	● braun
Kneekick	117			●	●	●	○	● braun	●	● braun	● rot	● rot
Kneeraise	113		●		●	○	○	● rot	● braun	● braun	● braun	● rot
Kopfneigung	169	●				○	○		●	●	●	

Intensität je Ziel
- ● niedrige (*/**)
- ● mittlere (***)
- ● hohe (****/*****)

Beanspruchung der Körperpartien:
- ● sehr gefordert
- ● mit gefordert

Übungsname	Seite	Level: Einsteiger	Level: Mittelstufe	Level: Fortgeschrittene	Körperpartien: Beine/Gesäß	Körperpartien: Core-Muskulatur	Körperpartien: Arme/Schultern	Ziele: Ausdauer	Ziele: Beweglichkeit	Ziele: Koordination	Ziele: Kraft	Ziele: Schnelligkeit
Kreuzschritt	98			●	sehr	mit		niedrig	mittel	hoch	mittel	niedrig
Krieger 1	133	●			sehr	mit		niedrig	mittel	niedrig	niedrig	
Krieger 2	133	●			sehr	mit		niedrig	niedrig	niedrig	niedrig	
Krieger 3	138	●			sehr	sehr		niedrig	mittel	niedrig	mittel	
Liegestütz	147							niedrig	niedrig	mittel	hoch	
March	83	●			sehr	mit		niedrig	niedrig	niedrig	niedrig	niedrig
Meerjungfrau	131	●				mit	sehr		niedrig	niedrig	niedrig	
Mountainclimber	103		●		sehr	sehr	sehr	mittel	niedrig	niedrig	hoch	mittel
Nackendehnung	79	●					mit		niedrig	niedrig		
Nackenlöser	161	●					mit		niedrig	niedrig	niedrig	
Nacken-Relax	165	●					mit		niedrig	niedrig		
Oberkörperstretch	168		●		mit		sehr		mittel	niedrig	niedrig	
Pick-up	151	●			sehr	mit		niedrig	niedrig	mittel	niedrig	
Planklift	109		●		sehr	sehr	mit	mittel	niedrig	niedrig	hoch	niedrig
Poformer	58	●			sehr	mit		niedrig	niedrig	niedrig	niedrig	niedrig
Power-Brücke	51		●		sehr	sehr		niedrig	niedrig	niedrig	mittel	
Powerlift	81	●			mit	sehr		niedrig	niedrig	niedrig	niedrig	
Powersquat	49		●		sehr	mit		niedrig	niedrig	niedrig	hoch	
Push-up	64		●		mit	sehr	sehr	niedrig	niedrig	niedrig	hoch	
Reverse Warrior	144		●		sehr		mit	niedrig	mittel	mittel	niedrig	
Rotatorenstärker	72	●				mit	sehr	niedrig	niedrig	niedrig	niedrig	
Rückbeuge	88	●			mit	mit	mit		niedrig	mittel	niedrig	
Rückenbalance	127	●			mit	mit	sehr		niedrig	niedrig	niedrig	
Rücken-Curl	67	●			sehr	sehr		niedrig	niedrig	niedrig	niedrig	
Rückenmobil	88	●			mit	mit			niedrig	niedrig	niedrig	
Rücken-Power	150	●				mit	sehr	niedrig	niedrig	niedrig	niedrig	
Rücken-Push	155	●				mit	sehr		niedrig	niedrig	niedrig	
Rücken-Relax	76	●			mit		mit		niedrig	niedrig		
Rücken-Twist	62	●			sehr	sehr	mit		niedrig	niedrig	niedrig	
Säge	120	●			mit	sehr	mit	niedrig	niedrig	niedrig	niedrig	niedrig
Schenkeldehnung	163	●			sehr		mit		niedrig	niedrig	niedrig	
Schenkel-Shaper	54	●			sehr	mit		niedrig	niedrig	niedrig	niedrig	
Schenkel-Squeezer	81	●			mit	mit	sehr	niedrig	niedrig	niedrig	niedrig	
Schenkel-Stretch	125	●			sehr	mit	mit		mittel	niedrig	niedrig	
Schmetterling	171	●			sehr	mit			mittel	niedrig	niedrig	
Schräger Crunch	47	●				sehr	mit	niedrig	niedrig	niedrig	mittel	
Schulterformer	71	●				mit	sehr		hoch	niedrig	niedrig	
Schulter-Power	77		●			mit	sehr	niedrig	niedrig	mittel	mittel	
Schulter-Stretch	76	●				mit	sehr		hoch	mittel	niedrig	
Schulter-Taps	65		●			sehr	sehr	niedrig	niedrig	niedrig	mittel	niedrig
Seitbeuge	48			●	sehr	sehr		niedrig	mittel	mittel	mittel	
Seitendehnung	87	●				mit	sehr	niedrig	niedrig	niedrig	niedrig	
Seitkreisen	123			●	sehr	mit		niedrig	mittel	mittel	niedrig	niedrig

Übungsname	Seite	Level: Einsteiger	Level: Mittelstufe	Level: Fortgeschrittene	Körperpartien: Beine/Gesäß	Körperpartien: Core-Muskulatur	Körperpartien: Arme/Schultern	Ziele: Ausdauer	Ziele: Beweglichkeit	Ziele: Koordination	Ziele: Kraft	Ziele: Schnelligkeit
Seitstütz	69	●				●	●	●	●	●	●	
Sidejump	151	●			●	●		●	●	●	●	●
Sidekick	112			●	●	●	●	●	●	●	●	●
Sidepush	84	●			●	●	●	●	●	●	●	●
Sideraise	115		●		●	●	●	●	●	●	●	●
Singletap	110	●			●	●		●	●	●	●	●
Sitz-Power	91	●			●	●			●	●	●	
Skatestep	107			●	●	●	●	●	●	●	●	●
Skippings	102	●			●	●		●	●	●	●	●
Spiderkick	108			●	●	●	●	●	●	●	●	
Stütz-Power	85	●				●	●	●	●	●	●	
Taillenformer	68		●		●	●	●	●	●	●	●	
Taillenkick	99		●		●	●	●	●	●	●	●	●
Tiefer Sitz	142		●		●	●		●	●	●	●	
Topdruck	80	●			●	●	●	●	●	●	●	
Trizeps-Power	74	●				●	●		●	●	●	
Twistkick	95			●	●	●	●	●	●	●	●	●
Unterarmplanke	44		●		●	●	●	●	●	●	●	
Vorbeuge	89	●			●		●		●	●		
Wadenheben	154	●			●	●		●	●	●	●	
Warm-up, dynamisches (Flow)	34											
- Back Lunge	34	●			●	●	●	●		●	●	●
- Side Lunge	35	●			●	●	●	●		●	●	●
- Front Lunge	36	●			●	●	●	●	●	●	●	●
Warm-up mit Seilspringen (Flow)	27											
- Atmung vertiefen	27	●					●		●	●		
- Nacken lockern	27	●					●		●	●		
- Haltung zeigen	27	●					●		●	●		
- Basis-Jump	28	●			●	●	●	●		●	●	●
- Cross-Jump	29		●		●	●	●	●		●	●	●
Warm-up, sanftes (Flow)	30											
- Ankommen	30	●				●				●		
- Atmung ausdehnen	30	●				●				●		
- Ruhe finden	31	●				●				●		
- Fokussieren	31	●				●				●		
- Side Step	32		●		●	●		●	●	●	●	●
- Leg Curl	33		●		●	●		●	●	●	●	●
Wechsel-Jump	94		●		●	●	●	●	●	●	●	●
Weite Grätsche	135		●		●	●		●	●	●	●	
Zehenbalance	137		●		●	●		●	●	●	●	
Zehenstand	143			●	●			●	●	●	●	
Zehen-Walk	153	●			●	●		●	●	●	●	

PRAXIS

DIE 33 WORKOUTS

Die optimalen Teamplayer für dein Workout: Kleine, intensive Cardio-Häppchen für den Stoffwechsel-Turbo, funktionelles Muskeltraining für eine solide Basis und Programme mit Dehn-Faktor für mehr Bewegungsspielraum und weniger Stress.

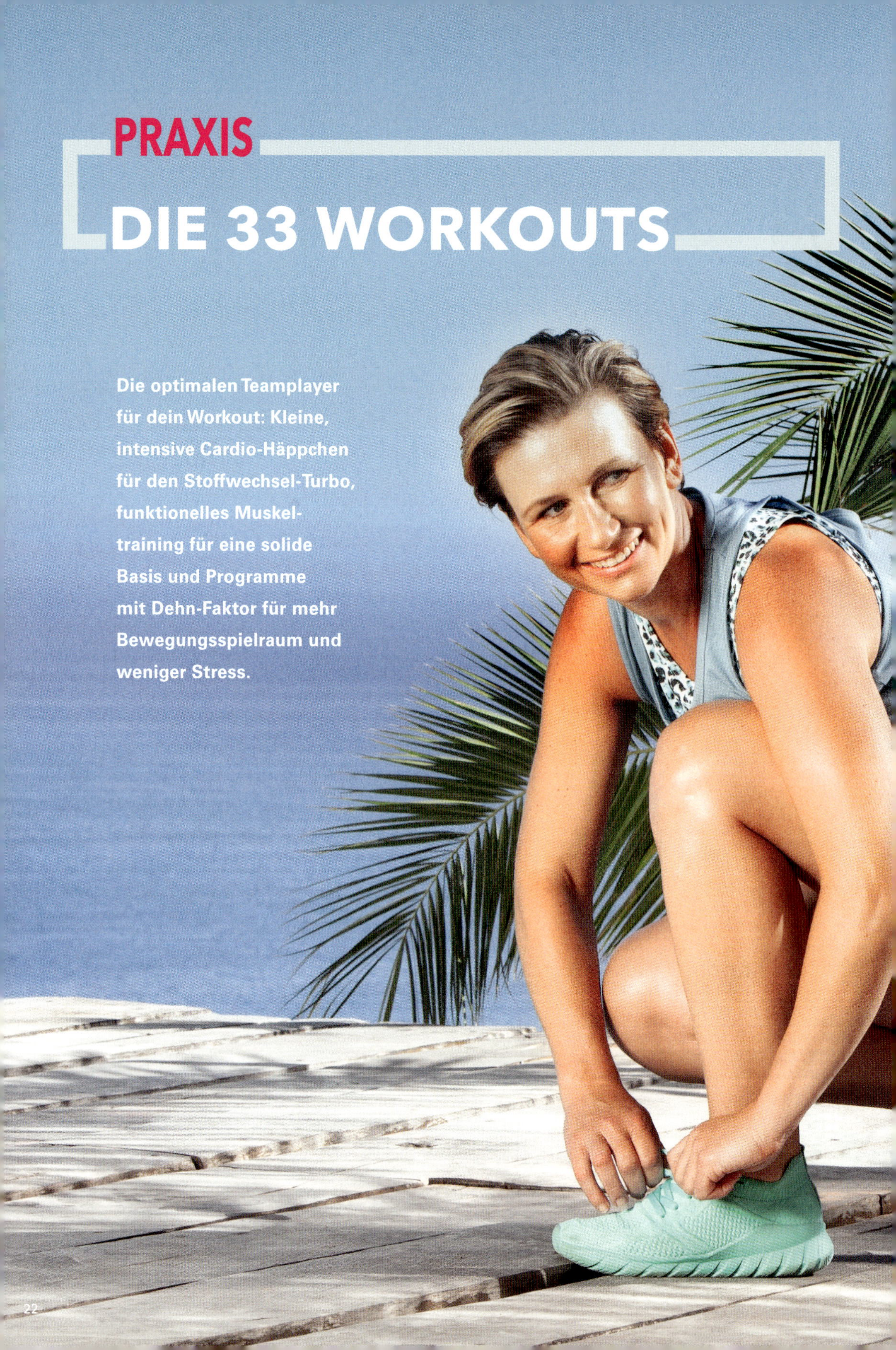

02

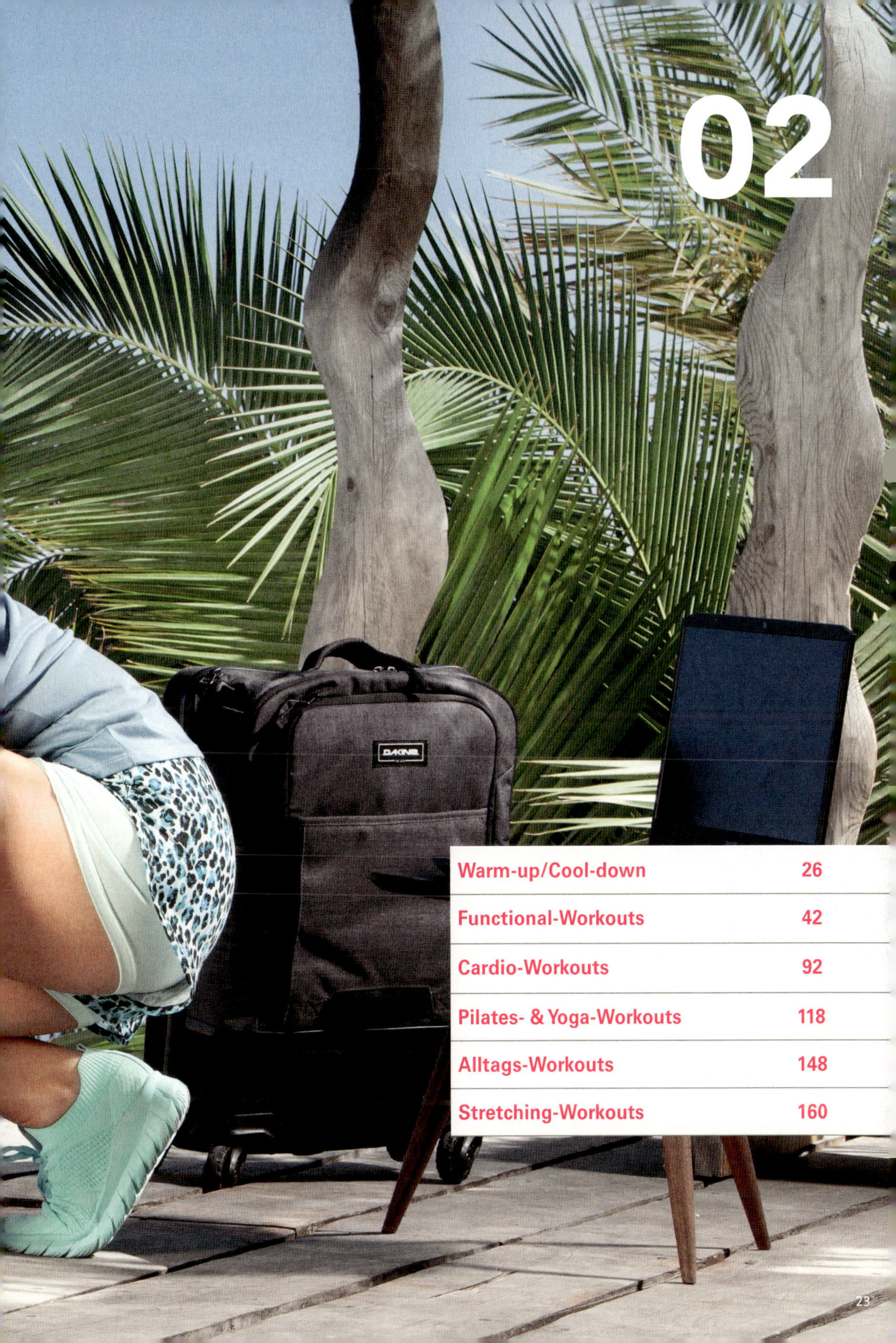

Warm-up/Cool-down 26

Functional-Workouts 42

Cardio-Workouts 92

Pilates- & Yoga-Workouts 118

Alltags-Workouts 148

Stretching-Workouts 160

Jetzt geht's los!

Werde dir klar darüber, wie viel Zeit du in dein Training stecken willst: Hast du drei Stunden pro Woche übrig? Prima, das ist ein super Start für eine Veränderung! Wer mehr Zeit investieren kann und will, kann sich schneller über Fortschritte freuen – und wer zwei Stunden Zeit findet, kann den aktuellen Status auf jeden Fall gut halten. Die Planung sollte Cardio-Einheiten wie Intervalltraining, Tabata, aber gern auch Laufen, Radfahren oder Schwimmtraining enthalten.

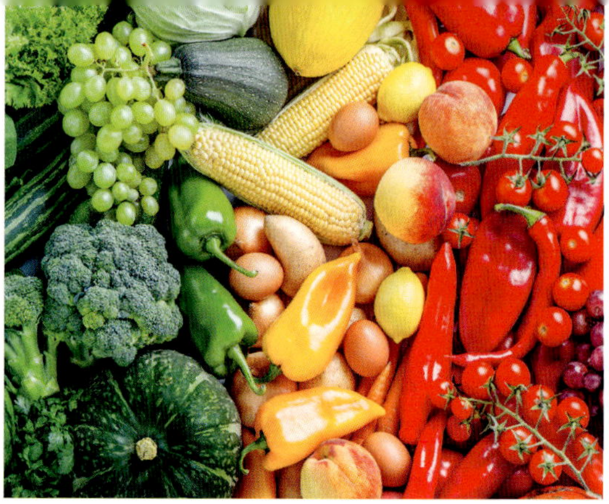

Der Mix macht's

Die Workouts für die Muskulatur sollten zu zwei Dritteln aus Functional-Workouts, Yoga und Pilates bestehen, ein Drittel aus Alltagsworkouts und Stretching. Beispielsweise kannst du am Montag und Mittwoch ein Cardio-Training absolvieren, am Samstag Cardio plus Stretching, am Dienstag und Donnerstag eine Kräftigung, am Freitag und Sonntag etwas Yoga oder Stretching. Das sind nur 15 und ein einziges Mal die Woche 30 Minuten, die sich lohnen. Generell gilt: Jedes Workout-Häppchen ist besser als kein Training, und jede noch so kleine Bewegung zählt! Es ist schließlich besser, seine bestehende Form zu erhalten als sich dauerhaft und zunächst äußerlich unbemerkt zu verschlechtern. Mehr kannst du natürlich jederzeit tun: Wer lieber dreimal die Woche ein Komplettprogramm absolviert, hat dafür vier sportfreie Tage. Das liegt ganz in deiner Hand! Ich empfehle, die Woche auf jeden Fall im Voraus zu planen und einen Plan B für unvorhersehbare Fälle parat zu haben: »Wenn ich A nicht schaffe, stehe ich an Tag X früher auf, um durch ein einstündiges Workout die fehlende Trainingszeit aufzuarbeiten« wäre beispielsweise eine feine Lösung.

Nach dem Training ist vor dem Training

Die Erholung ist mindestens genauso wichtig wie das Workout selbst: Zwischen intensiven HIIT- oder Tabata-Einheiten sollten mindestens 48 Stunden liegen, damit sich die Muskulatur gut erholen kann. Für sanftes Core-Training wie Pilates oder softe Functional-Einheiten gilt das nicht: Es reichen 24 Stunden Erholung aus, bis du wieder üben kannst. Yoga und Pilates sind komplett außen vor: Wenn dich das jeweilige Programm nicht ausreichend gefordert hat, kannst du auch zwei Einheiten pro Tag machen – oder idealerweise einmal Power-Training am Morgen mit einmal Stretching-Routine am Abend kombinieren.

Food für die Fitness

Muskeln wollen auch von innen gepflegt werden. Welcher Ernährungsform du dabei folgst, ist eigentlich unerheblich: Wichtig ist nur, dass du deinen Muskeln alle essenziellen Nährstoffe zukommen lasst. Ich persönlich bevorzuge eine gemüselastige Ernährung mit pflanzlichen Proteinen und bin kein Freund von einseitigen oder dogmatischen Diäten. Wer mag, kann sich mit dem Thema intermittierendes Fasten auseinandersetzen, mit dem ich persönlich mein Gewicht spielend regulieren kann: Hierbei lasse ich die letzte Mahlzeit des Tages aus und esse erst 18 Stunden später wieder. Findet mein Mittagessen beispielsweise um 13 Uhr statt, esse ich am kommenden Tag nach sechs Uhr morgens wieder etwas – wenn ich hungrig bin. Oft zieht sich das dann noch zwei Stunden raus; ist das Essensfenster jedoch zu kurz oder verschiebt es sich zu weit in den Tag hinein, esse ich auch mal zu wenig – und das macht sich dann durch Hungergefühl bemerkbar, vor allem, wenn ich viel Sport getrieben habe. Außerdem muss ich bei der »Methode 18:6« (also 18 Stunden fasten, sechs Stunden Zeit zum Essen) darauf achten, dass ich genügend Kalorien zu mir nehme. Als Frau hört sich das erstmal ungewohnt an, aber wie so häufig steckt der Teufel im Detail: Die Kilokalorien dürfen natürlich nicht aus Schokolade und Chips kommen, sondern sollten in Vitaminen und Nährstoffen eingebettet sein, damit der Körper auch wirklich alles bekommt, was er braucht. Das bedeutet: bergeweise Salat und gedünstetes Gemüse, löffelweise leckere Öle und pflanzliche Fette, Obst satt und immer schön viele frische Kräuter an jeder Mahlzeit, in jedem Getränk. Ich komme damit super klar und kann es aus eigener Erfahrung nur empfehlen: Bitte kläre aber unbedingt mit dem Arzt deines Vertrauens ab, ob das auch für dich eine gute Form der Ernährung darstellt. Und jetzt geht es endlich los: Viel Spaß beim Workout, gib uns gern per Mail Feedback zu den Programmen und tobe dich aus. Egal wo, egal wann: Die Welt ist dein Gym, und du kannst wirklich überall fit werden und bleiben!

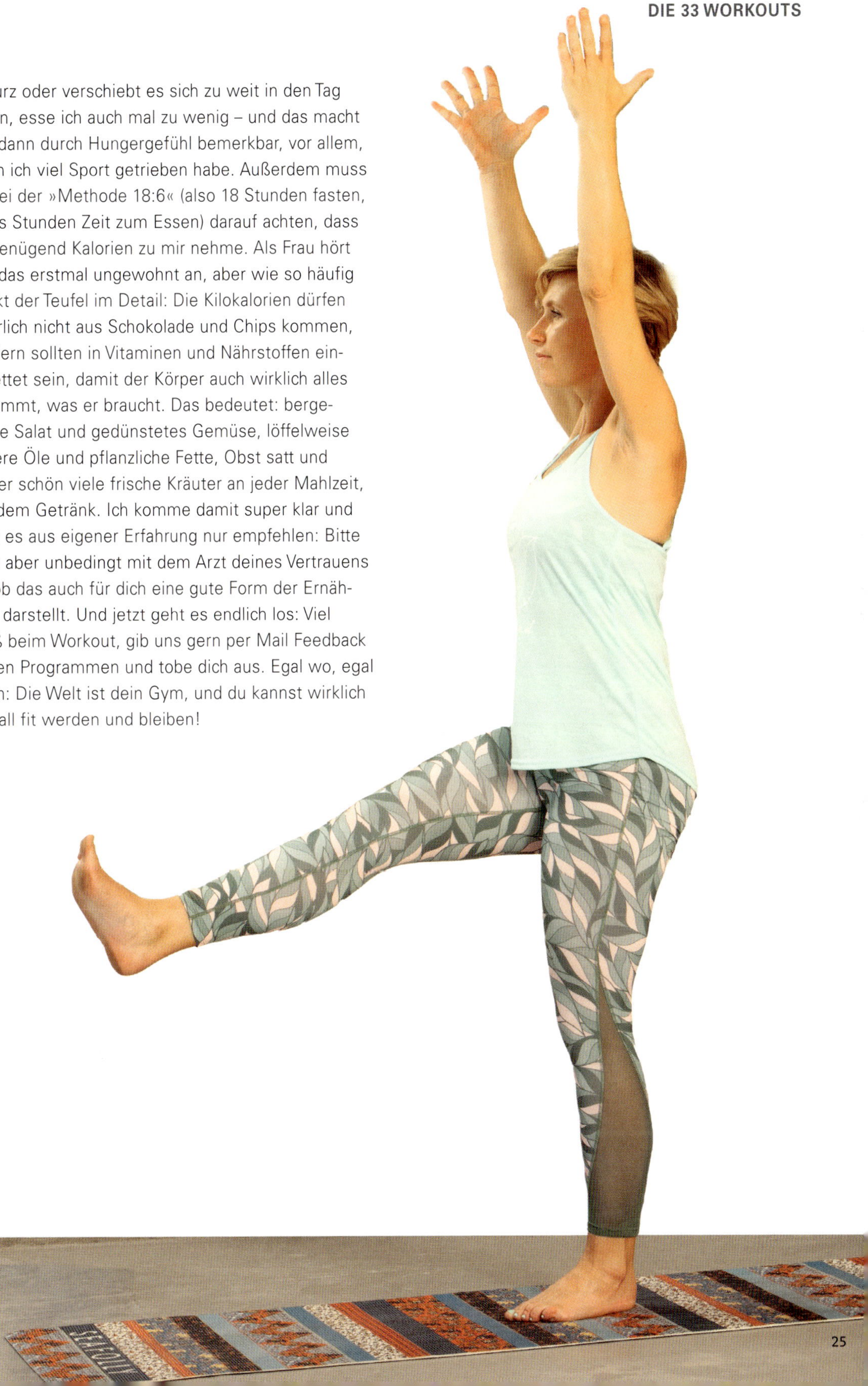

WARM-UP/COOL-DOWN

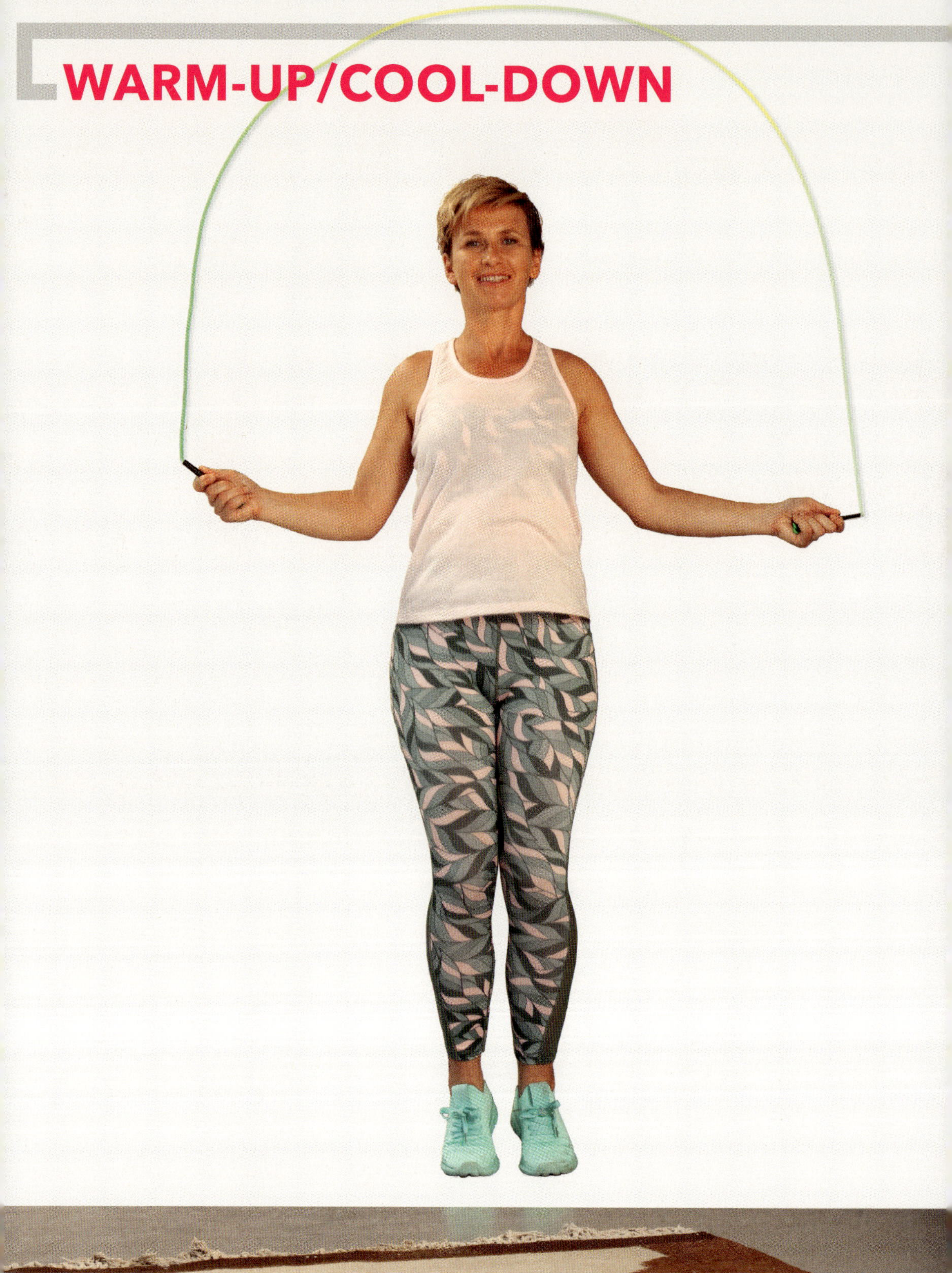

Warm-up mit Seilspringen

Schwerpunkte: Den Nacken lockern, den gesamten Körper aufwärmen

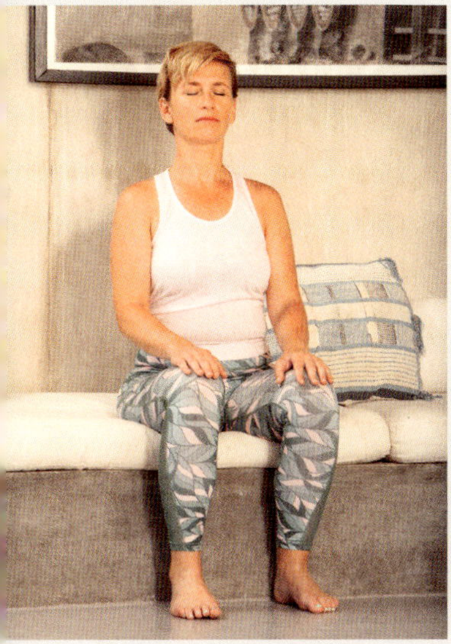

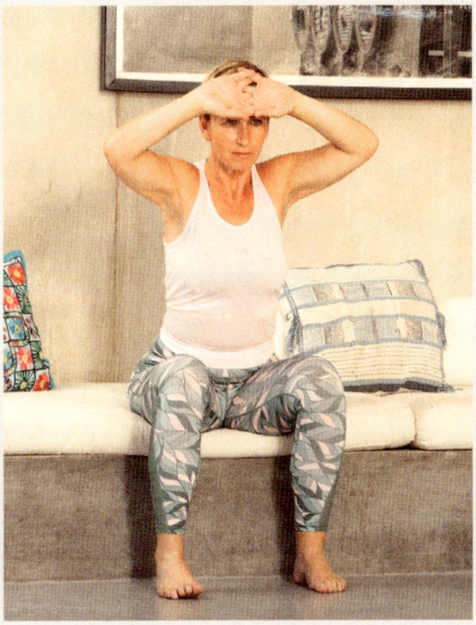

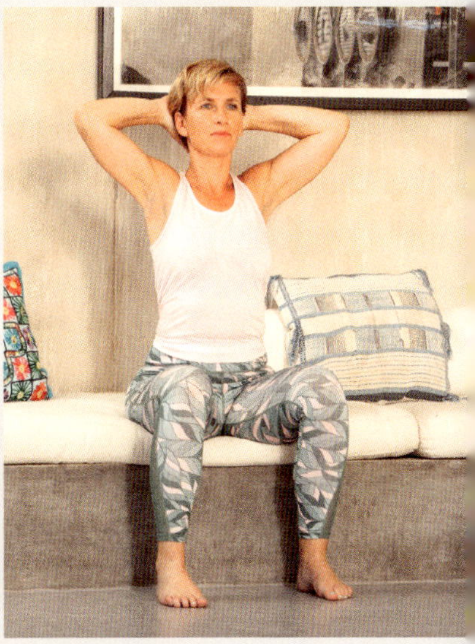

1. Atmung vertiefen

Aufrecht hinsetzen. Füße hüftbreit öffnen und die ganze Fußsohle auf den Boden bringen. Der Winkel zwischen Unter- und Oberschenkeln beträgt 90 Grad. Den Rücken Wirbel für Wirbel aufrichten, die Augen schließen. Hände locker auf den Oberschenkeln ablegen, Schultern entspannen. Zunächst in den Brustkorb einatmen: Spüre, wie sich die Rippen weiten und das Zwerchfell nach oben zieht, dabei bis vier zählen. Beim Ausatmen die Rippen wieder zueinander sinken lassen und ebenfalls bis vier zählen. Dann beim Einatmen den Bauch bewusst heben, wieder bis vier zählen, beim Ausatmen den Bauch einsinken lassen und wieder bis vier zählen.

Diese Atemtechnik 1 Minute lang durchführen.

2. Nacken lockern

Aufrecht sitzen und die Hände ineinander verschränken. Die Handinnenflächen nach vorn drehen, die Arme dabei locker beugen und die Handrücken sanft gegen die Stirn drücken. Den Rücken aus der Hüfte heraus gerade nach vorn neigen und mithilfe der Hände Druck abfangen, den Kopf abstützen. Der Nacken kann jetzt gezielt loslassen und relaxen. Die Schultern bewusst sinken lassen, den Kopf einige Male sanft nach rechts und links kippen, dann in der Mitte anhalten und mit jeder Ausatmung noch mehr Anspannung loslassen.

60 Sekunden halten, dann lösen und wieder aufrichten.

3. Haltung zeigen

Aufrecht sitzen und die Hände hinter dem Hinterkopf ineinander verschränken, die Ellbogen sanft nach hinten und die Schultern nach unten ziehen. Mit dem Kopf sanften Druck gegen die Hände aufbauen und den Kopf aktiv in eine vorteilhafte Position drücken, die Halsmuskulatur wird dabei sanft angespannt. Nach der Übung die Hände auf die Oberschenkel sinken lassen, die Augen schließen und für drei bis fünf tiefe Atemzüge der Entspannung nachspüren.

Spannung für 30 Sekunden halten, dann lösen und nach einer kleinen Pause nochmal wiederholen.

Skala von 1 bis 5	Ausdauer	Beweglichkeit	Koordination	Kraft	Schnelligkeit
		•	•		

Warm-up mit Seilspringen

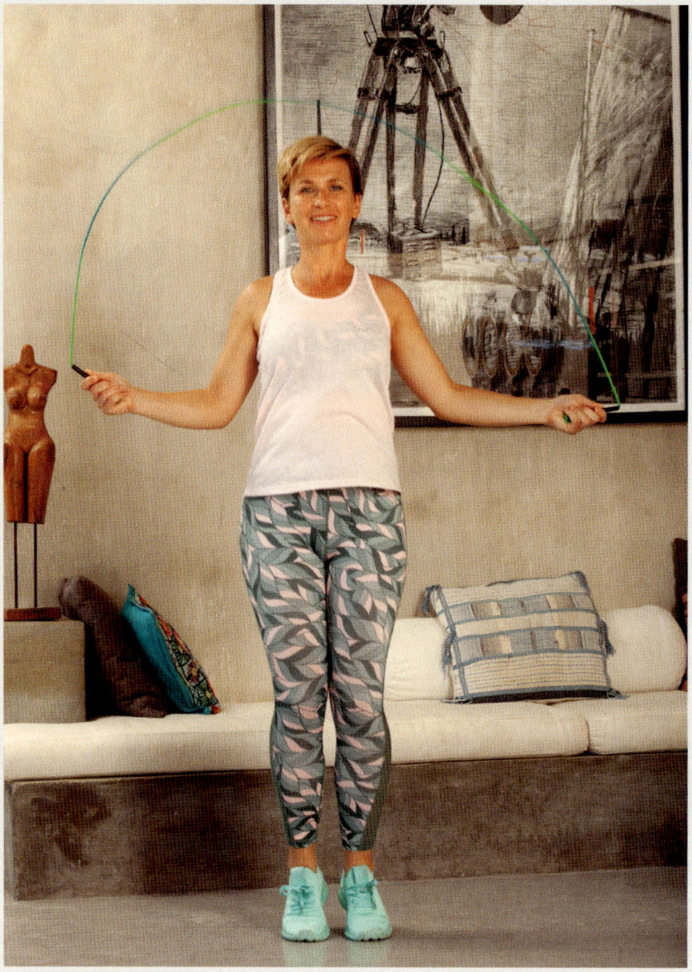

4. Basis-Jump
Gerade stehen und die Füße geschlossen halten. Überprüfe die Länge des Springseils: Wenn es zur Seite gehalten wird und der Unterarm 90 Grad gebeugt ist, sollte das Seil knapp den Boden berühren. Dann das Seil hinter den Körper bringen und die Griffe in beiden Händen halten. Locker – und nicht zu hoch – mit dem Springen beginnen und beim Hochhüpfen das Seil nach vorn und unter den Füßen hindurch schwingen.

2 Minuten lang springen: Verfängt sich das Seil, wieder von vorn beginnen.

Skala von 1 bis 5	Ausdauer	Beweglichkeit	Koordination	Kraft	Schnelligkeit
	••••		••	•	•••

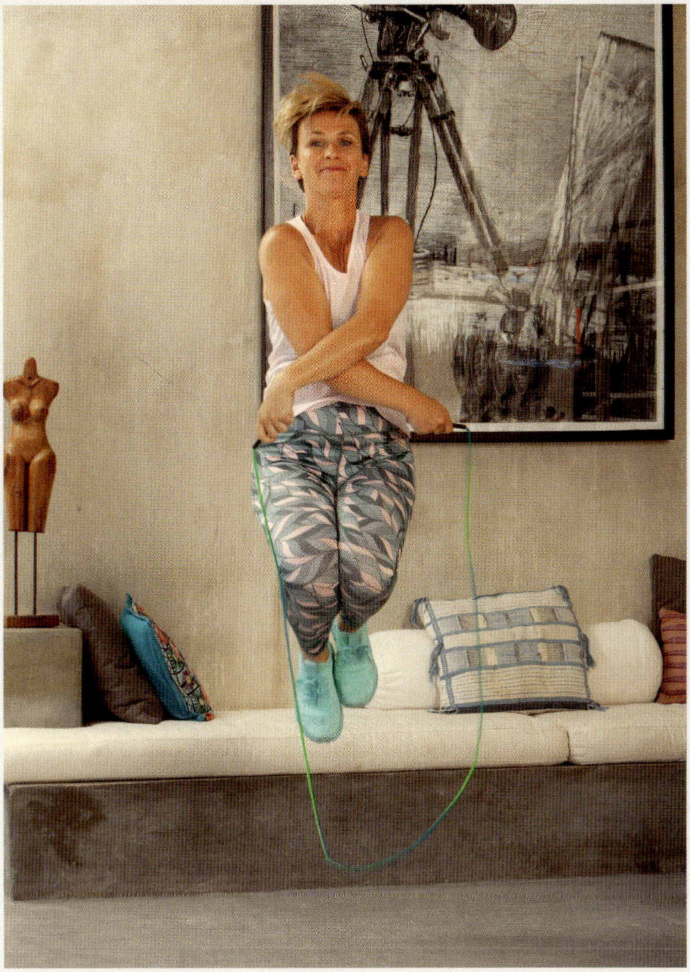

5. Cross-Jump

Springe mit beiden Füßen weiter wie beim Basis- Jump. Bei jedem dritten oder auch nur fünften Hüpfer die Körperspannung erhöhen, Arme vor dem Körper kreuzen, dann die Knie etwas höher anziehen. Wenn der Sprung zu Beginn misslingt, einfach immer wieder versuchen: Solange der gesamte Körper in Bewegung bleibt, wird das Aufwärmen auch ohne perfekte Sprungtechnik effektiv durchgeführt.

1 Minute lang. Basis-Jump und Cross-Jump insgesamt 3-mal durchführen.

Skala von 1 bis 5	Ausdauer	Beweglichkeit	Koordination	Kraft	Schnelligkeit
	●●●●●		●●●	●	●●●

Sanftes Warm-up

Schwerpunkte: Bewusst ankommen, tief atmen, den gesamten Körper aufwärmen

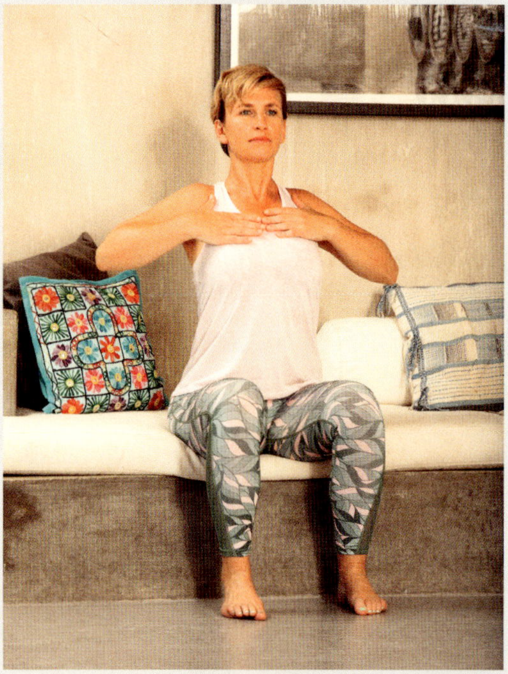

1. Ankommen

Aufrecht auf einem Stuhl oder einem Hocker sitzen; alternativ auf den Boden setzen und die Beine bequem kreuzen. Einige Atemzüge nehmen und dann beide Hände auf die Brust knapp unterhalb vom Schlüsselbein legen. Den Mund geschlossen halten und bei der Einatmung bis vier zählen, ebenfalls bei der Ausatmung zunächst bis vier zählen. Beim zweiten Atemzug bei der Ausatmung bis fünf, beim dritten Atemzug bis sechs zählen, beim nächsten bis acht.

Den tiefsten Atemzug 3–5-mal wiederholen. Dann die Atemkontrolle wieder loslassen.

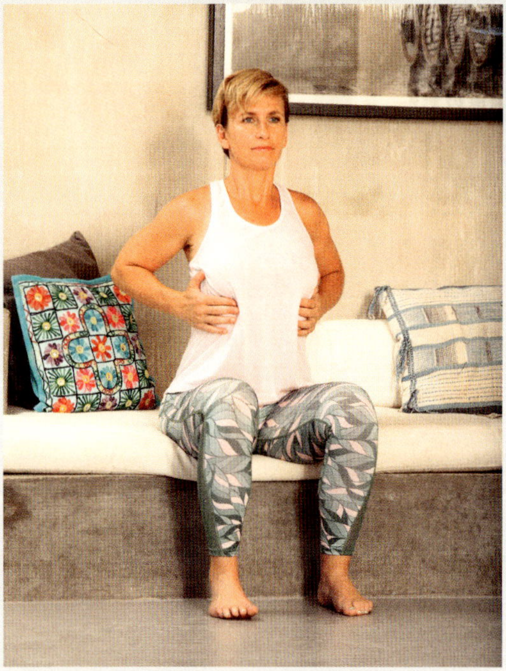

2. Atmung ausdehnen

Gerade sitzen und die Hände seitlich an die Rippen legen. Beim Einatmen bis vier zählen und den Brustkorb ganz bewusst auch zu den Seiten ausdehnen. Auf vier Zählzeiten ausatmen und die Rippen sinken fühlen. Nach 2 Atemzügen nach der Ein- und nach der Ausatmung eine Atempause einführen und ebenfalls bis vier zählen.

3–5 tiefe Atemzüge.

Skala von 1 bis 5	Ausdauer	Beweglichkeit	Koordination	Kraft	Schnelligkeit
			•		

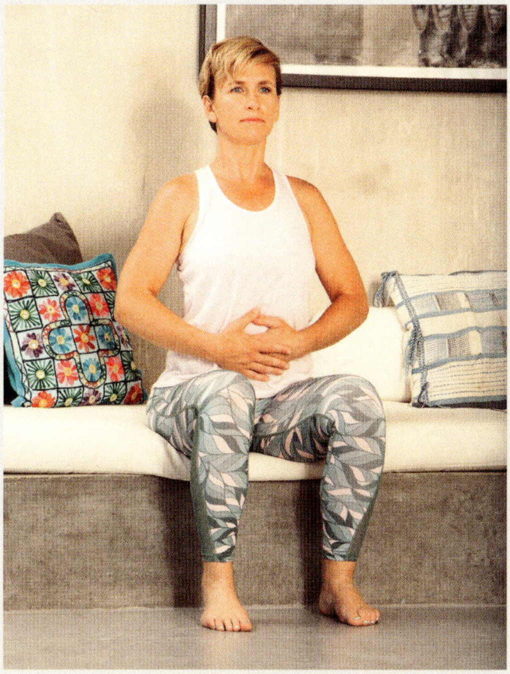

3. Ruhe finden

Aufrecht sitzen, die Hände auf den Bauch legen. Ein- und Ausatmung auf vier Zählzeiten ausrichten, dann die Zählzeit beim zweiten Atemzug auf fünf, beim dritten auf sechs Zählzeiten verlängern. Sobald die Ein- und die Ausatmung 6 Zählzeiten lang sind, nach der Ein- und der Ausatmung Pausen machen, die 4 Zählzeiten betragen.

3–5 tiefe Atemzüge im gleichen Rhythmus nehmen, dann die Atemkontrolle wieder komplett lösen.

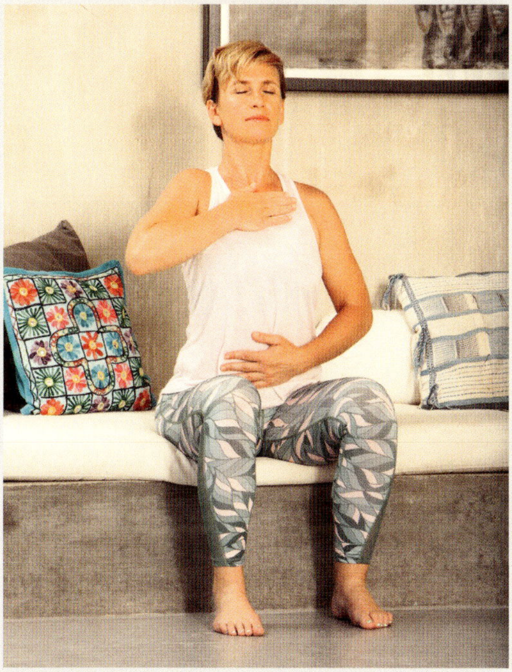

4. Fokussieren

Gerade sitzen und eine Hand auf den Brustbereich, die andere auf den Bauch legen. Die Augen schließen. Bei der Einatmung zuerst das Anheben des Brustkorbs und des Bauches erspüren, bei der Ausatmung in die Umkehrung dieses Prozesses hineinfühlen: Bauch und Brustkorb senken sich wieder.

3–5 bewusste Atemzüge lang, dann die Atemkontrolle wieder lösen.

Skala von 1 bis 5	Ausdauer	Beweglichkeit	Koordination	Kraft	Schnelligkeit
			•		

Sanftes Warm-up

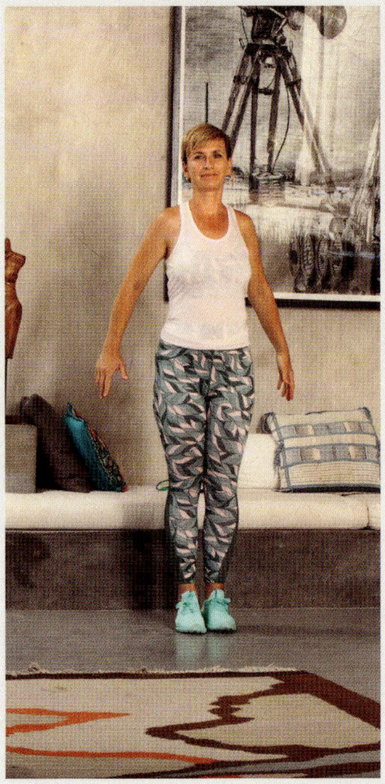

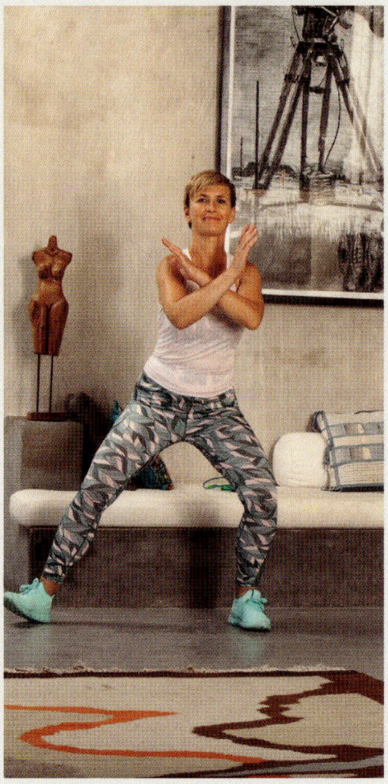

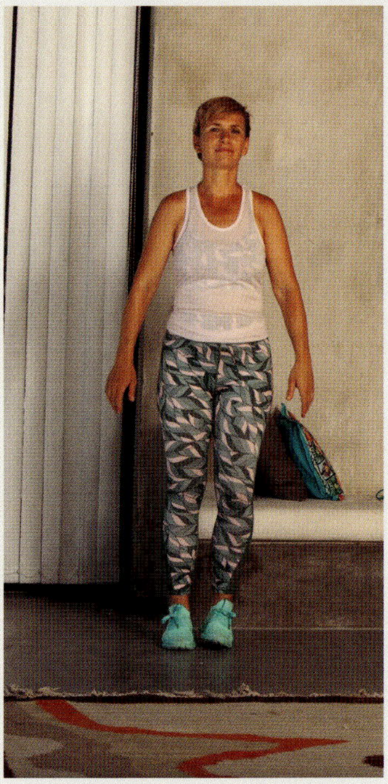

A **5. Side Step**
Aufrecht stehen und die Arme locker neben dem Körper halten, die Knie minimal beugen und ein Grundmaß an Körperspannung aufbauen.

B Dann beide Knie beugen und mit dem rechten Fuß einen kleinen Schritt nach rechts machen, dabei die Unterarme vor der Brust nach oben ziehen und kreuzen.

C Gewicht auf beide Beine, dann nach rechts verlagern und die Beine wieder schließen, Arme neben den Körper ziehen.

2 Minuten ohne Pause im Wechsel.

TIPP

Wer sich koordinativ fordern möchte, kann die Armbewegungen kreativ verändern. Die Arme können beispielsweise seitlich auf Schulterhöhe ausgestreckt werden und parallel oder seitengleich senkrecht nach oben oder unten geführt werden.

Skala von 1 bis 5	Ausdauer	Beweglichkeit	Koordination	Kraft	Schnelligkeit
	•••	•	•••	••	••

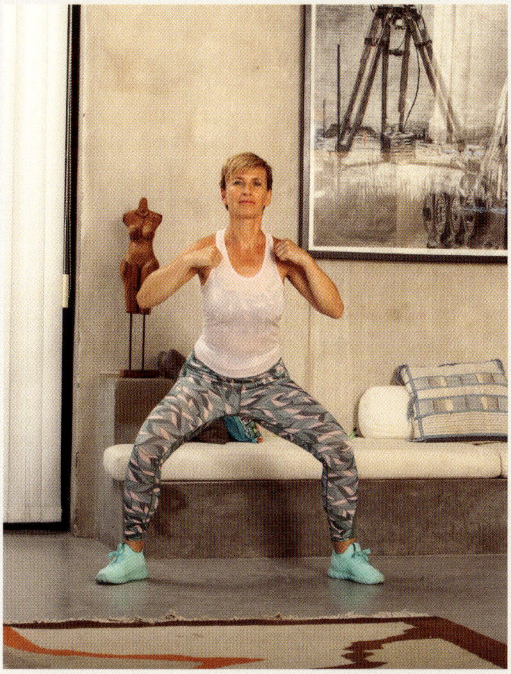

A **6. Leg Curl**

Beine zunächst geschlossen halten. Dann mit links einen weiten Schritt nach links machen, Gewicht auf beide Beine verteilen und die Arme beugen. Hände zu lockeren Fäusten ballen und an die Schultern nach oben ziehen. Die Beine sind während der gesamten Bewegung deutlich weiter als schulterbreit geöffnet, die Zehenspitzen und die Knie zeigen leicht nach außen.

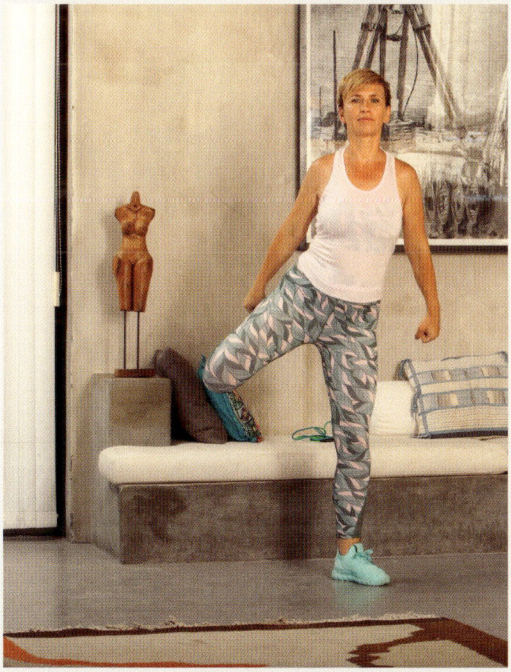

B Gewicht auf das linke Bein verlagern, das rechte Bein beugen und die Ferse zum Gesäß ziehen, dabei die Arme neben dem Körper dynamisch nach unten strecken. Zur anderen Seite wiederholen. Die Ferse des Standbeins bleibt während der Übung auf dem Boden; ein Wippen ist zu vermeiden.

2 Minuten ohne Pause im Wechsel. Side Step und Leg Curl insgesamt 2-mal absolvieren.

Skala von 1 bis 5	Ausdauer	Beweglichkeit	Koordination	Kraft	Schnelligkeit
	•••	•	•••	••	••

Dynamisches Warm-up

Schwerpunkte: Den gesamten Körper aufwärmen

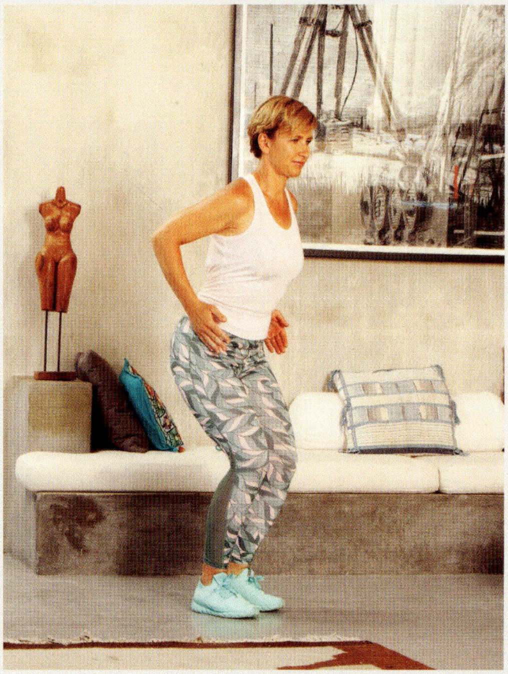

A **1. Back Lunge**
Aufrecht stehen, Beckenboden, Rücken und Bauch leicht anspannen. Wirbelsäule strecken. Knie beugen, das Gewicht dabei auf die Fersen nach hinten verschieben. Die Arme beugen und die Ellbogen eng am Körper nach hinten ziehen, den Kopf in Verlängerung der Wirbelsäule halten. Spannung im gesamten Körper aufbauen und während der gesamten Übung vor allem auch die Arme kraftvoll bewegen.

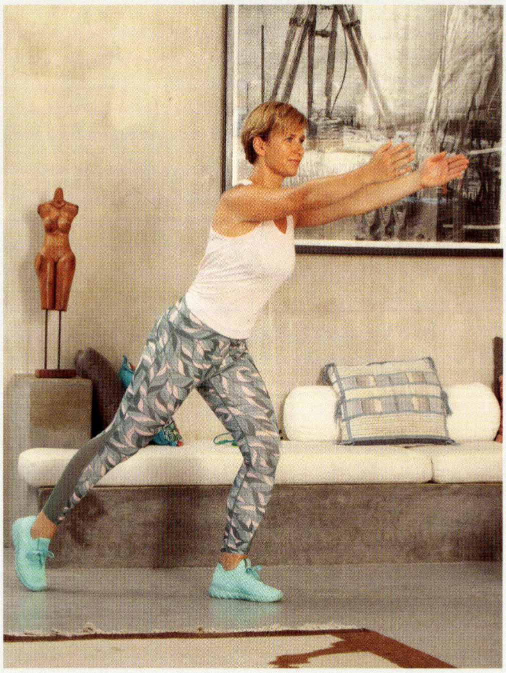

B Dann das Gewicht nach links verlagern und das rechte Bein dynamisch nach hinten setzen, gleichzeitig beide Arme nach vorn bis auf Schulterhöhe ausstrecken. Füße wieder schließen, dann die Bewegung mit dem anderen Bein wiederholen. Wichtig ist, dass die Bewegung in einen rhythmischen Fluss übergeht und nicht abreißt.

2 Minuten dynamisch im Wechsel.

Skala von 1 bis 5	Ausdauer	Beweglichkeit	Koordination	Kraft	Schnelligkeit
	●●●●		●●	●	●●●

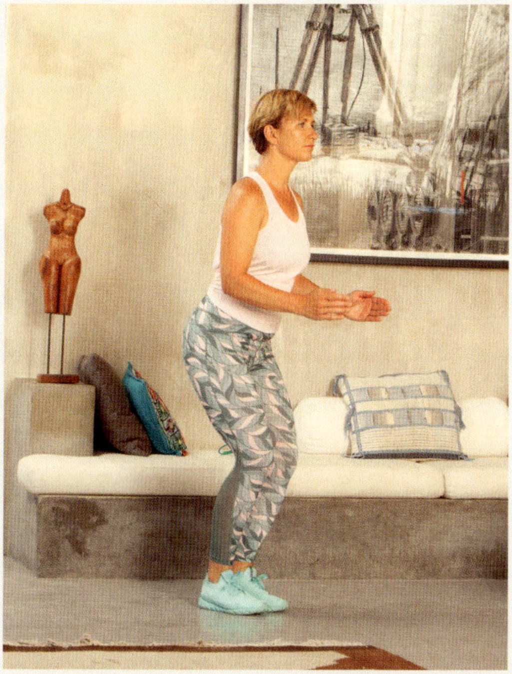

A

2. Side Lunge
Gerade stehen und auf Körperspannung achten, den Bauch und den Rücken aktivieren. Arme anwinkeln und die Ellbogen am Körper halten, die Handflächen zeigen zueinander. Schultern bewusst nach hinten und unten setzen und die Spannung in den Armen bewusst erhöhen. Die gesamte Bewegung sollte mit viel Körperkontrolle erfolgen.

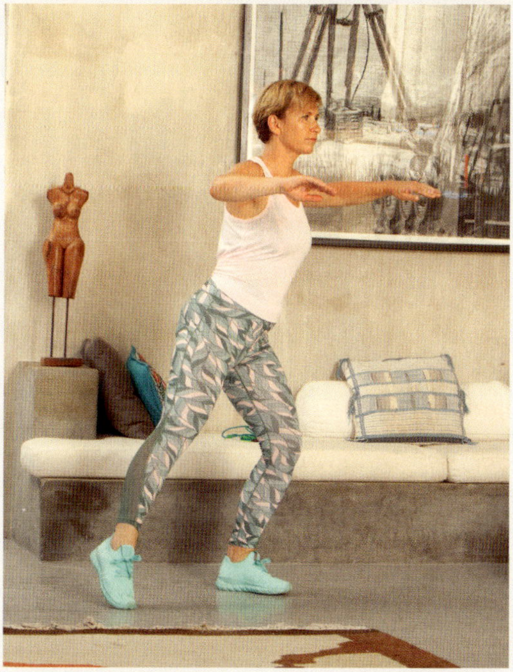

B

Dann das Gewicht nach links verlagern und das rechte Bein zur Seite abspreizen, gleichzeitig die Arme angewinkelt anheben, bis sich die Ellbogen auf Schulterhöhe befinden. Füße wieder schließen und Bewegung mit dem anderen Bein wiederholen. Das Standbein sollte während der Bewegungsausführung stabil und möglichst ruhig gehalten werden, ein Wippen ist zu vermeiden.

2 Minuten dynamisch im Wechsel.

Skala von 1 bis 5	Ausdauer	Beweglichkeit	Koordination	Kraft	Schnelligkeit
	••••		••	•	•••

Dynamisches Warm-up

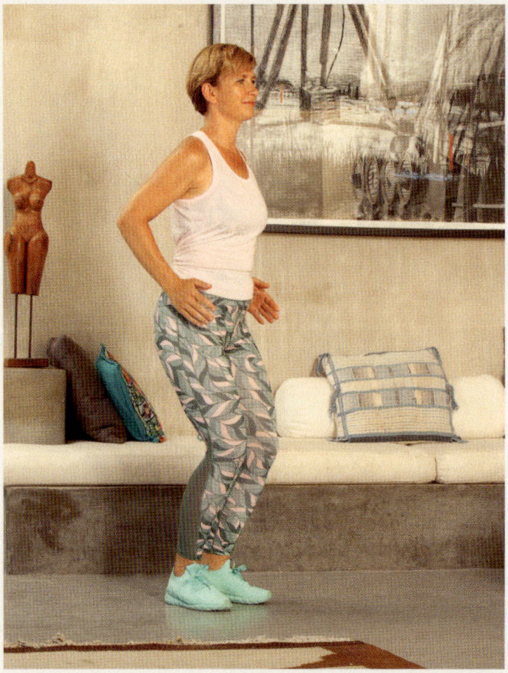

A **3. Front Lunge**
Aufrecht stehen, Beckenboden, Rücken und Bauch leicht anspannen. Wirbelsäule strecken. Knie beugen, das Gewicht dabei auf die Fersen nach hinten verschieben. Die Arme beugen und die Ellbogen eng am Körper nach hinten ziehen, den Kopf in Verlängerung der Wirbelsäule halten. Den Blick nach vorn richten und die Arme betont anspannen. Das Brustbein leicht anheben.

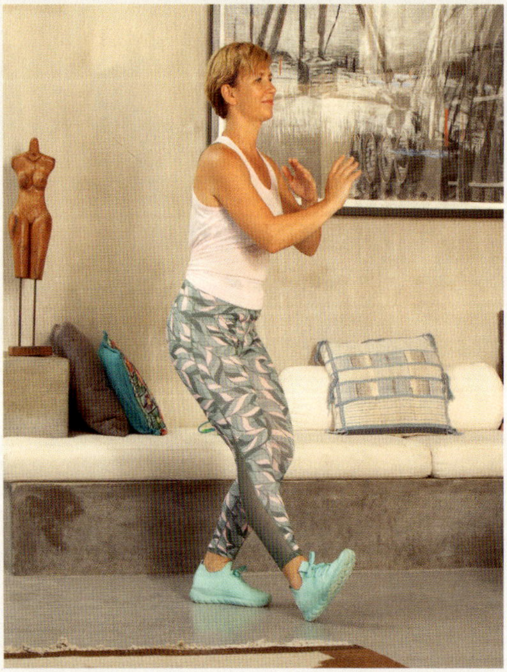

B Dann das Gewicht auf das linke Bein verlagern und das rechte Bein dynamisch nach vorn strecken, die Ferse auf dem Boden auftippen, die Arme dabei beugen und vor der Brust kreuzen. Spannung im linken Oberschenkel dabei unbedingt halten; die Hüften und die Knie bleiben während der gesamten Übung parallel zueinander. Beine wieder schließen und die Bewegung mit dem anderen Bein wiederholen.

2 Minuten dynamisch im Wechsel. Alle Steps insgesamt 2-mal wiederholen.

Skala von 1 bis 5	Ausdauer	Beweglichkeit	Koordination	Kraft	Schnelligkeit
	•••	•	•••	•	•••

Cool-down

Schwerpunkte: Den gesamten Körper in Balance bringen, beruhigen und entspannen

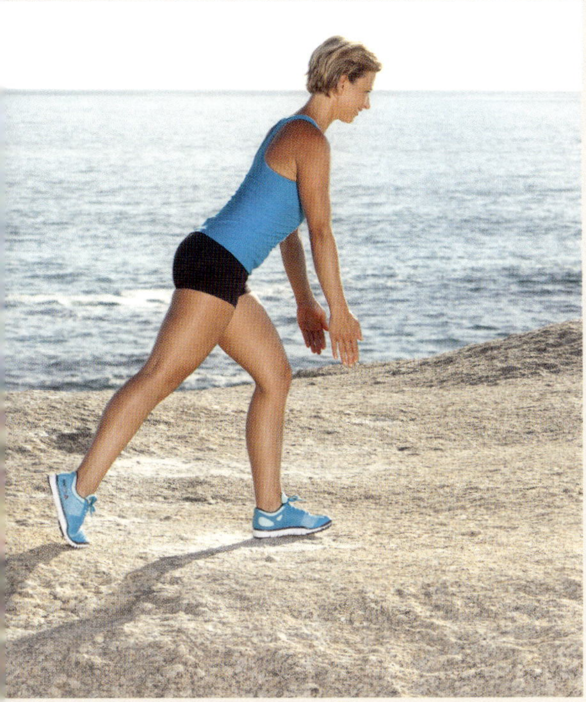

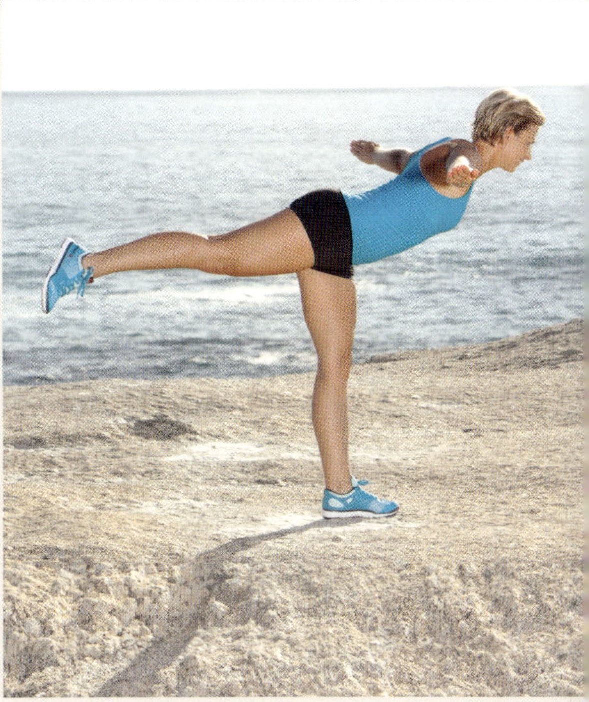

A

1. Rückenschwebe

Im aufrechten Stand beginnen. Füße zunächst geschlossen halten, den Bauch, Rücken und Beckenboden aktivieren. Mit dem rechten Fuß einen Schritt nach hinten machen, Gewicht nach links verlagern und die Arme zum Boden strecken, die Handflächen zeigen dabei zueinander. Das linke Knie leicht gebeugt halten. Die Hüften sind parallel zueinander. Gewicht vom rechten Fuß nehmen und die Ferse anheben: Das meiste Gewicht ruht auf dem linken Fuß. Bauchspannung erhöhen, den Rücken betont straffen, den Beckenboden aktivieren.

B

Gewicht komplett nach links verlagern, den Oberkörper nach vorn sinken lassen. Die Arme gleichzeitig zu den Seiten bis auf Schulterhöhe anheben und das rechte Bein bis auf Höhe des Oberkörpers anheben. Das Gleichgewicht finden und halten: Kann das Spielbein nicht so hoch angehoben werden, passt sich der Oberkörper einfach der Neigung an und wird in Verlängerung des Spielbeins ausgerichtet.

30 Sekunden lang halten, dann lösen und auf der anderen Seite wiederholen. 2 Durchgänge.

Skala von 1 bis 5	Ausdauer	Beweglichkeit	Koordination	Kraft	Schnelligkeit
	•	•••	••	••	

Cool-down

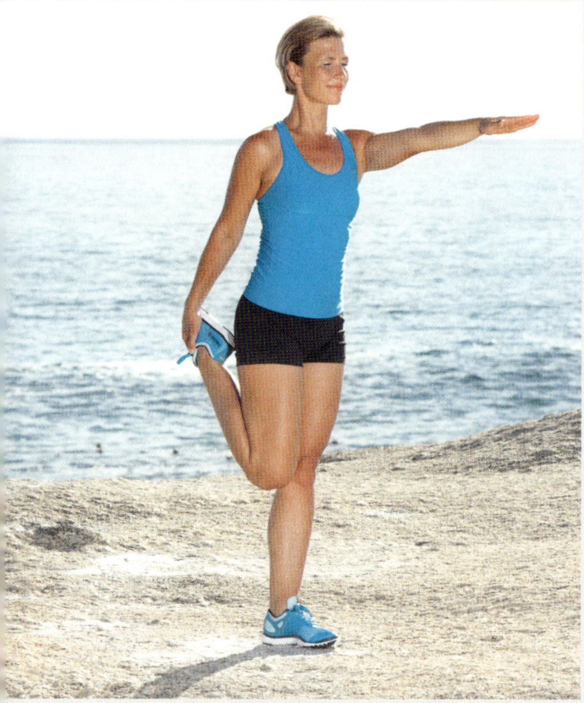

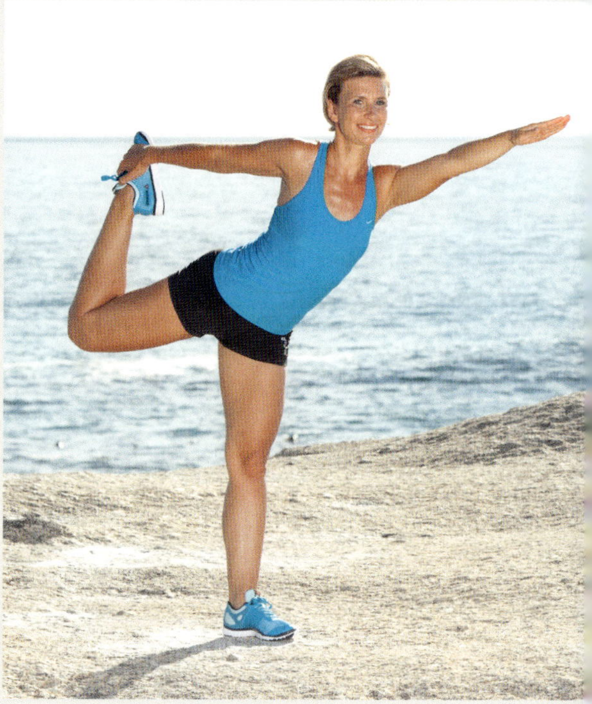

A **2. Balancestand**
Aufrecht stehen und das Gewicht nach links verlagern. Das rechte Bein beugen und das Fußgelenk mit der rechten Hand greifen, gleichzeitig den linken Arm nach vorn ausstrecken, dabei die Handfläche nach unten drehen. Knie geschlossen halten.

B Dann das Gewicht nach vorn verlagern, den Oberkörper sinken lassen. Gleichzeitig mit dem rechten Fuß Druck gegen die rechte Hand aufbauen und das rechte Bein nach hinten und oben ziehen.

30 Sekunden lang halten, dann lösen und auf der anderen Seite wiederholen.
2 Durchgänge.

TIPP

Fällt das Gleichgewicht-Halten schwer, einfach mit der freien Hand an einer Stuhllehne oder einer Wand festhalten. Wichtiger als die Höhe des Spielbeins ist die Streckung des Standbeins: Oberschenkel aktivieren, Kniescheibe hochziehen!

Skala von 1 bis 5	Ausdauer	Beweglichkeit	Koordination	Kraft	Schnelligkeit
	•	••••	••	••	

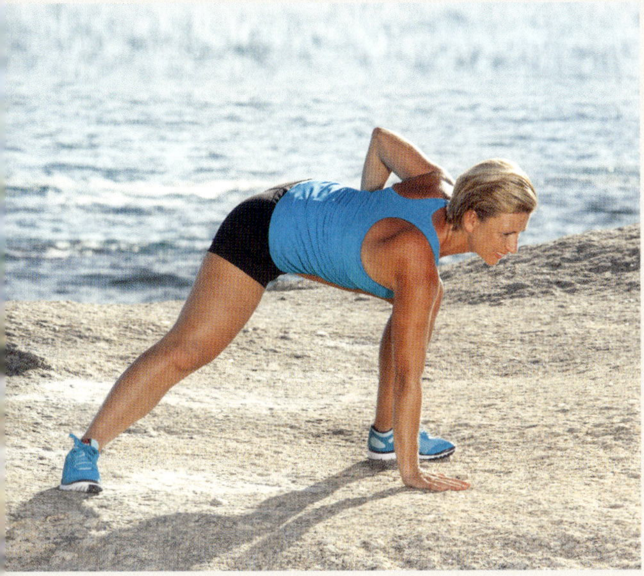

3. Innenschenkeldehnung

Beine so weit wie möglich grätschen. Das linke Knie beugen und mit der linken Hand auf dem linken Oberschenkel abstützen. Die rechte Hand auf den Boden setzen und die Hüfte sinken lassen, so tief es möglich ist.

30 Sekunden lang halten, dann lösen und auf der anderen Seite wiederholen. 2 Durchgänge.

TIPP

Wer gut gedehnt ist, kann die Fußspitze des gestreckten Beins nach oben heben und das gebeugte Bein tiefer beugen. Das Gesäß sinkt dabei Richtung Boden, der Rücken bleibt aber gestreckt.

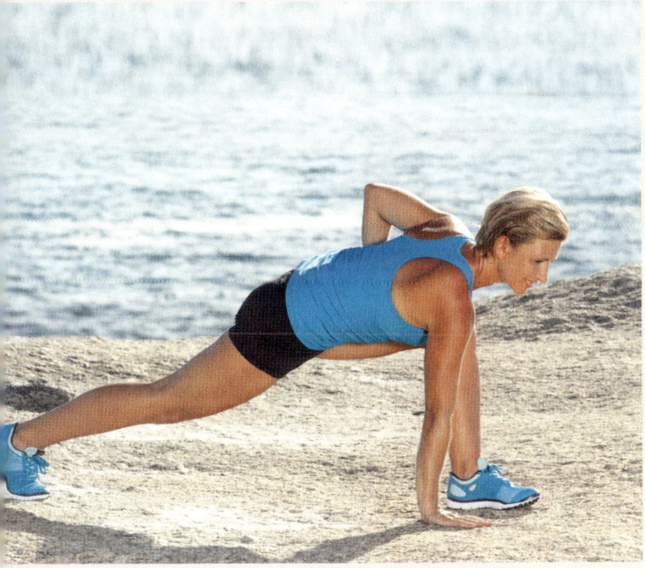

4. Hüft-Stretch

Aufrecht stehen. Mit dem rechten Bein einen sehr großen Ausfallschritt nach hinten machen und das linke Knie tief beugen. Die linke Hand auf dem linken Oberschenkel abstützen und die rechte Hand möglichst auf den Boden setzen. Die Hüfte so tief wie möglich sinken lassen, das rechte Bein ausstrecken und die rechte Ferse nach hinten schieben.

30 Sekunden lang halten, dann lösen und auf der anderen Seite wiederholen. 2 Durchgänge.

TIPP

Geübte können beide Hände oder auch die Unterarme neben der Innenseite des linken Fußes ablegen. Die Hüfte dabei sinken lassen. Das hintere Bein weiterhin gestreckt halten.

Skala von 1 bis 5	Ausdauer	Beweglichkeit	Koordination	Kraft	Schnelligkeit
		••	••	••	

Cool-down

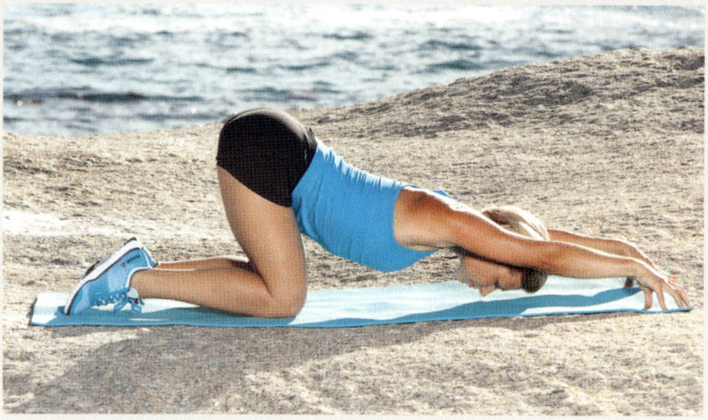

5. Brustdehnung

Auf den Boden setzen und im Vierfüßlerstand beginnen. Die Hände zunächst senkrecht unter den Schultern, die Knie senkrecht unter den Hüften aufstellen. Die Knie sind hüftweit geöffnet. Dann mit den Fingerspitzen so weit wie möglich nach vorn laufen, gleichzeitig den Po nach hinten schieben und die Brust Richtung Boden sinken lassen.

30 Sekunden lang halten, dann lösen und auf der anderen Seite wiederholen. 2 Durchgänge.

TIPP

Die Dehnung wird intensiver, wenn die Hände auf einer Stuhllehne oder einem Hocker abgelegt werden und der Kopf wie ein Gewicht tiefer in die Dehnung zieht.

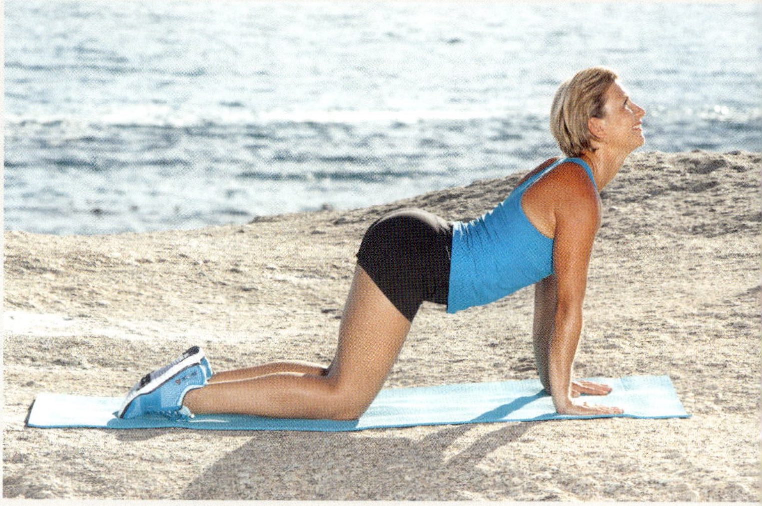

A

6. Rückendehnung

Im Vierfüßlerstand beginnen. Die Handgelenke senkrecht unter den Schultern, die Knie senkrecht unter den Hüften platzieren und die Knie hüftweit öffnen. Mit einer Einatmung den Rücken sinken lassen, aus den Schultern nach oben drücken und den Blick heben.

TIPP

Die Übung ist auch nach einem langen Bürotag super geeignet, um wieder ein wenig Geschmeidigkeit im Rücken und Lockerung im Nacken zu erzielen.

Skala von 1 bis 5	Ausdauer	Beweglichkeit	Koordination	Kraft	Schnelligkeit
		••	••	••	

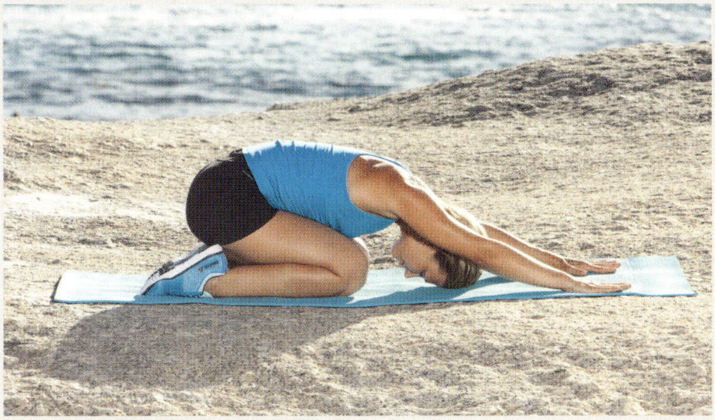

7. Rückenrelax

Aus dem Vierfüßlerstand kommend den Po auf die Fersen schieben, eventuell die Knie leicht öffnen. Die Arme lang nach vorn ausstrecken und die Stirn auf dem Boden ablegen, eventuell ein Kissen unterlegen.

1 Minute lang halten, dann lösen.
2 Durchgänge.

TIPP

Wer sehr erschöpft ist, kann in dieser Haltung auch die Knie auseinander setzen und die Arme neben dem Körper nach hinten ablegen. Augen schließen und genießen!

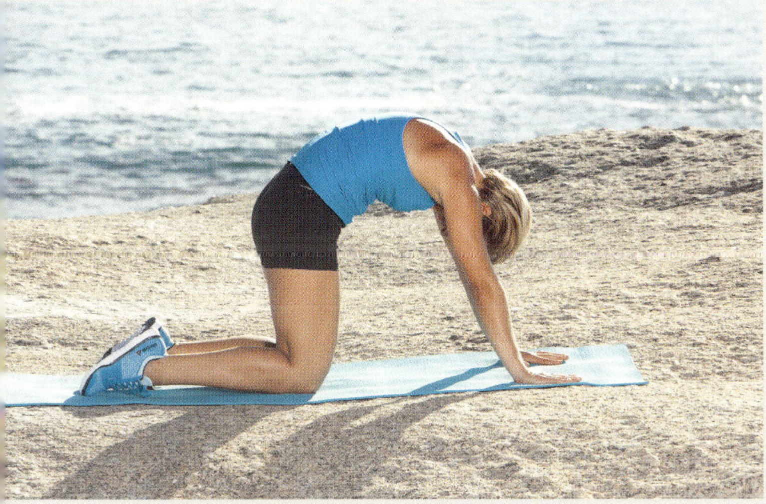

B Mit der Ausatmung das Kinn zur Brust ziehen, den Bauchnabel nach innen ziehen und den Rücken runden. Auch den unteren Rücken runden und das Becken nach vorn kippen.

5-mal langsam im Wechsel.

Skala von 1 bis 5	Ausdauer	Beweglichkeit	Koordination	Kraft	Schnelligkeit
		●●	●●	●●	

FUNCTIONAL-WORKOUTS

Dein Sportprogramm für knackige Muskeln hast du mit diesen kleinen, aber intensiven Functional-Workouts ganz sicher in der Tasche! Maximal ein kleines Gymnastikband wird benötigt – und selbst das nur bei einem einzigen der vorgestellten Workouts. Alle anderen Trainings kommen mit dem eigenen Körpergewicht aus: Komplexe Moves beanspruchen mehrere Muskelgruppen und arbeiten über mehrere Gelenke hinweg. So sorgen sie für neue Herausforderungen, die du bei 100 Prozent Muskeleinsatz durchführst. Dabei wird die Motorik geschult, die Gelenke stabilisiert und deine Muskulatur bestmöglich auf allerlei Herausforderungen im Alltag vorbereitet: Core-Stabilität und Koordination bilden das Fundament für gesundheitsorientiertes, verletzungsfreies Training. Wenn es mal ein wenig länger dauern darf: Alle Workouts lassen sich ganz unkompliziert zu größeren Einheiten kombinieren. Einfach die Trainingsdauer festlegen, beispielsweise 45 Minuten, und dann drei Workouts aussuchen und nacheinander absolvieren – fertig! Du hast im Gegenteil nur sehr wenig Zeit und viel zu viel zu tun? Selbst wenn du aus dem Office-Modus den ganzen Tag nicht rauskommst: Mit den hier vorgestellten drei Mini-Programmen kannst du auch ohne großen Zeiteinsatz deinen Body ein wenig fordern und aktiv bleiben, sogar im Business-Outfit!

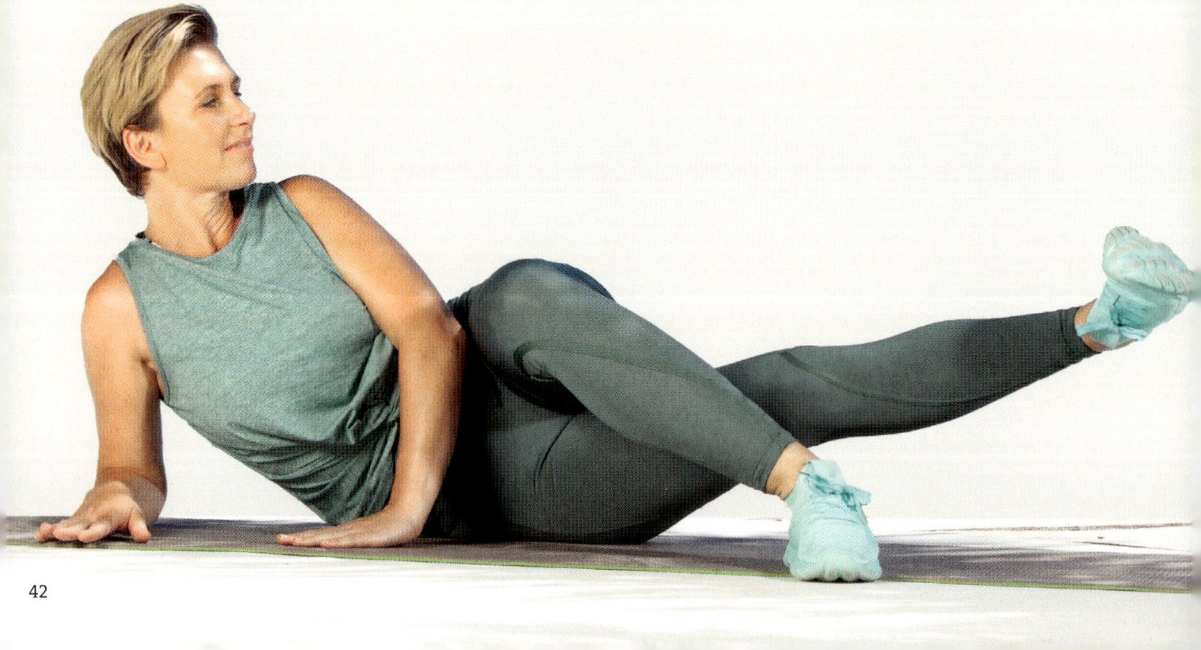

Bauch-Twist

Schwerpunkte: Straffung der Oberschenkel, Stärkung von Gesäß- und Bauchmuskulatur

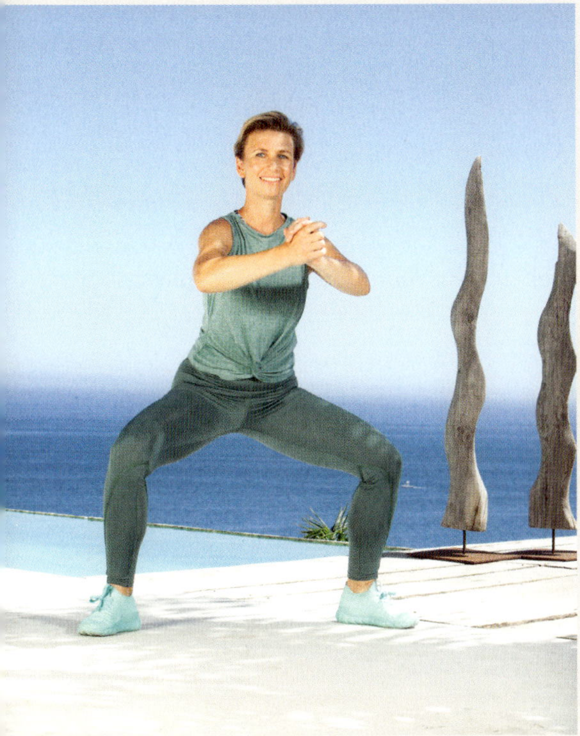

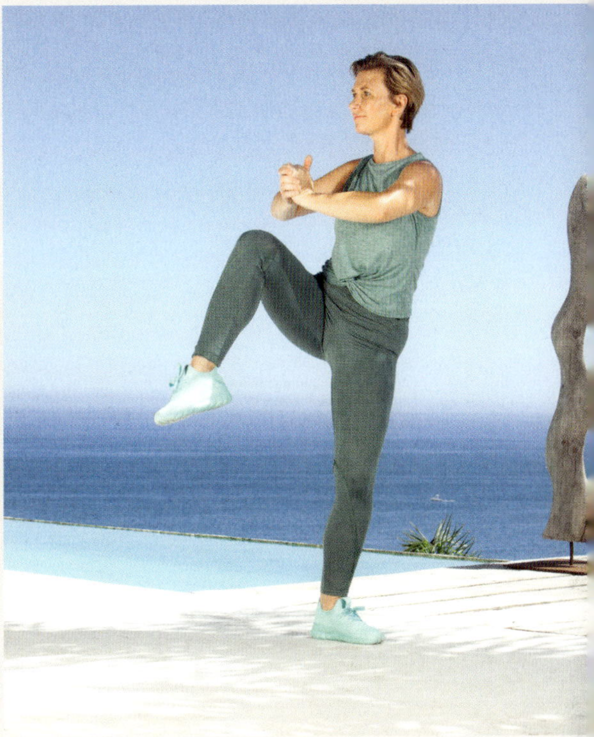

A Die Beine weit grätschen, den Oberkörper mittig halten. Zehenspitzen und Knie zeigen dabei nach außen. Bauch, Beckenboden und Rücken anspannen, die Wirbelsäule aufrichten, Handflächen vor der Brust locker aneinanderlegen, Schultern nach unten ziehen. Knie leicht nach hinten ziehen. Die Knie tief beugen und das Gesäß absenken, bis die Oberschenkel parallel zum Boden sind. Oberkörper dabei aufrecht halten, der Blick geht nach vorn.

B Das Gewicht kontrolliert auf das linke Bein verlagern und hochdrücken, dabei das linke Bein nicht komplett durchstrecken. Gleichzeitig das rechte Knie bis auf Höhe der Taille anheben und den Oberkörper aus der Taille heraus nach rechts drehen. Den Blick dabei nach rechts richten und die Körperkontrolle zu jedem Zeitpunkt behalten, Bauch und Beckenboden dazu fest anspannen.

10-mal je Seite, 2 Durchgänge.

VARIANTE

Schwieriger wird es, wenn du den Fuß nicht mehr komplett aufsetzt, sondern in der Luft stoppst.

Skala von 1 bis 5	Ausdauer	Beweglichkeit	Koordination	Kraft	Schnelligkeit
	••	••	•••	•••	•

Unterarmplanke

Schwerpunkte: Kräftigung der Core-Muskulatur, Schulung der Körperwahrnehmung

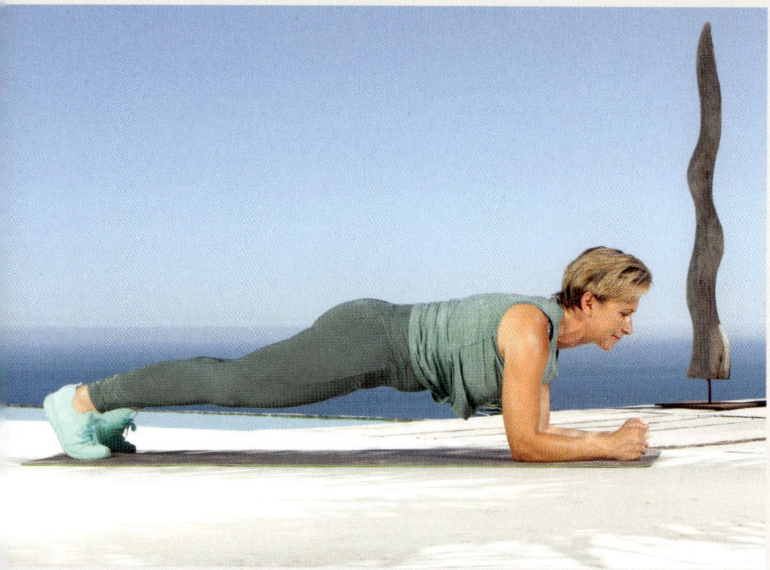

A Auf den Unterarmen abstützen, die Ellbogen senkrecht unter den Schultern aufsetzen und die Unterarme parallel auf dem Boden ablegen. Bauch und Rücken fest anspannen, den Beckenboden aktivieren. Dann den Oberkörper betont aus den Schultern heraus nach oben drücken und die Beine ausstrecken: Beine, Oberkörper und Kopf befinden sich auf einer Ebene.

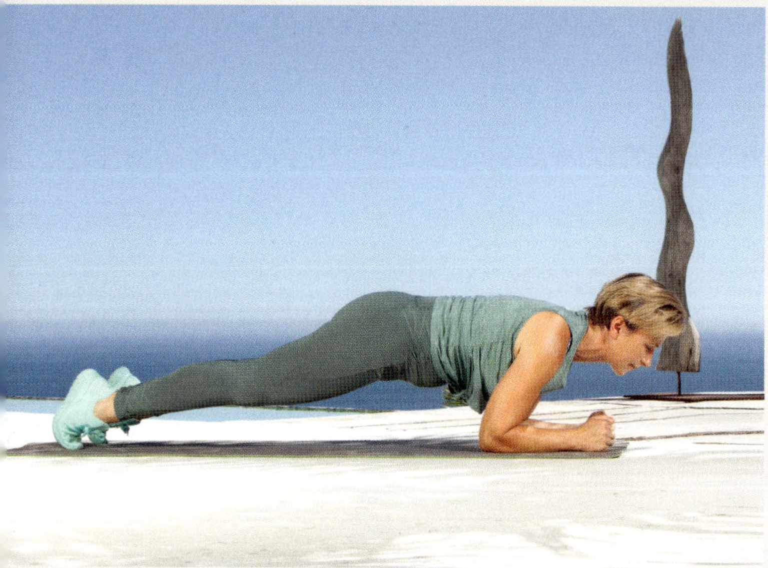

B Die Körperspannung erhöhen: Bauch- und Rückenmuskulatur sowie den Beckenboden fester anspannen, die Schultern ebenfalls stärker anspannen. Aus den Fußgelenken heraus den gesamten Körper so weit wie möglich nach vorn schieben, dabei die Beine und den Oberkörper auf einer Ebene halten und vor allem das Becken stabil halten.

20-mal wiederholen, insgesamt 3 Sets.

VARIANTE

Intensiver wird die Übung, wenn du nach jedem Set noch 30 Sekunden in der Planke bleibst.

Skala von 1 bis 5	Ausdauer	Beweglichkeit	Koordination	Kraft	Schnelligkeit
	•	•	••	•••	

Dreipunktstütz

Schwerpunkte: Kräftigung der Arm- und Schulterpartie, Stärkung des Rückens

A In der Liegestützposition beginnen: Die Handgelenke senkrecht unter den Schultergelenken, die Knie senkrecht unter den Hüftgelenken aufsetzen und dann die Beine ausstrecken. Beine, Becken, Oberkörper und Kopf in einer Linie halten. Körperspannung erhöhen, dann den rechten Fuß kontrolliert vom Boden lösen und auf der linken Ferse aufsetzen.

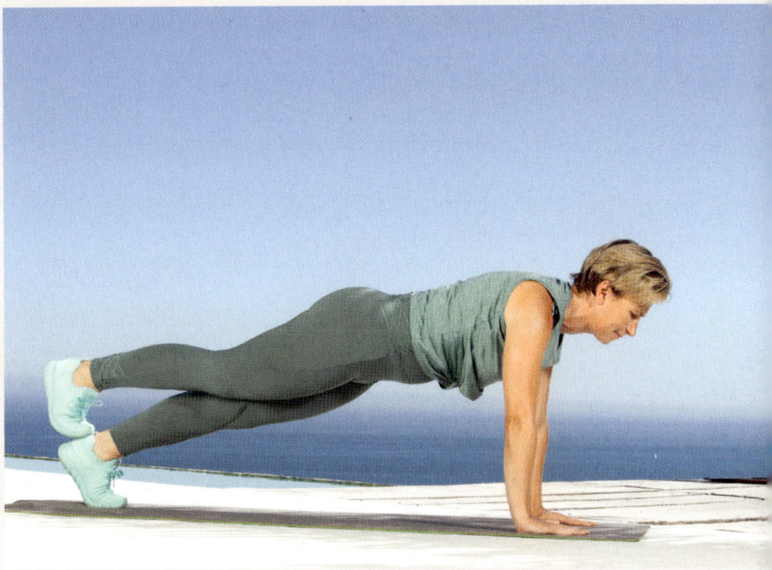

B Die Körperspannung erhöhen, die Schultermuskulatur stärker anspannen und mit einer Einatmung beide Arme gleichzeitig beugen, bis die Oberarme eng neben dem Oberkörper sind. Dann ausatmen und mit angespanntem Körper wieder hochdrücken, dabei den Oberkörper und die Beine weiterhin stabil in einer Ebene halten.

15-mal wiederholen, insgesamt 3 Durchgänge.

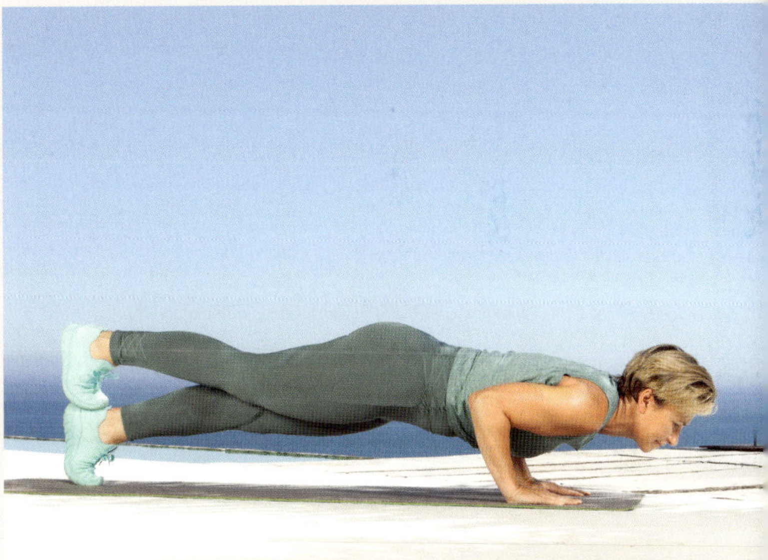

VARIANTE

Schwerer wird die Übung, wenn du den linken Fuß auf eine Stufe setzt.

Skala von 1 bis 5	Ausdauer	Beweglichkeit	Koordination	Kraft	Schnelligkeit
	•	••	••	••••	

Bauch-Booster

Schwerpunkte: Kräftigung der geraden und der unteren Bauchmuskulatur

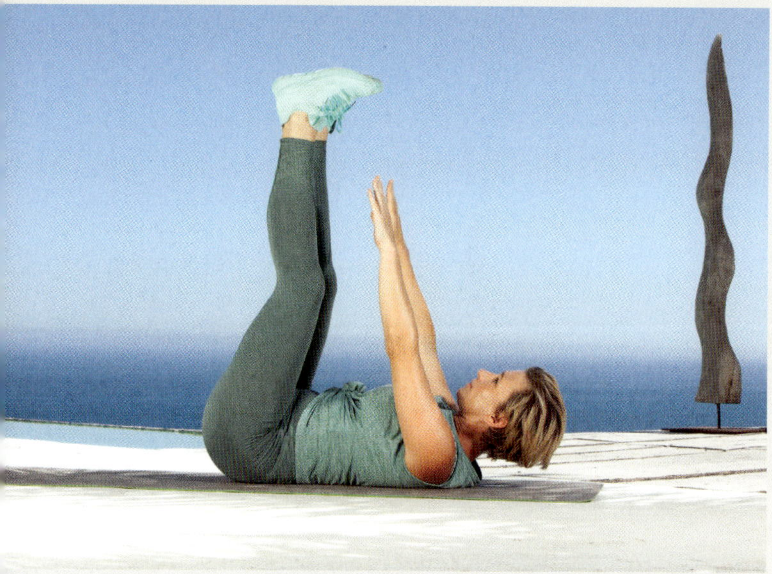

A In der Rückenlage beginnen. Bauchmuskulatur und Beckenboden aktivieren, die Schultern von den Ohren weg ziehen, Schulterblattspitzen zueinander ziehen. Beide Beine nach oben ausstrecken, Füße flexen. Die Arme in Richtung Fußspitzen strecken, dabei die Handflächen vom Körper weg halten und den Kopf kontrolliert mit Hilfe der Bauchspannung vom Boden lösen.

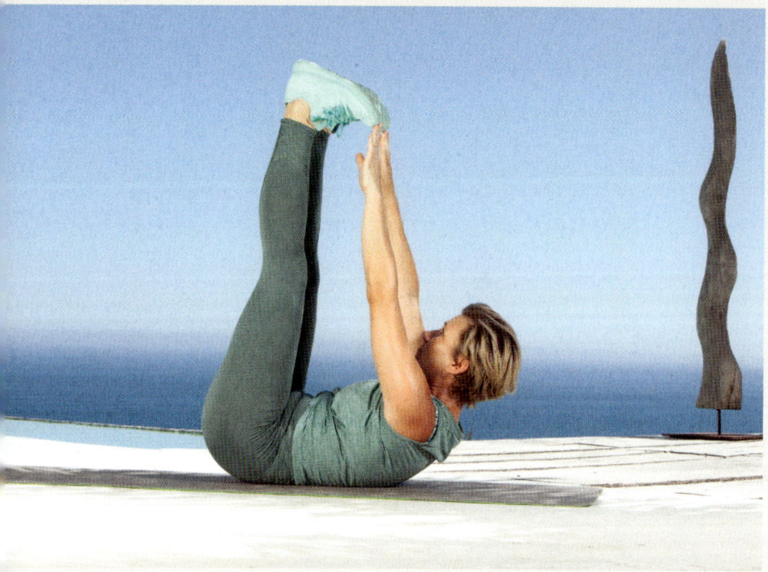

B Beckenboden- und Bauchmuskulatur fester anspannen, den Oberkörper und das Becken langsam und kontrolliert vom Boden lösen. Die Fingerspitzen in Richtung Fußspitzen schieben, dabei ausatmen. Lösen, einatmen und die Spannung etwas lösen, aber nicht mehr komplett ablegen und sofort die nächste Wiederholung anschließen.

20-mal, 3 Sets.

VARIANTE

Leichter wird die Übung, wenn du die Knie noch etwas stärker beugst.

Skala von 1 bis 5	Ausdauer	Beweglichkeit	Koordination	Kraft	Schnelligkeit
	•	••	••	•••	

Schräger Crunch

Schwerpunkte: Stärkung der schrägen Bauchmuskeln

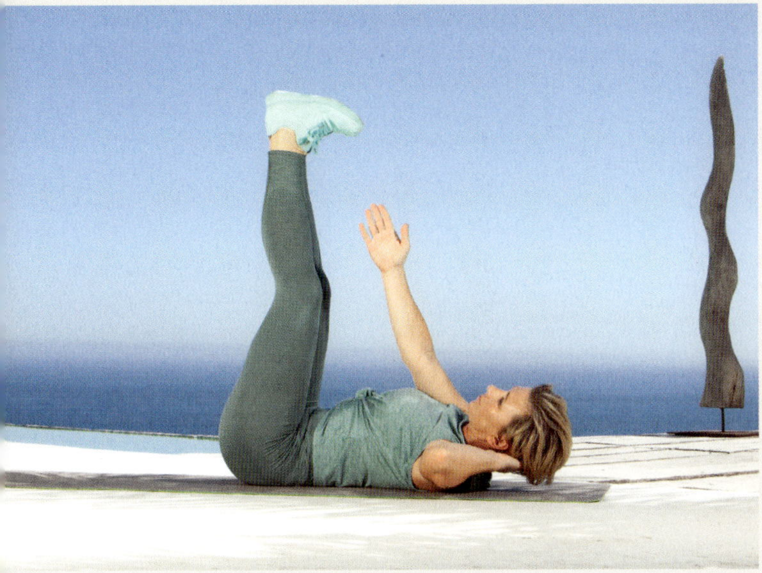

A In der Rückenlage beginnen. Beide Beine nach oben ausstrecken und die Hände zunächst an den Hinterkopf legen, die Ellbogen betont nach außen kippen. Bauchmuskeln und Beckenboden aktivieren. Die rechte Hand vom Kopf lösen und den rechten Arm nach links ausstrecken, Bauch stärker anspannen und den Kopf langsam vom Boden lösen.

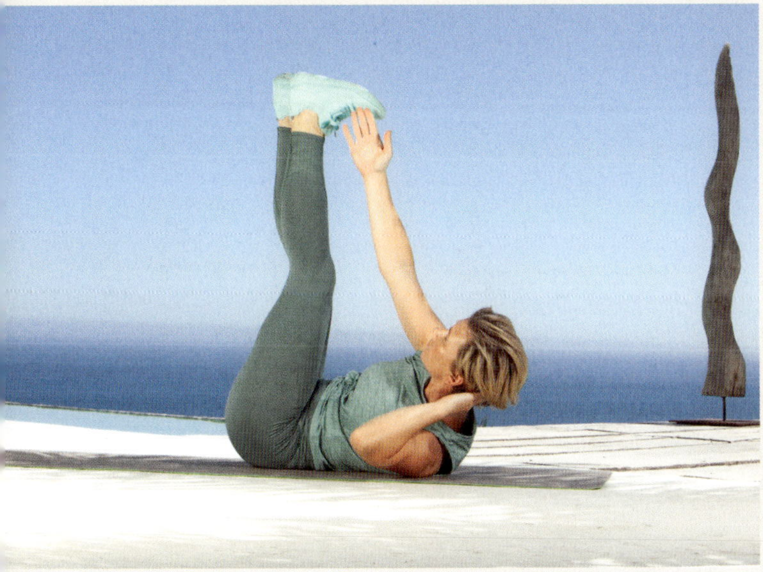

B Beckenboden und Bauchmuskeln stärker anspannen, den Oberkörper langsam und kontrolliert nach links anheben, dabei den linken Ellbogen nach außen ziehen. Bauchmuskeln maximal anspannen und die rechte Hand in Richtung linke Fußspitze schieben. Lösen, aber nicht mehr vollständig ablegen, dann ohne Unterbrechung die nächste Wiederholung anschließen.

10-mal je Seite, 3 Sets.

VARIANTE

Schwerer wird die Übung, wenn du nach den dynamischen Wiederholungen noch 10–15 Sekunden in der höchsten Position verharrst.

Skala von 1 bis 5	Ausdauer	Beweglichkeit	Koordination	Kraft	Schnelligkeit
	•	••	••	•••	

Seitbeuge

Schwerpunkte: Schulung der Koordination, Kräftigung der Bein- und Pomuskeln, Dehnung der Hüftbeugemuskulatur

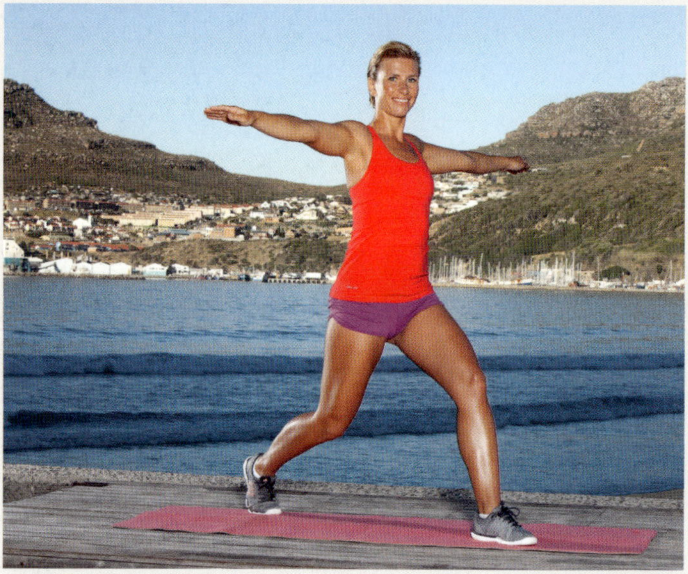

A Mit links einen großen Ausfallschritt machen. Rechte Ferse anheben, den Oberkörper mittig halten und die Arme auf Schulterhöhe seitlich ausstrecken. Spannung in Bauch und Rücken erhöhen, den Beckenboden aktivieren. Becken parallel halten, beide Knie sind leicht gebeugt.

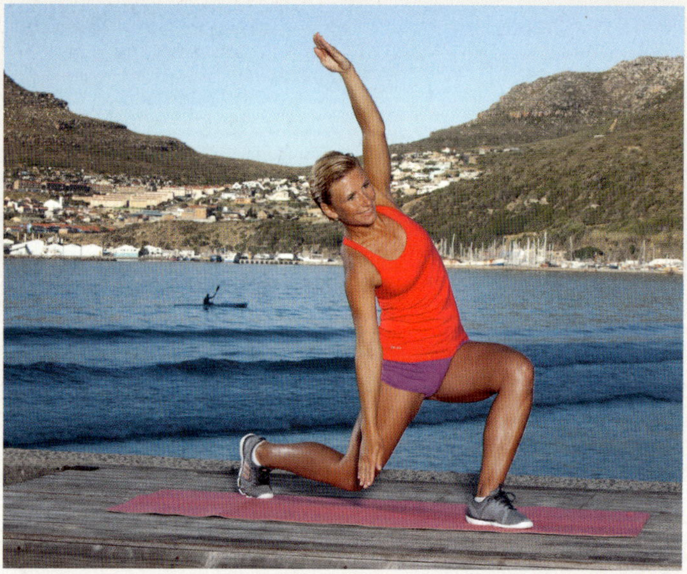

B Linkes Knie beugen, rechtes Knie bis knapp über dem Boden absenken. Darauf achten, dass das linke Knie senkrecht über dem linken Mittelfuß steht. Dann den linken Arm heben, den rechten Arm sinken lassen und in einer weiten Bewegung den linken Arm nach rechts ziehen, so weit es möglich ist. Wieder aufrichten und hochdrücken.

10-mal je Seite, 2 Sets.

VARIANTE

Um die Übung zu erschweren, einfach länger in der Seitbeuge bleiben.

Skala von 1 bis 5	Ausdauer	Beweglichkeit	Koordination	Kraft	Schnelligkeit
	•	•••	•••	•••	

Powersquat

Schwerpunkte: Stärkung der Wadenmuskulatur, Verbesserung der Balance

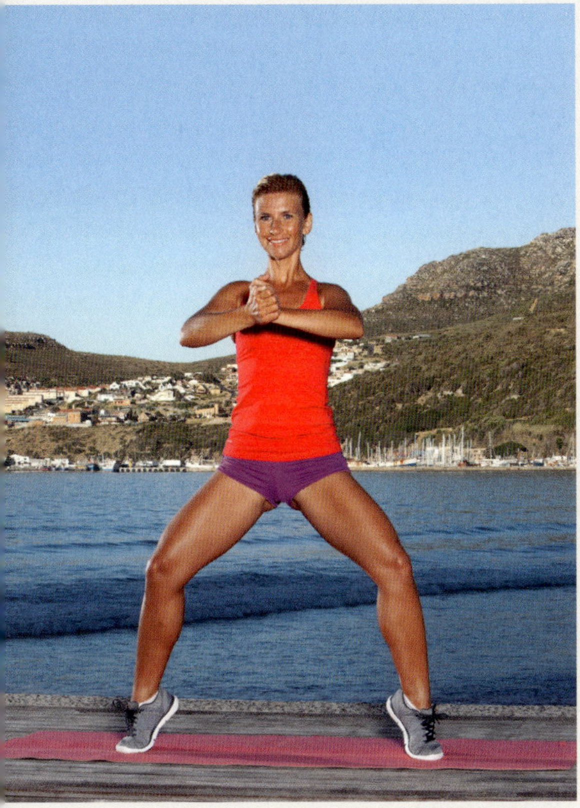

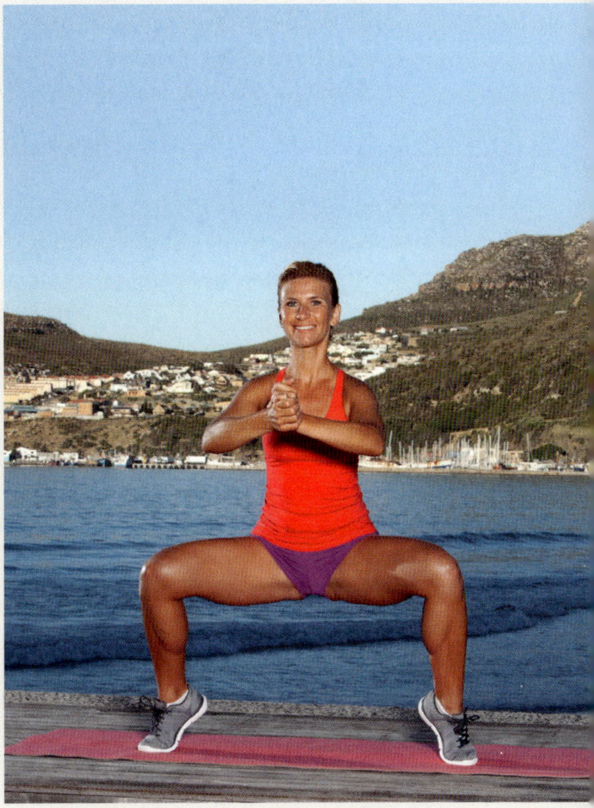

A In eine sehr weite Grätsche kommen. Zehen und Knie zeigen nach außen. Bauch, Beckenboden und Rücken leicht anspannen und den Oberkörper aufrecht halten, das Brustbein anheben und die Schultern nach hinten und unten setzen. Handflächen locker vor der Brust aneinanderdrücken, die Schultern und Ellbogen locker lassen. Fersen anheben, so hoch es geht.

B Dann die Knie beugen, bis die Oberschenkel parallel zum Boden sind. Die Fersen dabei so hoch es geht anheben und während der gesamten Bewegung nicht absenken! Wieder hochdrücken, Fersen oben halten und nächste Wiederholung anschließen.

10-mal, 3 Sets.

VARIANTE

Die Haltung wird leichter, wenn du nur eine Ferse anhebst. Dann aber 4 Sets machen!

Skala von 1 bis 5	Ausdauer	Beweglichkeit	Koordination	Kraft	Schnelligkeit
	•	••	••	••••	

Beinstütz

Schwerpunkte: Stärkung der Core-Muskulatur, Straffung der äußeren Oberschenkel

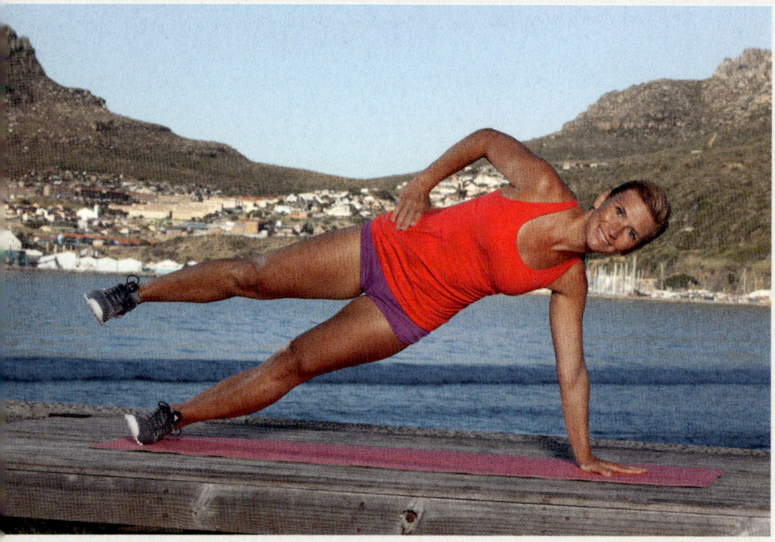

A Auf die linke Seite setzen und die linke Hand unter der Schulter platzieren, die Finger zeigen vom Körper weg. Beine ausstrecken und das Becken anheben, die rechte Hand an die Taille legen. Bauch und Beckenboden aktivieren und den Oberkörper stabilisieren. Das rechte Bein vom linken lösen.

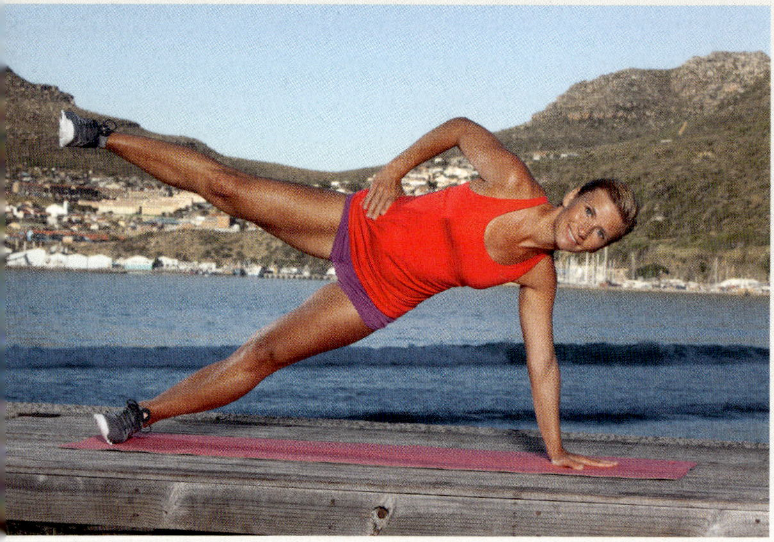

B Corespannung deutlich erhöhen, dann das rechte Bein weiter anheben. Die Hüfte während der Bewegung ruhig und stabil halten, die Schulter- und Armmuskulatur bewusst fester anspannen. Dann das rechte Bein langsam und kontrolliert wieder absenken, aber nicht mehr vollständig ablegen. Die nächste Wiederholung ohne Pause anschließen. Das rechte Bein weiter anheben. Wieder senken, nicht komplett ablegen.

7-mal je Seite, 2 Wiederholungen.

VARIANTE

Du kannst dein linkes Knie auf dem Boden lassen, um die Haltung zu erleichtern.

Skala von 1 bis 5	Ausdauer	Beweglichkeit	Koordination	Kraft	Schnelligkeit
	•	••	••	••••	

Power-Brücke

Schwerpunkte: Stärkung der hinteren Oberschenkel und der Pomuskulatur

A In der Rückenlage beginnen, die Füße zunächst flach auf den Boden stellen. Arme neben dem Körper ablegen, Handflächen nach unten. Rechten Fuß vom Boden lösen und das Fußgelenk auf dem linken Bein ablegen. Beckenboden aktivieren, den Nabel nach innen sinken lassen und zu den Rippen hochziehen.

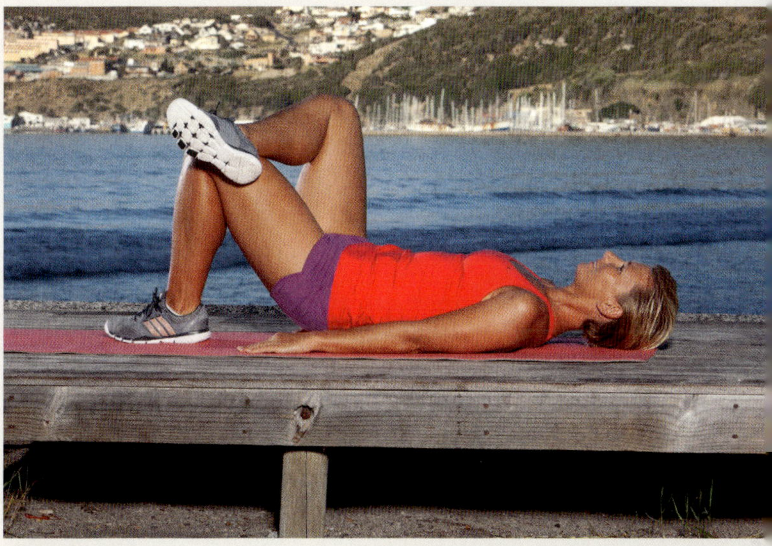

B Spannung im linken Bein und im Gesäß aufbauen und die Hüfte anheben, so hoch es möglich ist. Das Becken dabei parallel halten und die Bewegung ganz langsam und kontrolliert durchführen: Corespannung langsam erhöhen, Po und hinteren Oberschenkel betont anspannen. Wieder senken, nicht ablegen.

10-mal, 2 Sets.

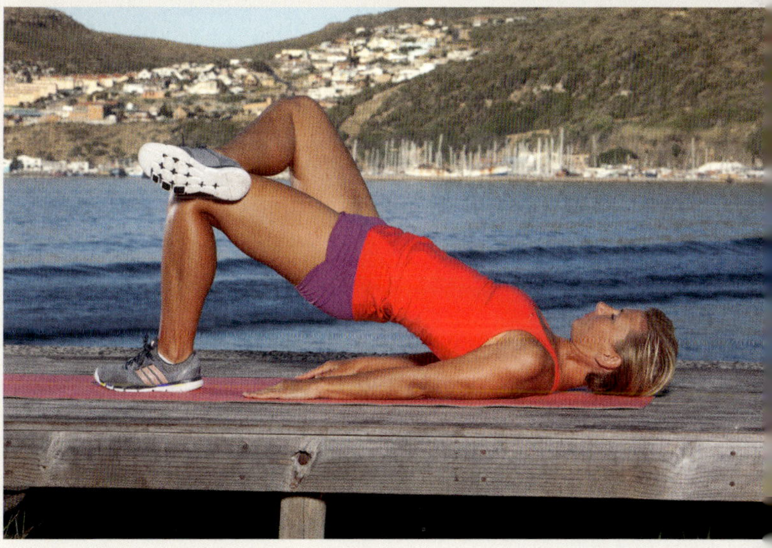

VARIANTE

Die Übung wird schwerer, wenn du das rechte Bein senkrecht nach oben ausstreckst.

Skala von 1 bis 5	Ausdauer	Beweglichkeit	Koordination	Kraft	Schnelligkeit
	•	••	••	•••	

Bauchschwebe

Schwerpunkte: Stärkung der gesamten Bauchmuskulatur

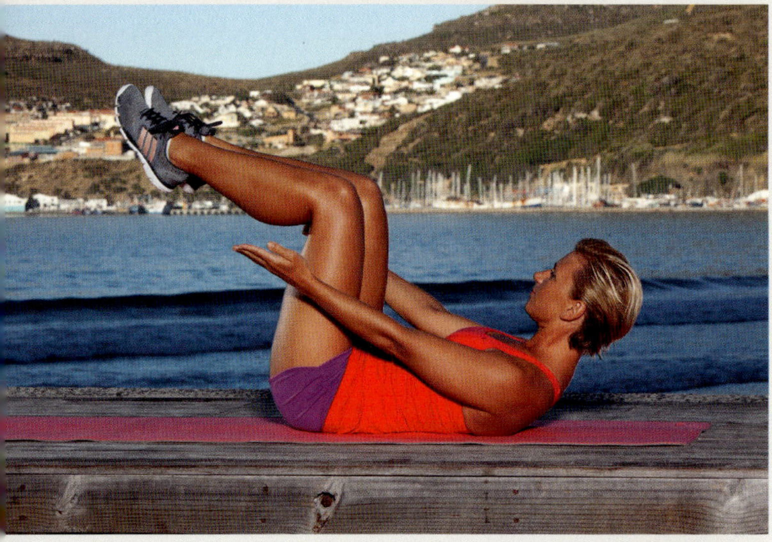

A Auf den Rücken legen, Beine beugen und anheben. Waden parallel zum Boden halten. Bauchspannung aufbauen und den Oberkörper leicht vom Boden lösen, Arme neben den Oberschenkeln ausstrecken, Handflächen nach oben. Corespannung aufbauen, vor allem den Bauch bereits jetzt anspannen.

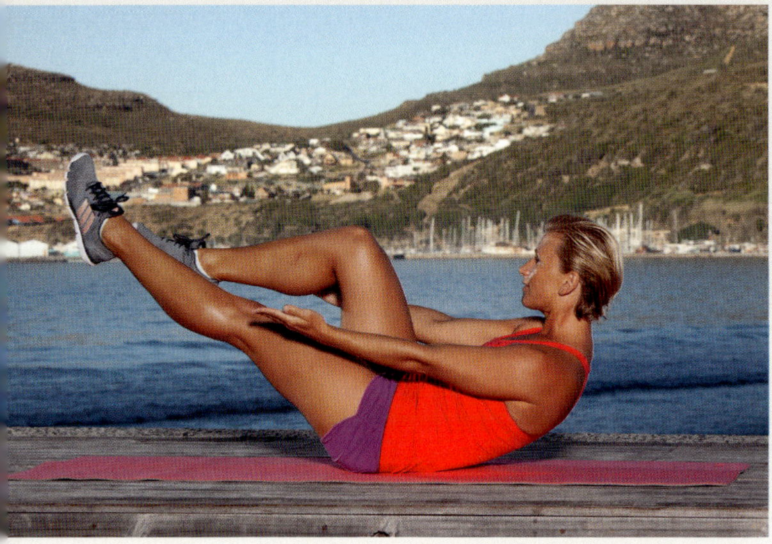

B Spannung im Bauch erhöhen, Oberkörper weiter anheben und wenn möglich, das linke Bein gleichzeitig ausstrecken. Führe die Übung langsam und kontrolliert aus, um jederzeit den Rücken zu schützen! Lösen, nicht ablegen, mit dem anderen Bein wiederholen.

20-mal im Wechsel, 3 Runden.

VARIANTE

Die Haltung wird leichter, wenn du die Beine nicht vollständig ausstreckst.

Skala von 1 bis 5	Ausdauer	Beweglichkeit	Koordination	Kraft	Schnelligkeit
	•	••	••	••••	

Functional Step

Schwerpunkte: Schulung der Koordination, Kräftigung von Beinen und Po

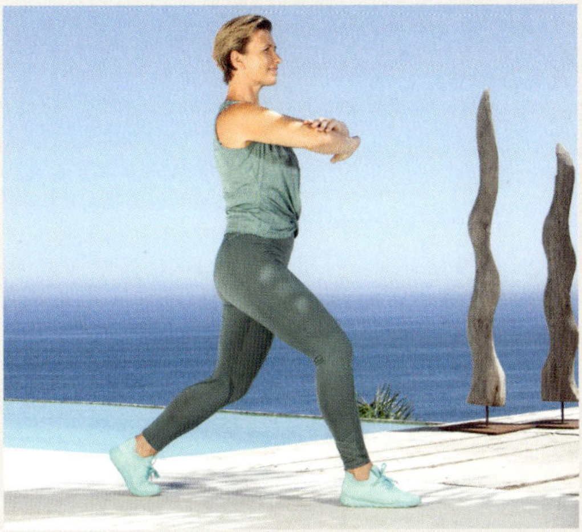

A Mit rechts einen großen Ausfallschritt machen, Gewicht mittig halten und linke Ferse anheben. Unterarme vor der Brust auf Schulterhöhe locker aufeinanderlegen.

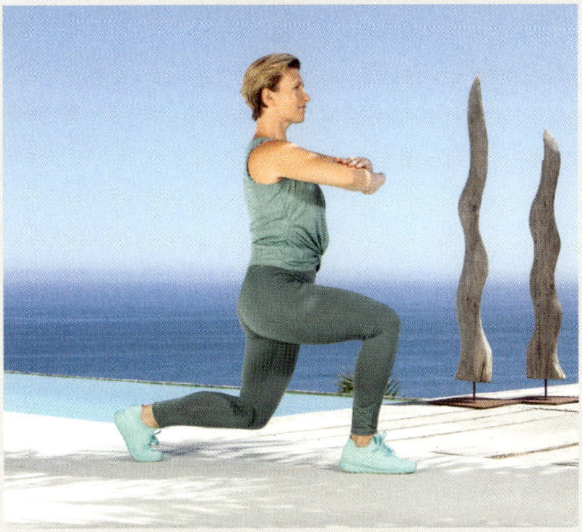

B Das rechte Knie beugen, bis der linke Unterschenkel parallel zum Boden ist, Bauch leicht anspannen.

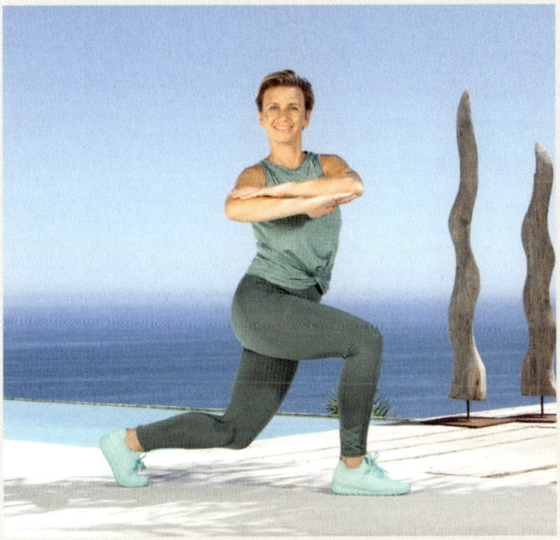

C Bauch fest anspannen, Hüften stabilisieren. Dann den Oberkörper aus der Taille heraus nach rechts drehen.

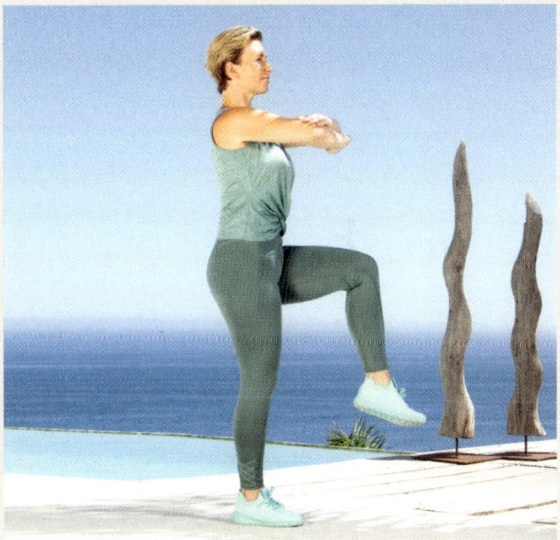

D Oberkörper wieder nach vorn drehen, Gewicht nach rechts verlagern und das linke Knie nach vorn ziehen, bis es sich auf Höhe der Hüfte befindet. Linken Fuß wieder nach hinten setzen und nächste Wiederholung anschließen.

5-mal je Seite, 2 Runden.

VARIANTE

Wenn dir die Übung schwer fällt, lasse zu Beginn die Drehung des Oberkörpers weg.

Skala von 1 bis 5	Ausdauer	Beweglichkeit	Koordination	Kraft	Schnelligkeit
	●●	●●	●●●●	●●●●	

Schenkel-Shaper

Schwerpunkte: Straffung der Innenschenkel

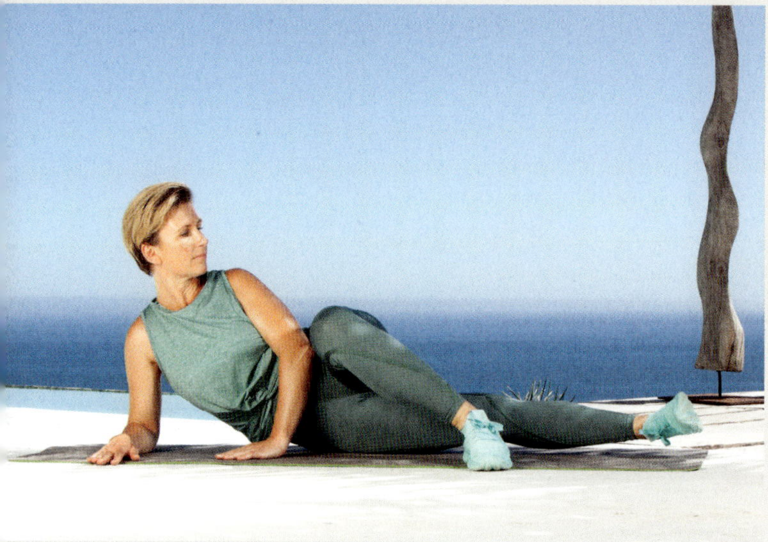

A Auf die rechte Seite legen und den rechten Ellbogen unter der Schulter aufsetzen, Hand zeigt nach vorn. Beine in Verlängerung des Körpers ausstrecken. Linke Hand zur Stabilisierung vor dem Körper aufsetzen, linkes Bein beugen und den linken Fuß vor dem rechten Knie aufsetzen, Hüften parallel halten. Rechten Fuß beugen und das Bein gestreckt vom Boden lösen.

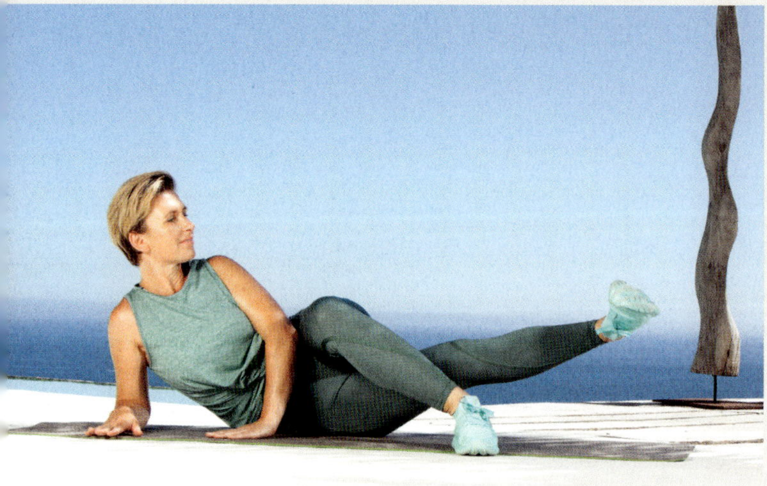

B Bauchspannung erhöhen und das Becken stabilisieren. Betont aus der Schulter heraus nach oben drücken und dadurch auch die Arm- und Schultermuskulatur aktivieren. Das rechte Bein anheben, so hoch es geht, wieder senken, aber nicht mehr ablegen.

15-mal je Seite, 2 Sets.

VARIANTE

Die Haltung wird intensiver, wenn du ein Gymnastikband um den rechten Fuß und unter den linken Fuß schlingst.

Skala von 1 bis 5	Ausdauer	Beweglichkeit	Koordination	Kraft	Schnelligkeit
	•	••	••	••	

Hüftformer

Schwerpunkte: Formt die Taille, kräftigt Arme und Schultern

A Auf die rechte Seite setzen und die Hand unter der rechten Schulter platzieren. Beine in Verlängerung des Körpers ausstrecken. Linken Fuß wieder vor dem rechten Bein aufstellen, linke Hand an die Taille legen und die Hüfte vom Boden lösen. Die rechte Schulter und den Arm dabei betont anspannen, um das Gelenk zu schonen.

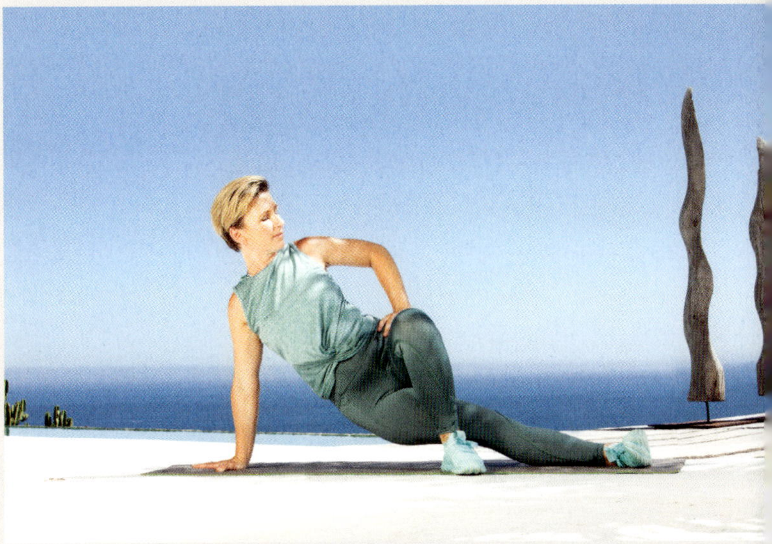

B Körperspannung aufbauen und die Hüfte nach oben drücken, so hoch es geht. Dabei die Hüften parallel halten und nicht nach vorn kippen lassen: Die Kraft kommt zum größten Teil aus Bauch und Taille.
Wieder senken, aber nicht mehr absetzen und die nächste Wiederholung anschließen.

10-mal je Seite, 2 Sets.

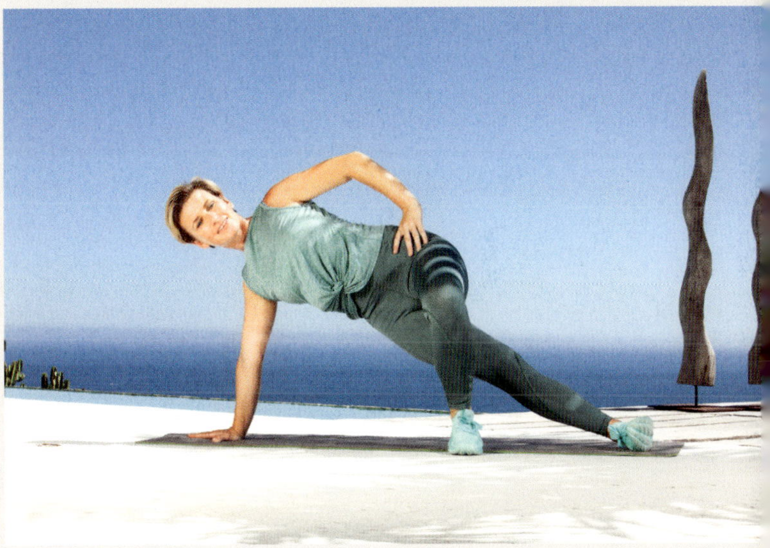

VARIANTEN

Um intensiver zu üben, lege das linke auf das rechte Bein. Leichter dagegen wird es, wenn du beide Knie ablegst.

Skala von 1 bis 5	Ausdauer	Beweglichkeit	Koordination	Kraft	Schnelligkeit
	•	••	••	•••	

Beinplanke

Schwerpunkte: Kräftigung der Core-Muskulatur, Verbesserung der Körperspannung

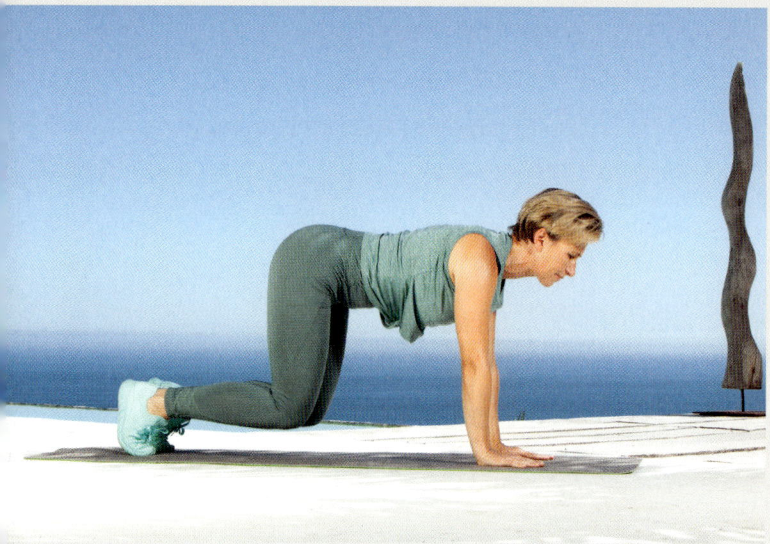

A Im Vierfüßlerstand beginnen: Die Hände unter den Schultern und die Knie unter den Hüften aufsetzen, den Rücken strecken. Bauch und Beckenboden anspannen, Kopf in Verlängerung der Wirbelsäule halten. Bauchspannung erhöhen und beide Knie vom Boden lösen.

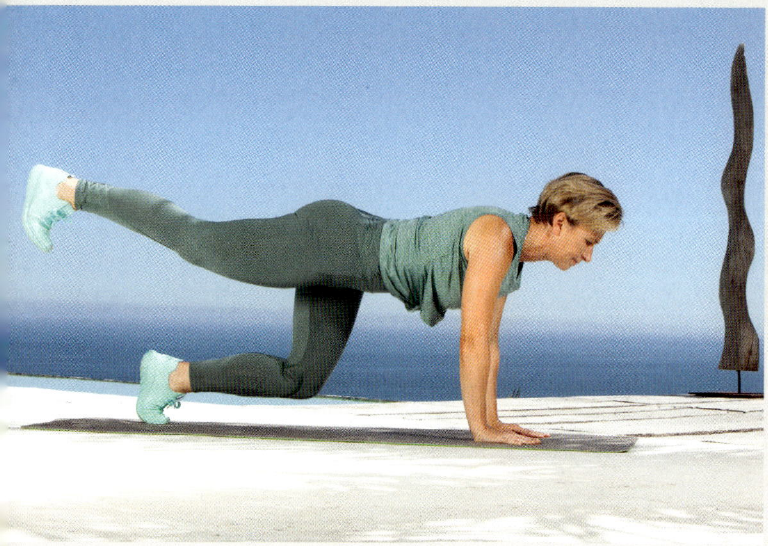

B Dann den rechten Fuß vom Boden lösen und das Bein nach hinten ausstrecken, bis es sich in einer Linie mit dem Oberkörper befindet. Wieder abstellen, aber Knie in der Schwebe halten, dann mit dem anderen Bein wiederholen.

20-mal im Wechsel, 2 Wiederholungen.

VARIANTE

Für eine leichtere Variante einfach die Knie auf dem Boden halten oder die Unterarme ablegen.

Skala von 1 bis 5	Ausdauer	Beweglichkeit	Koordination	Kraft	Schnelligkeit
	•	••	••	•••••	

Crosslegs

Schwerpunkte: Straffung der Innenschenkel, Kräftigung der Oberschenkel

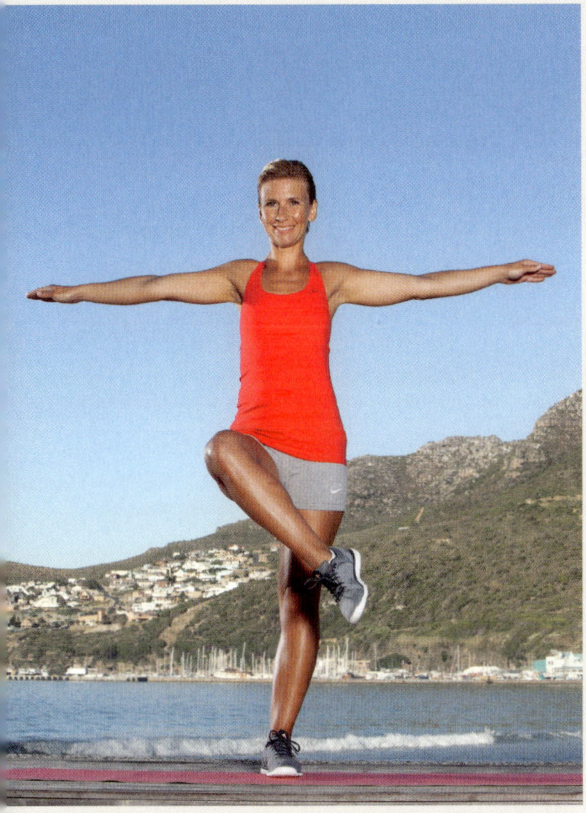

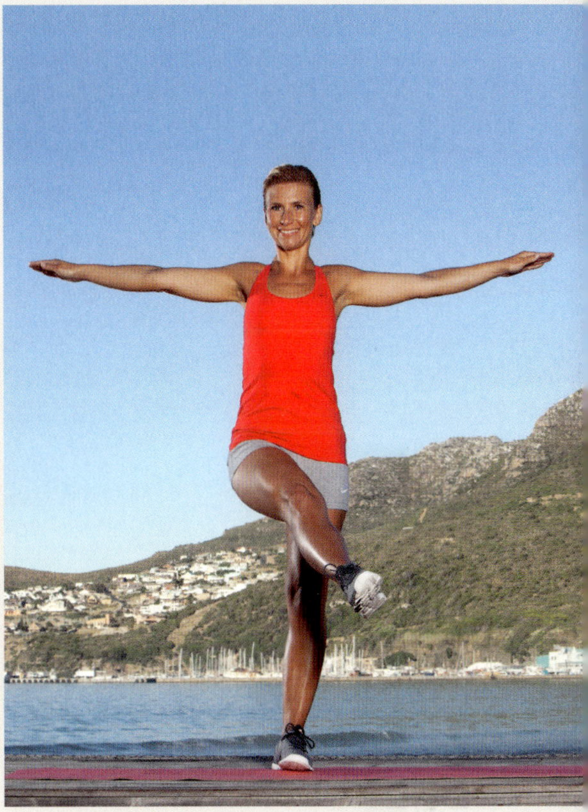

A Aufrecht stehen, Beine geschlossen halten. Arme auf Schulterhöhe seitlich ausstrecken, Handflächen nach unten drehen. Schultern entspannen. Gewicht auf das linke Bein verlagern, das rechte Bein gebeugt anheben und vor dem linken Bein kreuzen.

B Corespannung erhöhen und den Oberkörper weiterhin aufrecht halten. Auch die Spannung im rechten Bein erhöhen. Dann das rechte Bein kontrolliert nach vorn ausstrecken. Wieder beugen, nächste Wiederholung anschließen.

10-mal je Seite, 3 Durchgänge.

VARIANTE

Die Übung wird leichter, wenn du dich an einem Stuhl oder einer Wand abstützt.

Skala von 1 bis 5	Ausdauer	Beweglichkeit	Koordination	Kraft	Schnelligkeit
	•	••	••	•••	

Poformer

Schwerpunkte: Straffung und Kräftigung der Gesäßmuskulatur

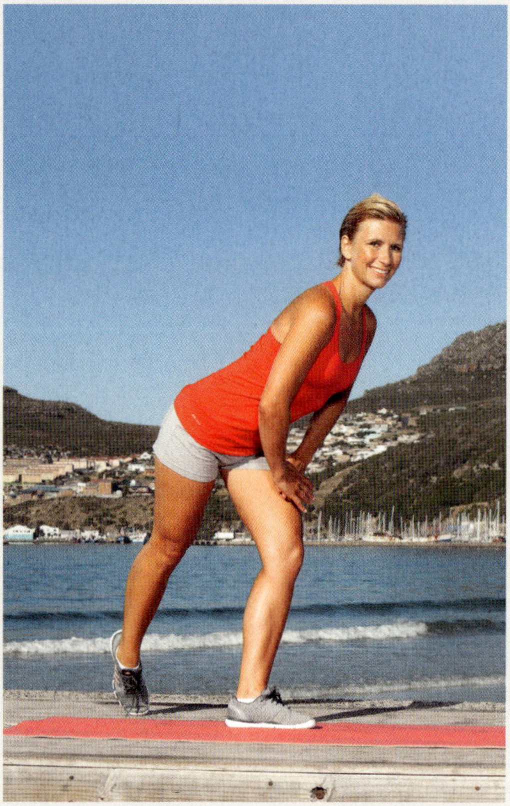

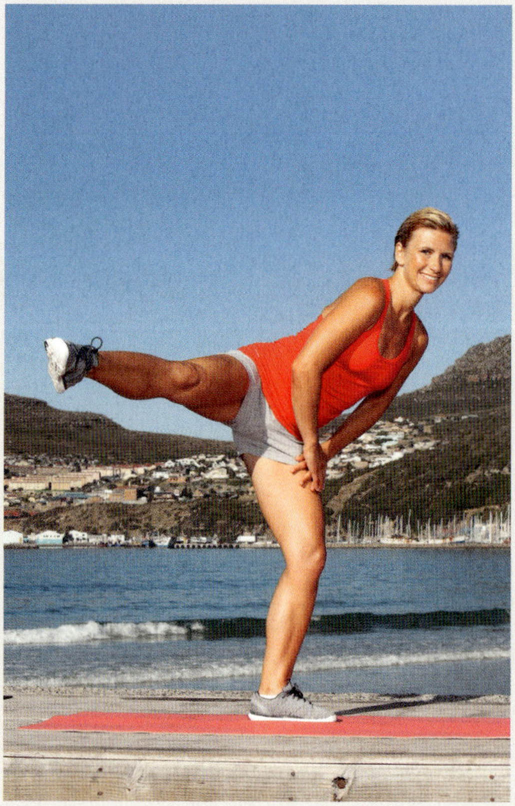

A Aufrecht stehen, Beine geschlossen halten. Knie beugen, Gewicht auf das linke Bein verlagern, Oberkörper nach vorn neigen und Hände auf dem linken Oberschenkel abstützen. Das rechte Bein hinter dem linken überkreuzen. Dabei die Hüfte nicht nach oben kippen; Gesäß betont anspannen.

B Dann das rechte Bein langsam und kontrolliert nach rechts anheben, bis der Fuß auf Höhe des Beckens ausstrecken. Corespannung erhöhen und den linken Oberschenkel gezielt anspannen. Wieder senken und kreuzen.

10-mal je Seite, 3 Sets.

VARIANTE

Die Bewegung wird einfacher, wenn du einen Stuhl oder ein stabiles Geländer zum Festhalten benutzt.

Skala von 1 bis 5	Ausdauer	Beweglichkeit	Koordination	Kraft	Schnelligkeit
	•	••	••	••	•

Bein-Lift

Schwerpunkte: Kräftigung der Core-Muskulatur, des Pos und der Schultern

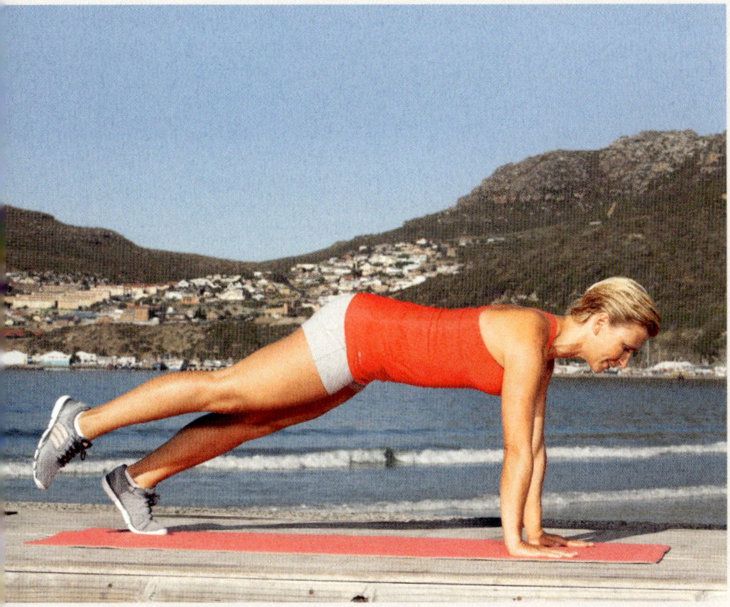

A Im Vierfüßlerstand beginnen. Handgelenke unter den Schultern aufsetzen, dann die Beine ausstrecken. Bauchspannung aktivieren, das Becken stabil halten und die Schultermuskulatur anspannen. Dann das Gewicht verlagern, das rechte Bein stärker anspannen und den rechten Fuß langsam und kontrolliert vom Boden lösen.

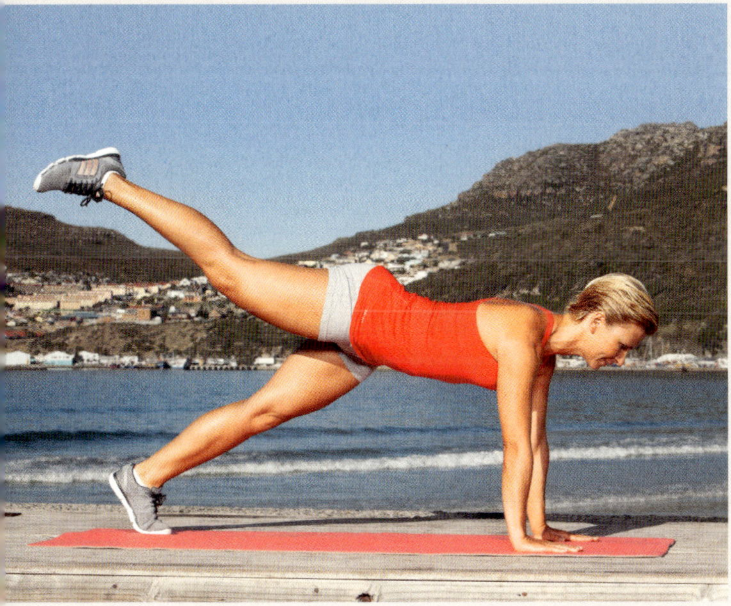

B Die Corespannung erhöhen: Bauch, Beckenboden und Rückenmuskulatur maximal unter Spannung setzen, die Hüften weiterhin parallel halten. Dann das rechte Bein gestreckt anheben, so hoch es ohne Beckenkippung möglich ist.

10-mal je Seite, 3 Sets.

VARIANTE

Die Haltung ist einfacher, wenn die Knie am Boden abgelegt werden.

Skala von 1 bis 5	Ausdauer	Beweglichkeit	Koordination	Kraft	Schnelligkeit
	•	••	••	•••	

Bauch-Curl

Schwerpunkte: Kräftigung der Core-Muskulatur

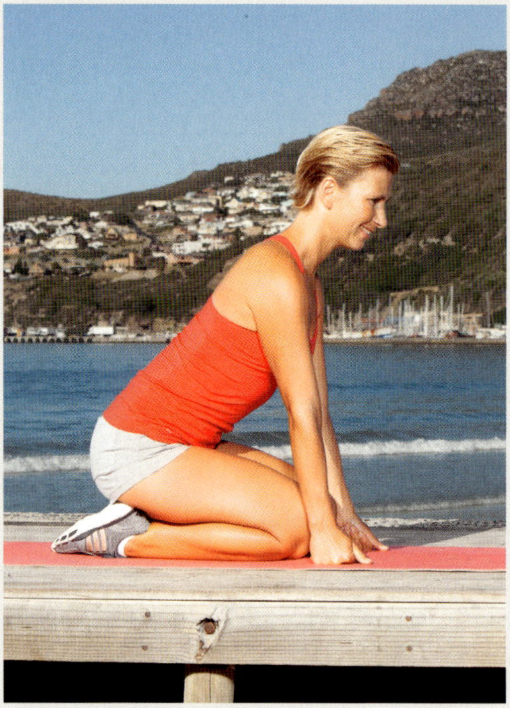

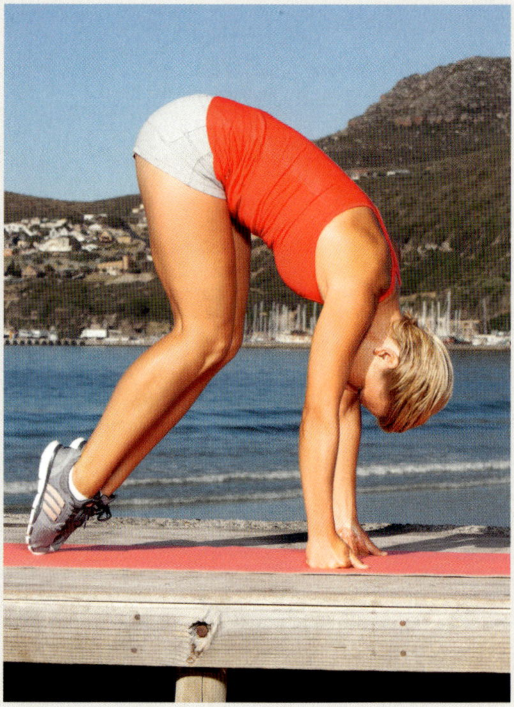

A Im Fersensitz beginnen. Beine geschlossen halten, Rücken strecken und Hände zu Fäusten ballen. Fäuste vor den Knien aufsetzen. Den Rücken betont strecken und den Kopf in Verlängerung der Wirbelsäule halten. Schultern nach hinten und unten ziehen, die Arme und die Schultermuskulatur aktivieren.

B Gewicht auf die Fäuste bringen, Bauch fest anspannen und das Becken anheben, so hoch es geht. Kopf dabei locker hängen lassen, das Gewicht ruht überwiegend auf den Fäusten. Die Corespannung ist maßgeblich für eine saubere Ausführung und das Verlagern des Körpergewichts von den Füßen weg nach vorn auf die Arme und Schultern verantwortlich: Auf den Füßen lastet nur wenig Gewicht.

10-mal, 2 Sets.

VARIANTE

Wenn die Übung zu schwer ist, hebe nur die Knie kurz an und lass das Aufrollen weg.

Skala von 1 bis 5	Ausdauer	Beweglichkeit	Koordination	Kraft	Schnelligkeit
	•	••	••	••••	

Crisscross

Schwerpunkte: Kräftigung der schrägen Bauchmuskulatur

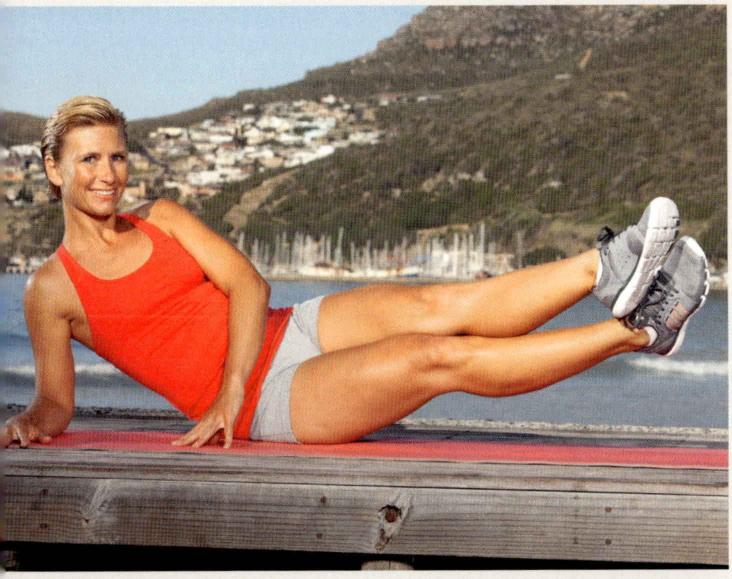

A Auf die rechte Seite setzen und den Unterarm aufstützen: Ellbogen unter der Schulter platzieren und die Hand nach vorn drehen. Linke Hand locker vor dem Körper aufsetzen, Becken leicht nach hinten kippen und Beine anheben. Rechtes Bein unter dem linken kreuzen.

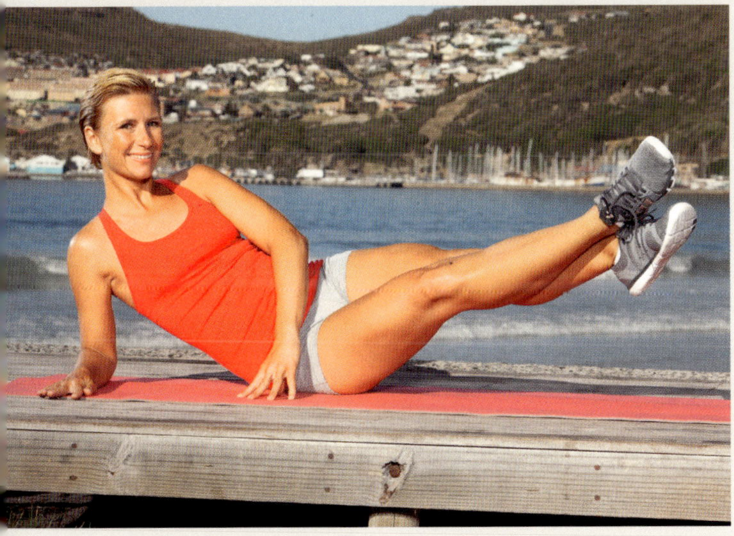

B Bauch- und Beckenbodenspannung erhöhen, dabei das Becken stabil halten. Die Beine wieder übereinander legen, dann das rechte Bein vor dem linken kreuzen. Die Beine bleiben während der gesamten Übung auf Höhe der Taille.

Scherbewegung 10-mal ohne Pause wiederholen, dann Seite wechseln. 3 Sets.

VARIANTE

Geübte können auch locker mal 20 Wiederholungen machen!

Skala von 1 bis 5	Ausdauer	Beweglichkeit	Koordination	Kraft	Schnelligkeit
	•	••	•••	••	

Rücken-Twist

Schwerpunkte: Mobilisation der Wirbelsäule, Kräftigung der Rückenmuskulatur

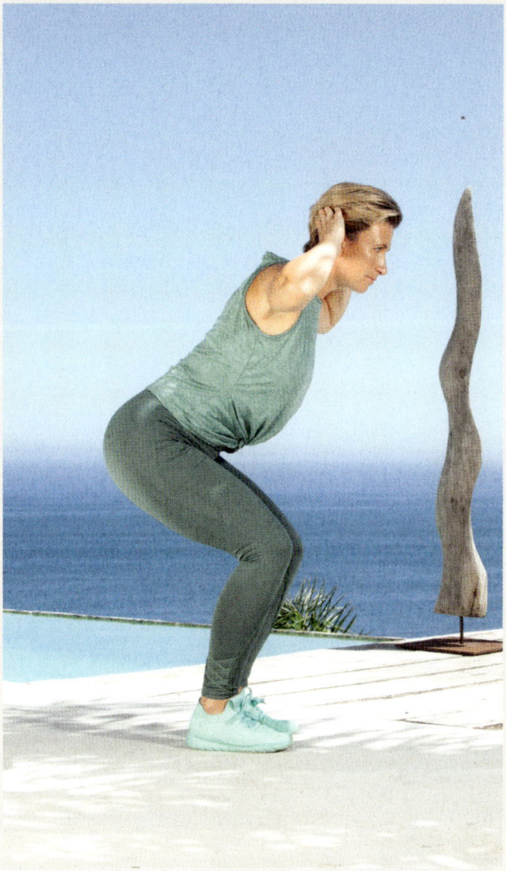

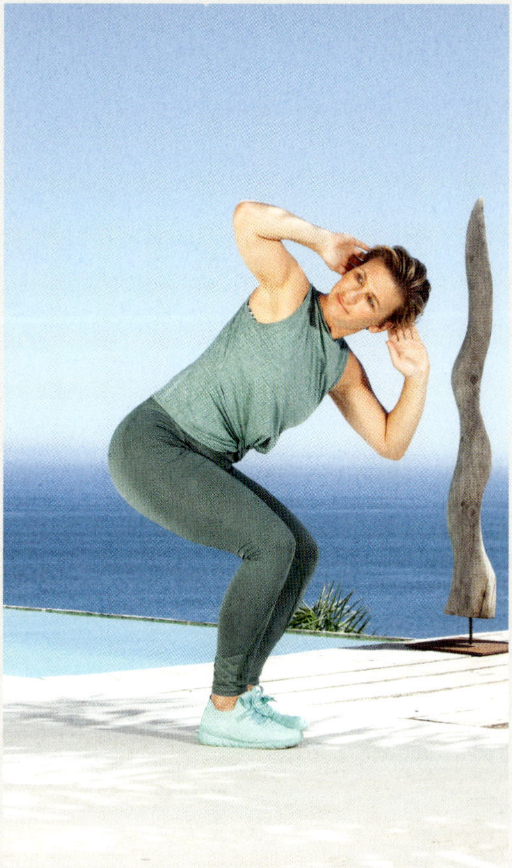

A Aufrecht stehen, Beine geschlossen halten. Hände an den Hinterkopf legen, Ellbogen nach außen ziehen. Knie tief beugen, bis Oberschenkel und Unterschenkel sowie Oberschenkel und Oberkörper einen rechten Winkel bilden. Gewicht auf den Fersen halten.

B Becken und Knie fixieren und den Oberkörper aus der Taille heraus nach rechts drehen, so weit es geht. Dabei unbedingt auf eine Streckung des gesamten Rückens achten: Wer sich unsicher ist, kann die Übung vor einem Spiegel ausführen.

10-mal zu beiden Seiten, 3 Sets.

VARIANTE

Wer intensiver üben will, streckt in der maximal gedrehten Form die Arme aus.

Skala von 1 bis 5	Ausdauer	Beweglichkeit	Koordination	Kraft	Schnelligkeit
		••	••	••	

Drehplanke

Schwerpunkte: Kräftigung der Rumpfmuskulatur, Verbesserung der Körperwahrnehmung

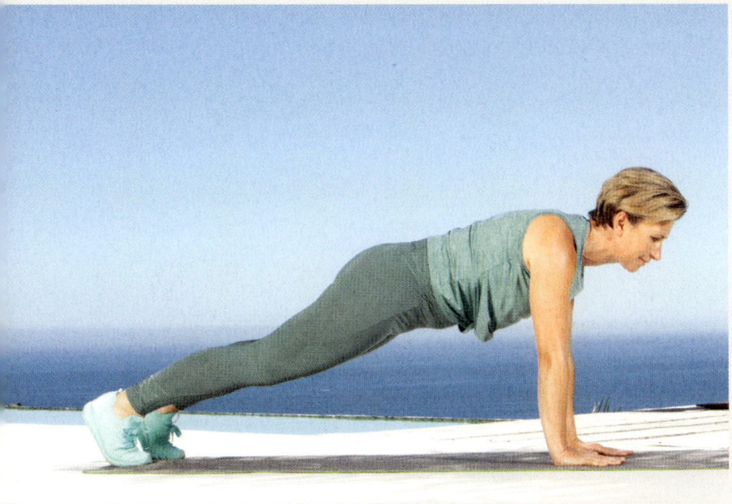

A Im Vierfüßlerstand beginnen. Handgelenke unter den Schultern ausrichten, die Beine ausstrecken und die Rückenstreckermuskulatur aktivieren. Bauch-, Beckenboden- und Rückenmuskulatur anspannen: Beine, Oberkörper und Kopf in einer Ebene halten.

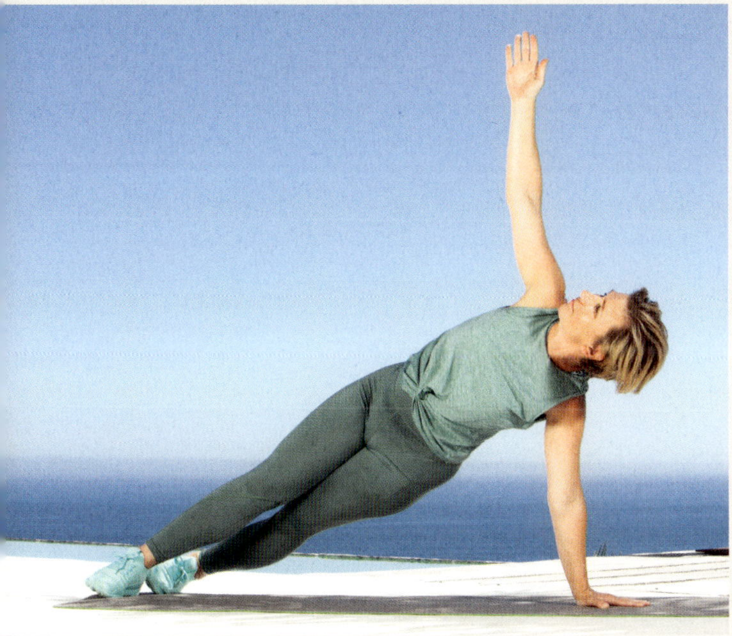

B Dann in einer kontrollierten, gleichförmigen Bewegung das Gewicht auf die linke Hand verlagern, das Becken nach links drehen und die Füße nach links kippen. Rechte Hand vom Boden lösen und senkrecht nach oben ziehen. Zurück in die Ausgangsposition und ohne Pause die nächste Wiederholung anschließen.

10-mal, dann Seite wechseln. 3 Sets.

VARIANTE

Die Übung wird leichter, wenn das linke Knie in der Drehhaltung abgelegt und der rechte Fuß aufgesetzt wird.

Skala von 1 bis 5	Ausdauer	Beweglichkeit	Koordination	Kraft	Schnelligkeit
	•	••	••	••••	

Push-up

Schwerpunkte: Stärkung der gesamten Rumpfmuskulatur, insbesondere Brust, Rücken und Schultern

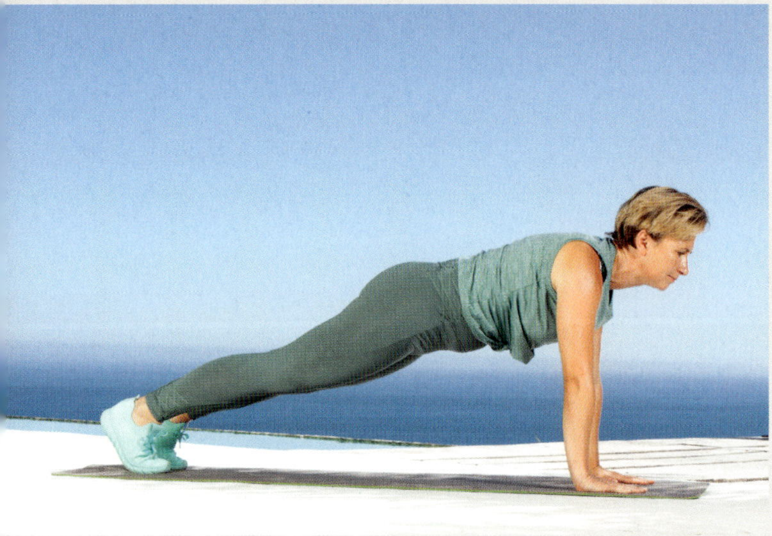

A Im Vierfüßlerstand beginnen, Handgelenke unter den Schultern aufstellen. Beine ausstrecken und darauf achten, dass Beine, Oberkörper und Kopf in einer Ebene sind.

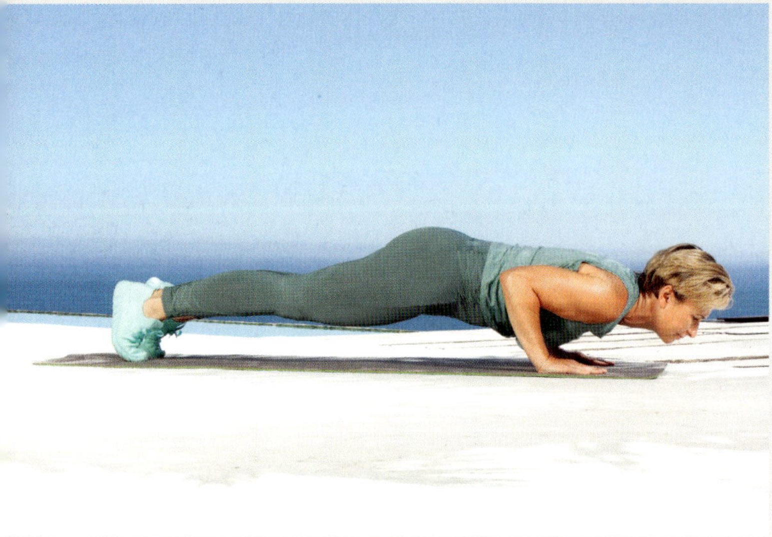

B Bauch und Rücken anspannen, dann die Arme beugen, bis die Oberarme neben dem Oberkörper sind. Bauch fester anspannen, wieder hochdrücken.

10-mal, 3 Sets.

VARIANTE

Mit abgelegten Knien wird dieDurchführung der Übung deutlich einfacher.

Skala von 1 bis 5	Ausdauer	Beweglichkeit	Koordination	Kraft	Schnelligkeit
	•	••	••	••••	

Schulter-Taps

Schwerpunkte: Training der Bauch- und Rückenmuskulatur

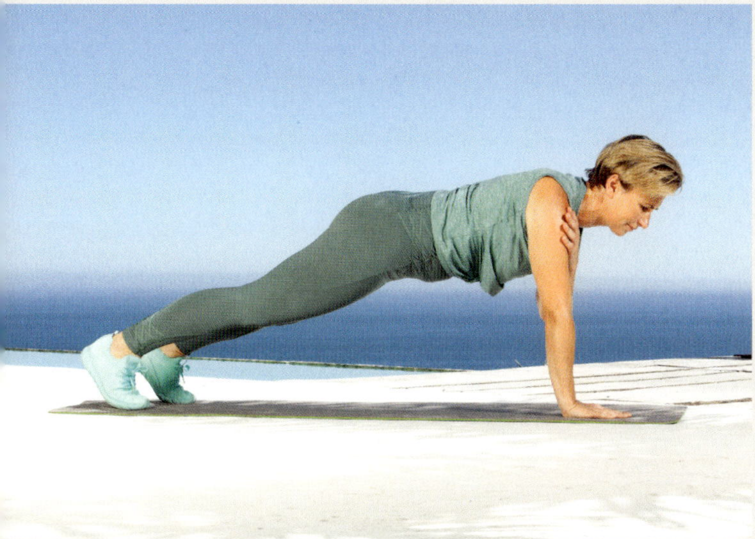

A Handgelenke unter den Schultern aufsetzen, Finger zeigen nach vorn. Beine ausstrecken, Füße hüftweit öffnen. Beine, Oberkörper und Kopf in einer Ebene ausrichten. Gewicht auf die rechte Hand verlagern und mit der linken Hand an die rechte Schulter tippen.

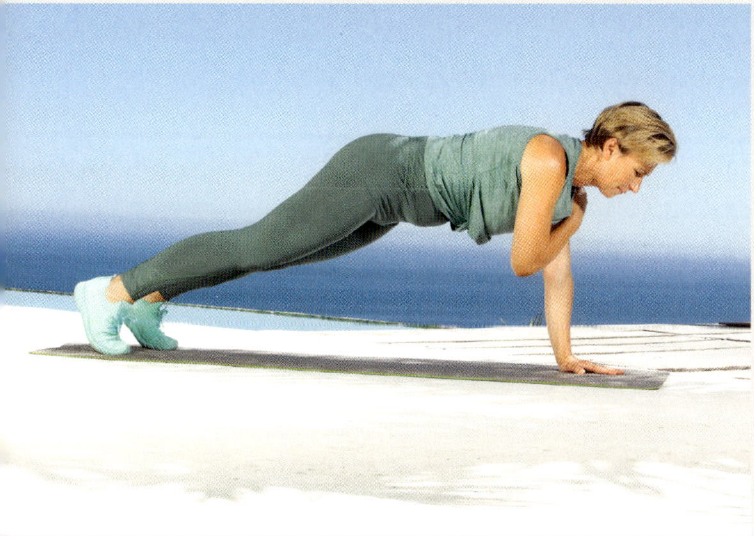

B Dann die linke Hand aufsetzen, Gewicht aufsetzen, Becken stabil halten. Kontrolliert das Gewicht nach links verlagern und mit der rechten Hand an die linke Schulter tippen.

10-mal zu beiden Seiten, 3 Sets.

VARIANTE

Die Übung wird leichter, wenn die Knie auf dem Boden abgesetzt werden.

Skala von 1 bis 5	Ausdauer	Beweglichkeit	Koordination	Kraft	Schnelligkeit
	●●	●●	●●	●●●	●

Bruststütz

Schwerpunkte: Kräftigt Brust und Rücken

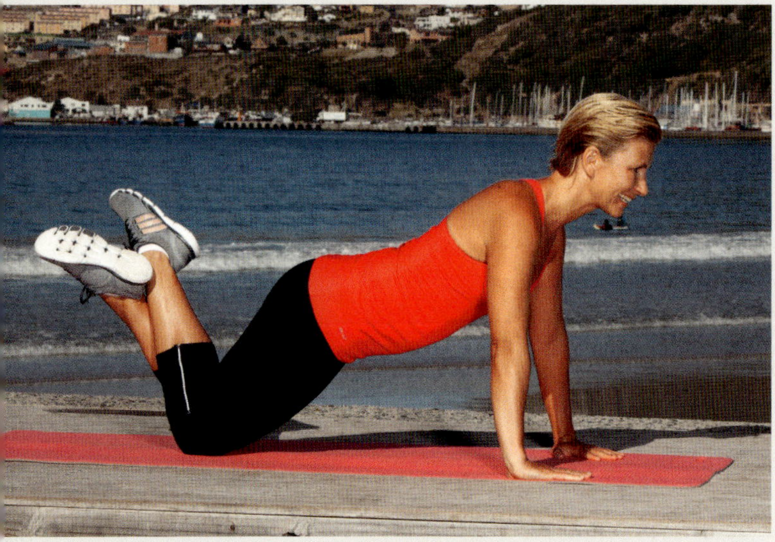

A Im Vierfüßlerstand beginnen, Handgelenke unter den Schultern platzieren und Hände leicht nach innen drehen. Beine ausstrecken, dann die Knie absetzen und Beine anwinkeln, Füße kreuzen und zum Po ziehen.

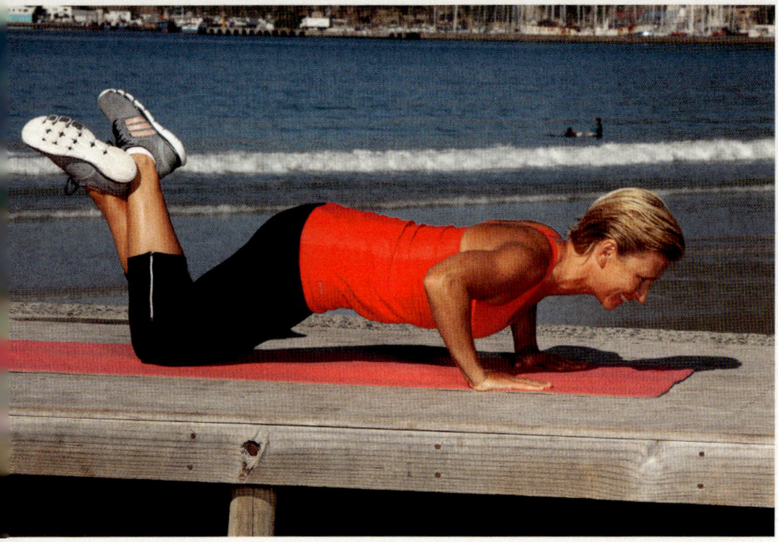

B Spannung in Bauch und Rücken deutlich erhöhen. Dann die Arme beugen und Oberkörper bis knapp über dem Boden absenken. Wieder hochdrücken.

10-mal, 3 Sets.

VARIANTE

Mit ausgestreckten Beinen wird die Übung deutlich schwerer.

Skala von 1 bis 5	Ausdauer	Beweglichkeit	Koordination	Kraft	Schnelligkeit
	•	••	•	•••	

Rücken-Curl

Schwerpunkte: Stabilisierung der Wirbelsäule, Aktivierung der Rückenstrecker

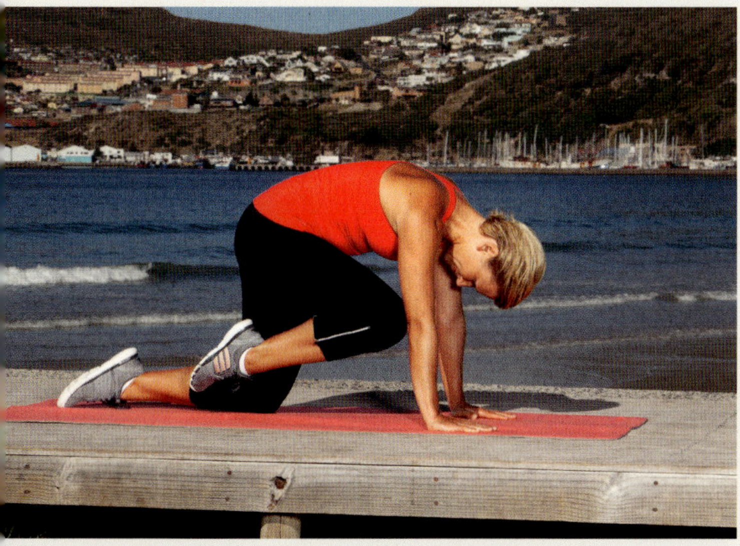

A Im Vierfüßlerstand beginnen. Hände unter den Schultern platzieren, Finger zeigen nach vorn. Knie unter den Hüften aufsetzen. Gewicht nach links verlagern, rechtes Knie unter den Körper in Richtung Kopf ziehen und den Oberkörper runden, Nase Richtung Knie ziehen.

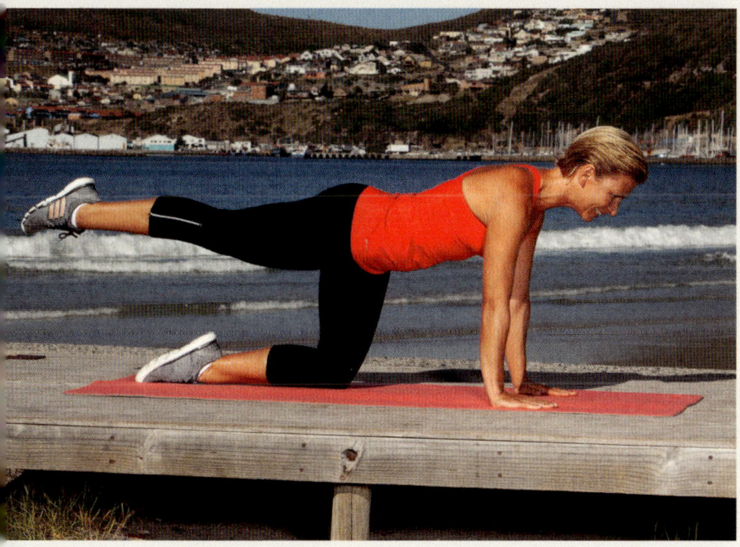

B Dann den Rücken strecken, das Becken und den Rücken mit Hilfe der Bauchspannung stabilisieren. Das rechte Bein kontrolliert nach hinten schieben und auf Hüfthöhe ebenfalls strecken.

10-mal je Seite, 3 Sets.

VARIANTE

Mit gestrecktem linken Bein wird die Haltung fordernder.

Skala von 1 bis 5	Ausdauer	Beweglichkeit	Koordination	Kraft	Schnelligkeit
	•	••	••	••	

Taillenformer

Schwerpunkte: Kräftigung der seitlichen Bauchmuskulatur

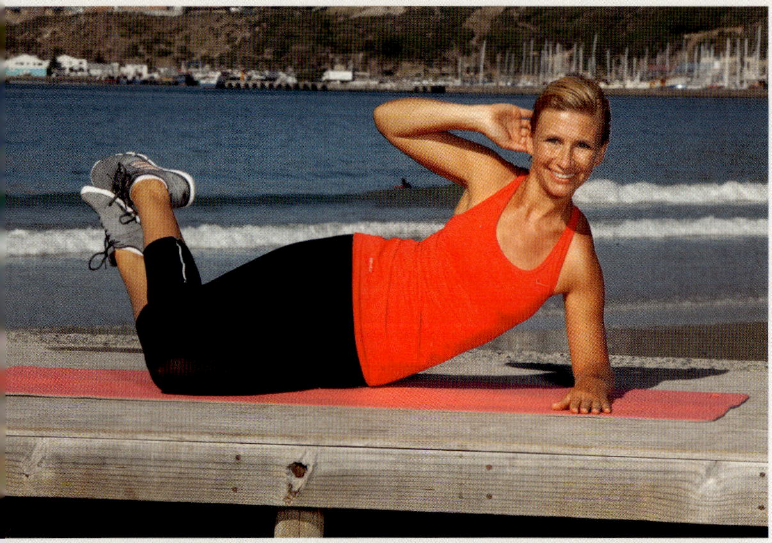

A Auf die linke Seite legen. Linken Unterarm unter der Schulter aufstützen, Hand zeigt nach vorn. Rechte Hand an den Hinterkopf legen. Beine anwinkeln, Füße und Unterschenkel vom Boden lösen.

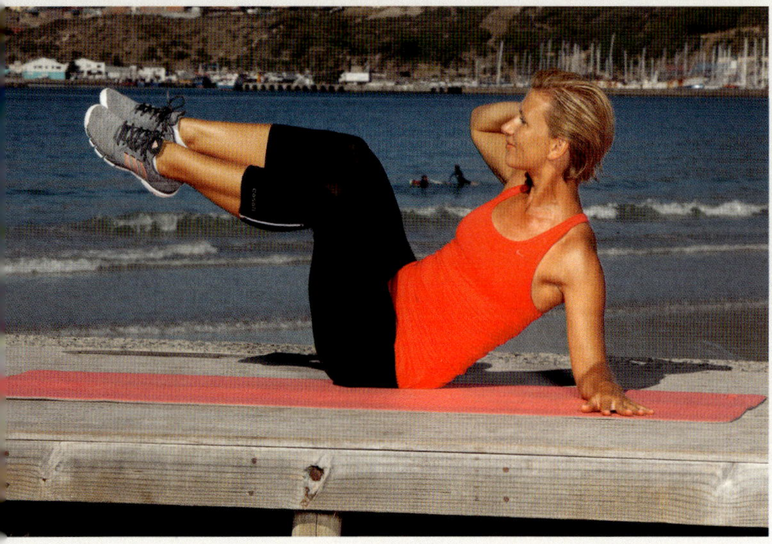

B Die Spannung in Beckenboden und Bauch erhöhen. Dann die Knie geschlossen anheben und zum Körper ziehen, Becken nach rechts kippen lassen.

15-mal, dann die Seite wechseln. 3 Wiederholungen.

VARIANTE

20 schnelle, kurze Bewegungen in der Endposition verstärken den Effekt der Übung deutlich.

Skala von 1 bis 5	Ausdauer	Beweglichkeit	Koordination	Kraft	Schnelligkeit
	•	••	•••	•••	

Seitstütz

Schwerpunkte: Kräftigung der Core-Muskulatur und der Arme, Stabilisierung der Schultern

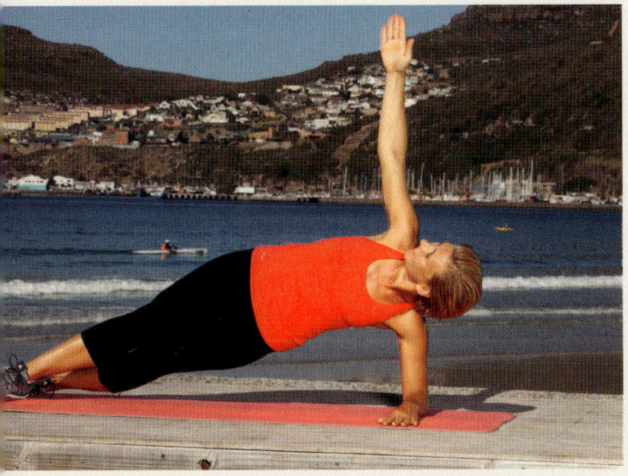

Auf die linke Seite setzen, linken Unterarm aufsetzen, Finger zeigen nach vorn. Beine in einer Linie mit dem Oberkörper ausstrecken, dabei den rechten Fuß für mehr Stabilität vor dem linken Fuß aufsetzen. Hüfte anheben, bis Beine und Oberkörper in einer Linie sind. Rechten Arm senkrecht nach oben ausstrecken, Blick zur rechten Hand richten.

40 Sekunden je Seite, 3 Wiederholungen.

VARIANTE

Intensiver wird die Übung, wenn du beide Beine übereinander legst und ausstreckst.

Skala von 1 bis 5	Ausdauer	Beweglichkeit	Koordination	Kraft	Schnelligkeit
	•	••	••	•••	

Bauch-Taps

Schwerpunkte: Stärkung und Straffung der geraden Bauchmuskulatur

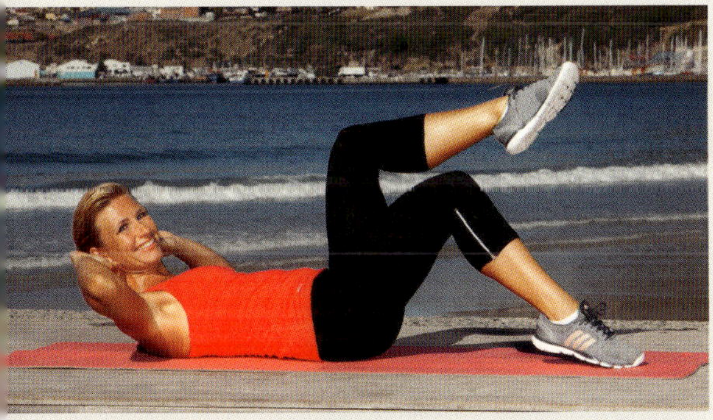

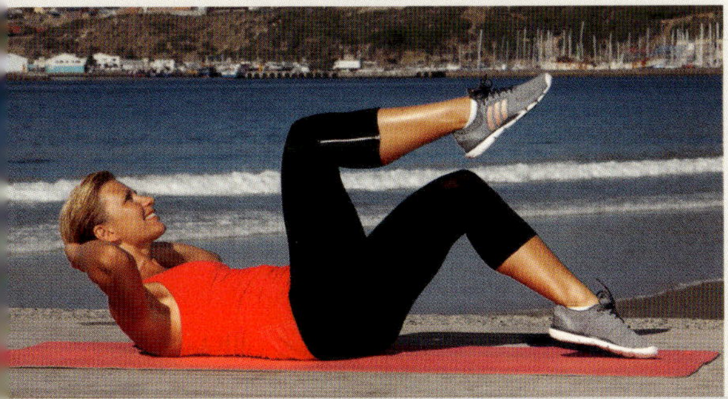

A Auf den Rücken legen, Beine anwinkeln und Füße flach auf den Boden setzen. Hände an den Hinterkopf legen. Beine gebeugt anheben, bis die Unterschenkel parallel zum Boden sind. Bauchspannung aktivieren. Kopf und Schultern vom Boden lösen und anheben. In dieser Position das rechte Bein sinken lassen und die rechte Fußspitze auf den Boden tippen.

B Wieder anheben und ohne Pause mit dem linken Bein wiederholen.

Insgesamt 30-mal, 3 Durchgänge.

VARIANTE

Die Übung wird schwerer, wenn du die Beine in der Bewegung ausstreckst und bis knapp über den Boden führst.

Skala von 1 bis 5	Ausdauer	Beweglichkeit	Koordination	Kraft	Schnelligkeit
	•	••	••	•••	

Armfestiger

Schwerpunkte: Kräftigung von Trizeps und Schulter

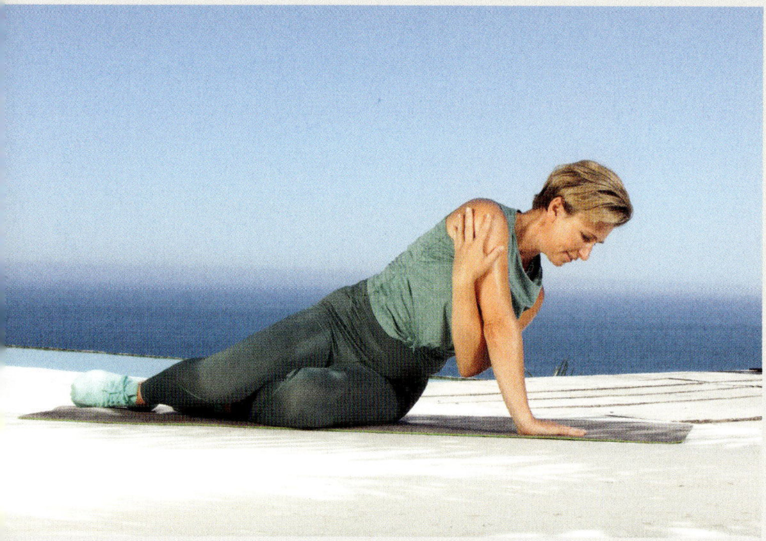

A Auf die linke Seite setzen. Beine angewinkelt ablegen, die rechte Hand vor dem Körper aufsetzen. Mit der linken Hand unter dem rechten Arm hindurchgreifen und auf die linke Schulter legen. Blick zum Boden richten.

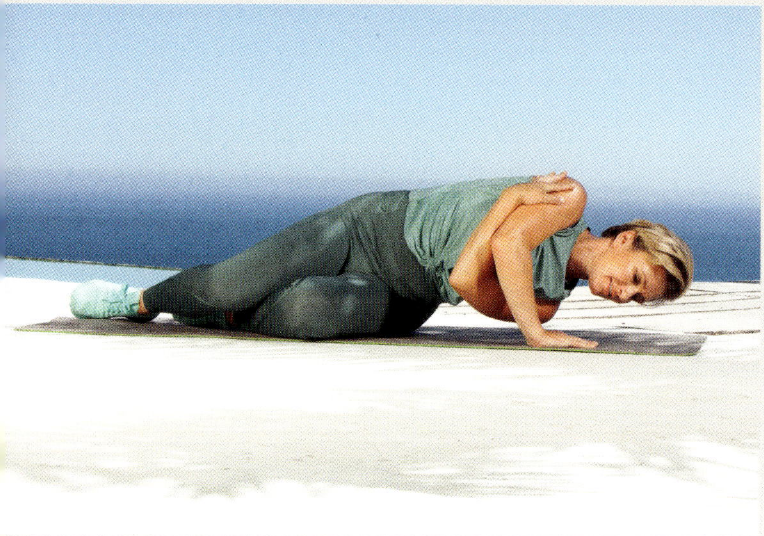

B Spannung in Bauch und Beckenboden erhöhen, dann den rechten Arm beugen, bis die linke Schulter knapp über dem Boden ist. Wieder hochdrücken.

15-mal je Seite, 3 Wiederholungen.

VARIANTE

Die Übung wird schwerer, wenn du die Beine in der Bewegung ausstreckst und bis knapp über den Boden führst.

Skala von 1 bis 5	Ausdauer	Beweglichkeit	Koordination	Kraft	Schnelligkeit
	•	••	••	•••	

Schulterformer

Schwerpunkte: Mobilisierung der Schultergelenke

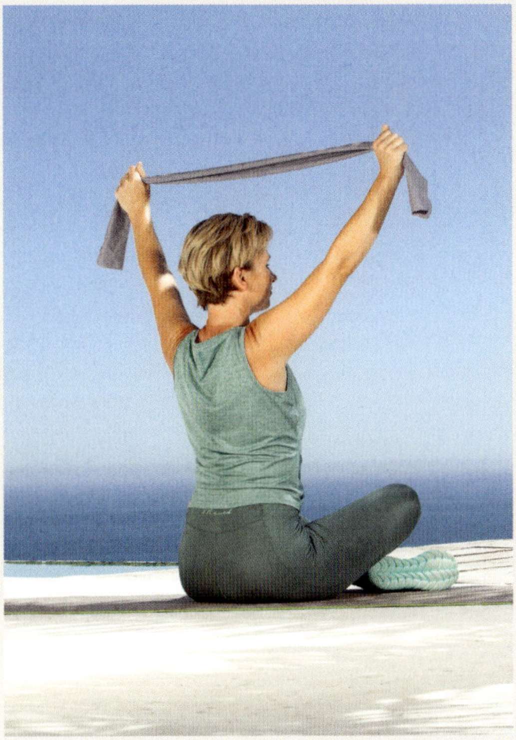

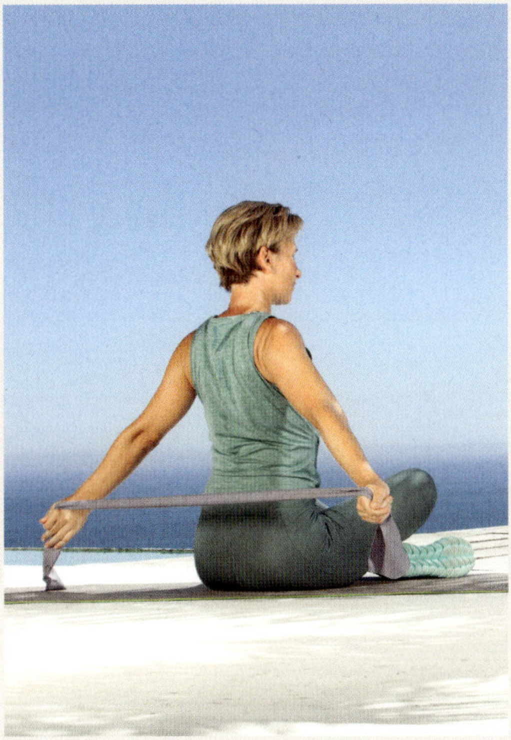

A Halte für die Übung einen Bademantelgürtel, einen Schal oder ein Gymnastikband bereit. Gerade hinsetzen, die Beine locker kreuzen. Das Band mit beiden Händen deutlich weiter als schulterbreit greifen und die Arme neben dem Kopf nach oben ausstrecken, Schultern nach unten ziehen.

B Dann die Arme gestreckt nach hinten und unten ziehen, so gut es möglich ist. Fällt das sehr leicht, das Band etwas enger greifen, bis die Übung herausfordernd ist.

10-mal, 3 Sets.

VARIANTE

Die Bewegung lässt sich mit einem elastischen Gymnastikband deutlich leichter ausführen.

Skala von 1 bis 5	Ausdauer	Beweglichkeit	Koordination	Kraft	Schnelligkeit
		••••	•	••	

Rotatorenstärker

Schwerpunkte: Kräftigung und Stabilisierung der Rotatorenmanschette

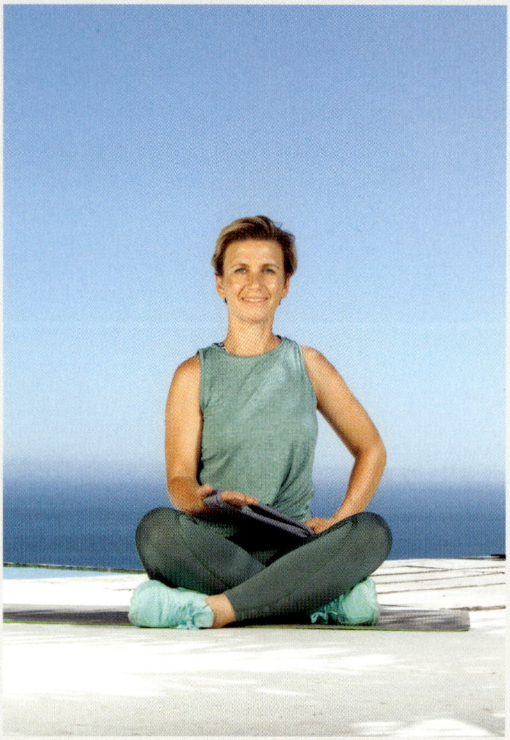

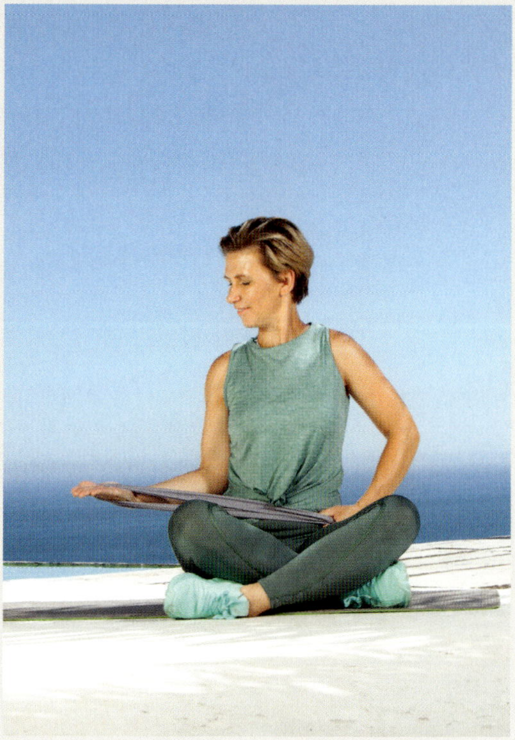

A Für diese Übung benötigst du ein Gymnastikband. Gerade hinsetzen, Beine locker kreuzen. Eine Schlaufe mit dem Band bilden und die rechte Hand hineinlegen, Handfläche zeigt nach oben. Die linke Hand greift die Enden des Bandes und fixiert sie an der Hüfte. Rechten Oberarm eng an den Körper legen, der Unterarm ist im 90-Grad-Winkel gebeugt.

B Rechten Ellbogen am Oberkörper fixieren und den Winkel zum Unterarm stabilisieren. Dann die rechte Hand so weit wie möglich nach rechts und hinten ziehen. Spannung lockern, nächste Wiederholung anschließen.

15-mal je Seite, 3 Sets.

VARIANTE

Die Übung wird intensiver, wenn das Band kürzer gefasst wird.

Skala von 1 bis 5	Ausdauer	Beweglichkeit	Koordination	Kraft	Schnelligkeit
	•	••	••	••	

Deltalift

Schwerpunkte: Stärkung der Schulter- und Armmuskulatur

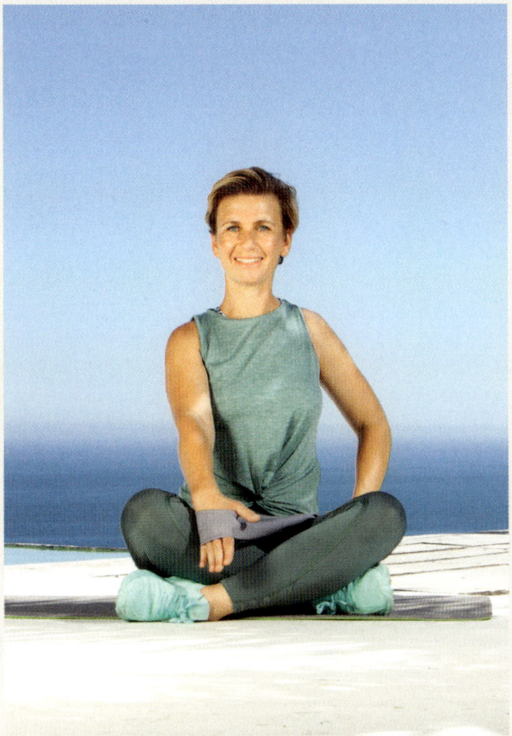

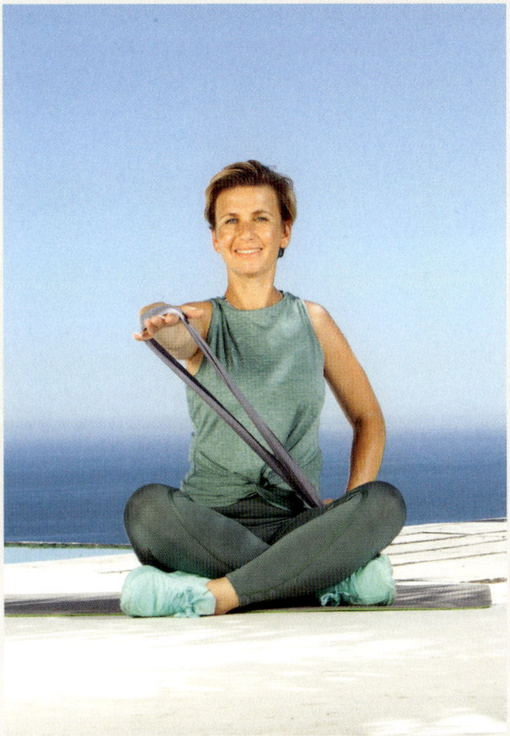

A Für diese Übung benötigst du ein Gymnastikband. Gerade hinsetzen, Beine locker kreuzen. Eine Schlaufe mit dem Band bilden und den rechten Handrücken hineinlegen. Rechten Arm nach vorn mittig ausstrecken, die linke Hand fixiert die Enden des Bandes an der Hüfte, Band ist gestrafft.

B Die rechte Schulter betont nach hinten und unten setzen. Dann den rechten Arm langsam und kontrolliert bis auf Schulterhöhe anheben. Wieder senken, nächste Wiederholung anschließen.

15-mal je Seite, 3 Wiederholungen.

VARIANTE

Fasse das Band kürzer, um intensiver zu trainieren.

Skala von 1 bis 5	Ausdauer	Beweglichkeit	Koordination	Kraft	Schnelligkeit
	•	••	••	••	

Trizeps-Power

Schwerpunkte: Kräftigung und Straffung des Trizeps

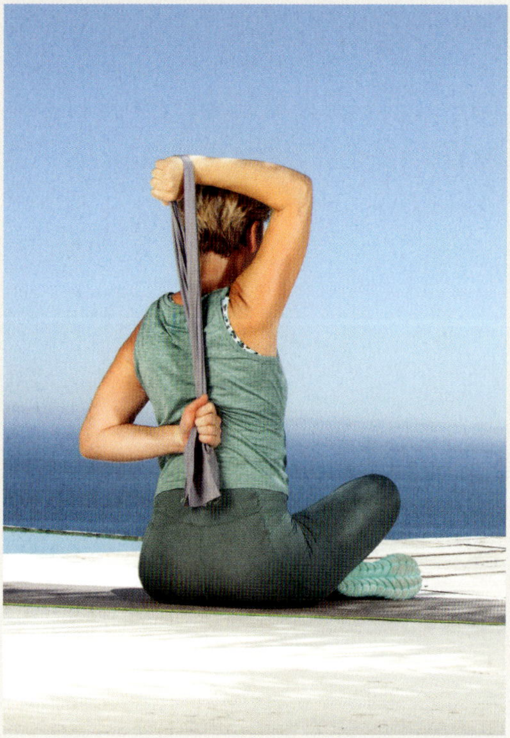

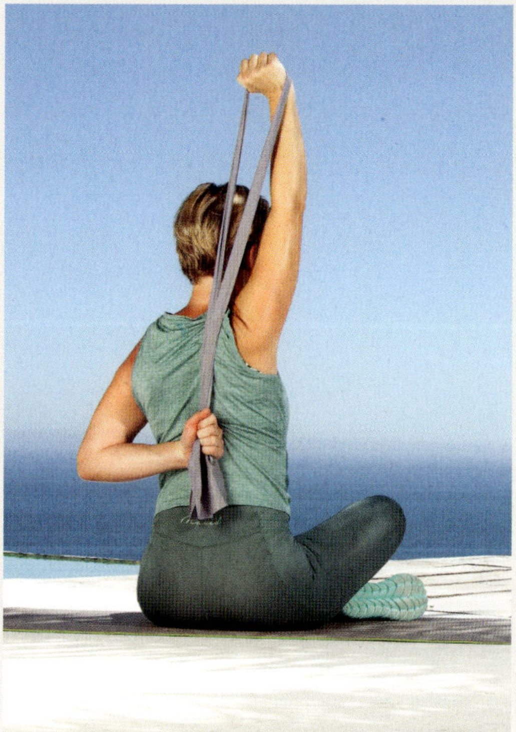

A Für diese Übung benötigst du ein Gymnastikband. Aufrecht sitzen, Beine locker gekreuzt. Das Band mit der rechten Hand mittig greifen und den Arm nach oben heben, Bandenden hinter dem Körper herabhängen lassen. Rechten Arm beugen und mit der linken Hand nach hinten um den Rücken herum die Bandenden fassen, Band straffen.

B Bauch und Beckenboden anspannen, den Rücken nochmals aufrichten und stabilisieren. Dann den rechten Arm langsam und kontrolliert gegen den Widerstand des Bandes nach oben ausstrecken.

10-mal je Seite, 3 Wiederholungen.

VARIANTE

Um die Übung zu erschweren, ziehe gleichzeitig mit der rechten Hand nach unten.

Skala von 1 bis 5	Ausdauer	Beweglichkeit	Koordination	Kraft	Schnelligkeit
		••	••	•••	

Drehschritt

Schwerpunkte: Mobilisation der Wirbelsäule, Schulung der Koordination und der Balance

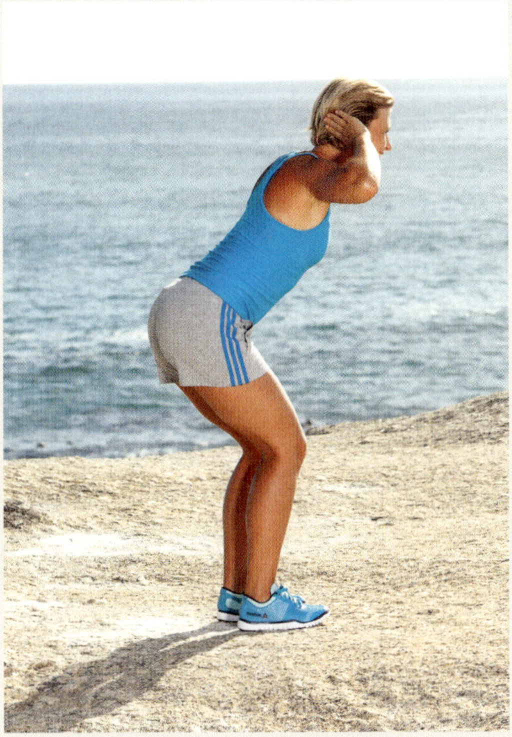

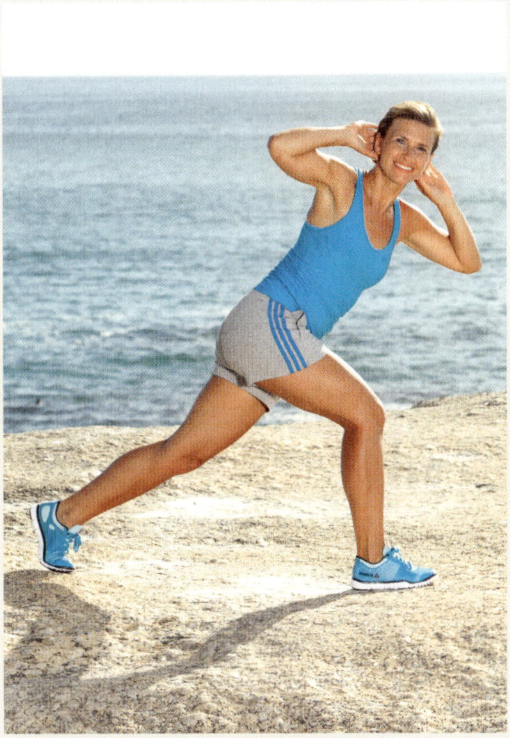

A Aufrecht stehen, Beine geschlossen halten, Hände an den Hinterkopf und Ellbogen nach hinten ziehen. Knie tief beugen und Gewicht nach hinten verlagern, Rücken strecken und Rumpfspannung aufbauen.

B Gewicht nach rechts verlagern. Linken Fuß langsam und kontrolliert weit nach hinten setzen, gleichzeitig den Oberkörper aus der Taille heraus nach rechts drehen.

10-mal je Seite, 3 Wiederholungen.

VARIANTE

Die Übung wird schwerer, wenn du in der Endposition die Hände streckst und das rechte Knie tiefer beugst.

Skala von 1 bis 5	Ausdauer	Beweglichkeit	Koordination	Kraft	Schnelligkeit
	•	••	•••	••	

Schulter-Stretch

Schwerpunkte: Dehnung der Nacken- und Halsmuskulatur

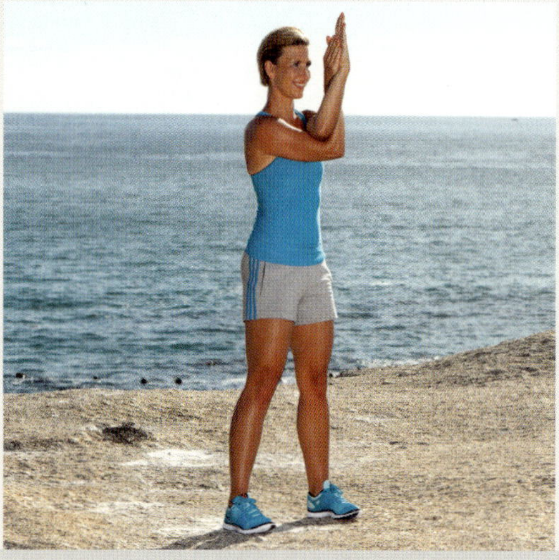

Aufrecht stehen, Beine schulterweit geöffnet. Mit der Einatmung Arme über den Kopf nach oben ziehen. Mit der Ausatmung Arme vor dem Körper ineinander schlingen, dabei den rechten unter den linken Arm ziehen und die rechte Hand um das linke Handgelenk legen, Handflächen berühren sich. Dann die Ellbogen aktiv nach unten ziehen, bis sich ein deutlicher Zug in Nacken und Schultern einstellt.

40 Sekunden halten, lösen. 3 Wiederholungen.

VARIANTE

Für eine intensivere Variante die Knie beugen, Po nach hinten und Ellbogen Richtung Knie ziehen.

Skala von 1 bis 5	Ausdauer	Beweglichkeit	Koordination	Kraft	Schnelligkeit
		••••	•••	•	

Rücken-Relax

Schwerpunkte: Entspannung des unteren Rückens und der Nackenmuskulatur

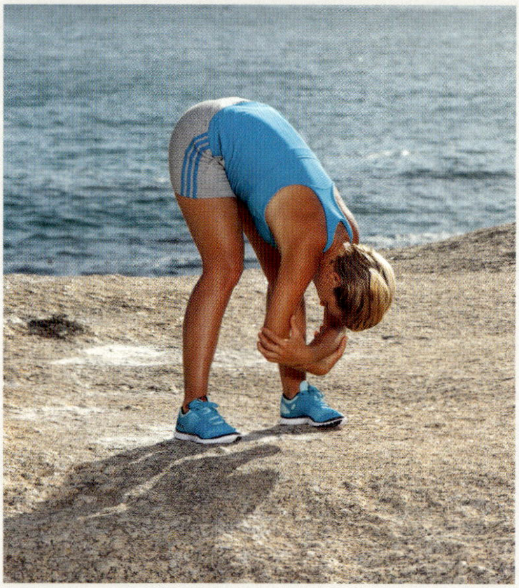

Schulterbreit hinstellen, Knie leicht beugen. Den Oberkörper zunächst gestreckt aus der Hüfte heraus nach vorn neigen und schließlich locker hängen lassen. Mit den Händen die gegenüberliegenden Ellbogen greifen. Den Oberkörper locker hin- und herpendeln lassen.

60 Sekunden, dann langsam lösen, auf den Oberschenkeln abstützen und hochrollen.

VARIANTE

Die Übung kann kontrollierter ausgeführt werden, wenn die Arme herabhängen und die Hände den Boden berühren.

Skala von 1 bis 5	Ausdauer	Beweglichkeit	Koordination	Kraft	Schnelligkeit
		••	••		

Schulter-Power

Schwerpunkte: Mobilisation von Schultern und Wirbelsäule, Kräftigung von Armen und Schultern

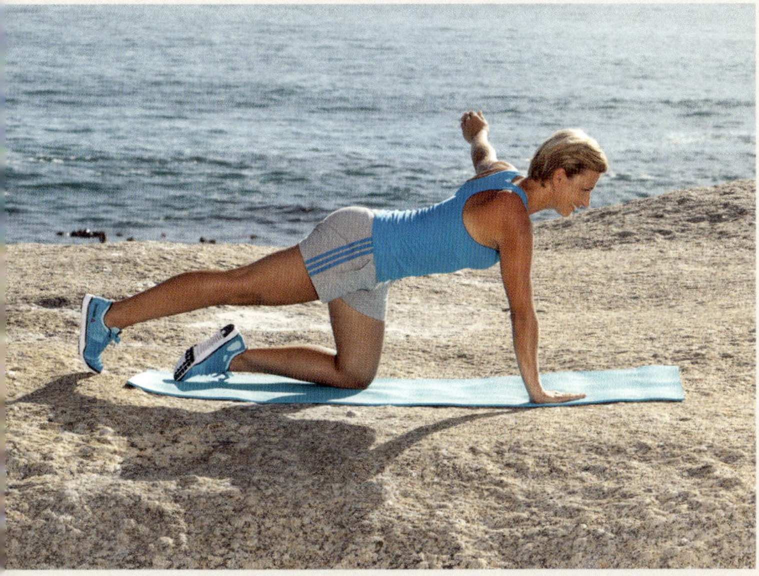

A Im Vierfüßlerstand beginnen. Handgelenke unter den Schultern und Knie unter den Hüften aufsetzen. Bauch und Rücken aktivieren, Rücken strecken. Rechtes Bein nach hinten ausstrecken, Zehenspitzen auf den Boden setzen. Linken Arm auf Schulterhöhe seitlich ausstrecken, Handfläche zeigt nach unten.

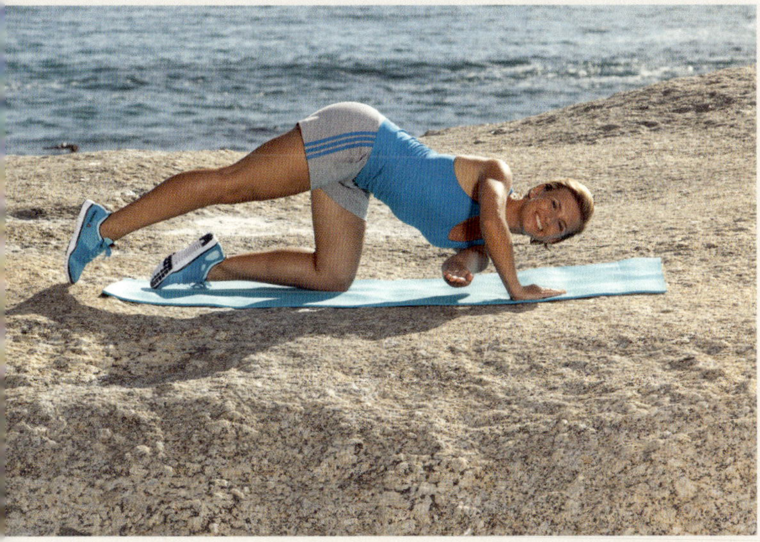

B Linken Arm beugen und unter dem rechten Arm durchführen, gleichzeitig den rechten Arm beugen, bis die linke Schulter knapp über dem Boden ist. Wieder hochdrücken.

10-mal je Seite, 3 Sets.

VARIANTE

Für eine schwierigere Variante der Übung das linke Bein vom Boden lösen.

Skala von 1 bis 5	Ausdauer	Beweglichkeit	Koordination	Kraft	Schnelligkeit
	•	••	•••	•••	

Handwalk

Schwerpunkte: Kräftigung der Brust-, Bauch- und Schultermuskulatur, Stärkung des Rückens

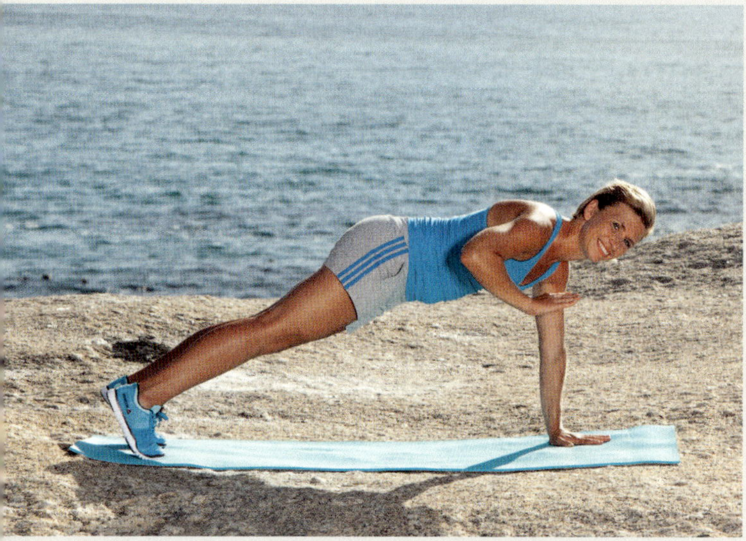

A In der Liegestützposition beginnen. Hände unter den Schultern aufstellen, Beine ausstrecken. Oberkörper, Beine und Kopf befinden sich auf einer Ebene. Gewicht auf die linke Hand verlagern, Hüften stabil halten und die rechte Hand vom Boden lösen. Hand anheben, so hoch es geht,

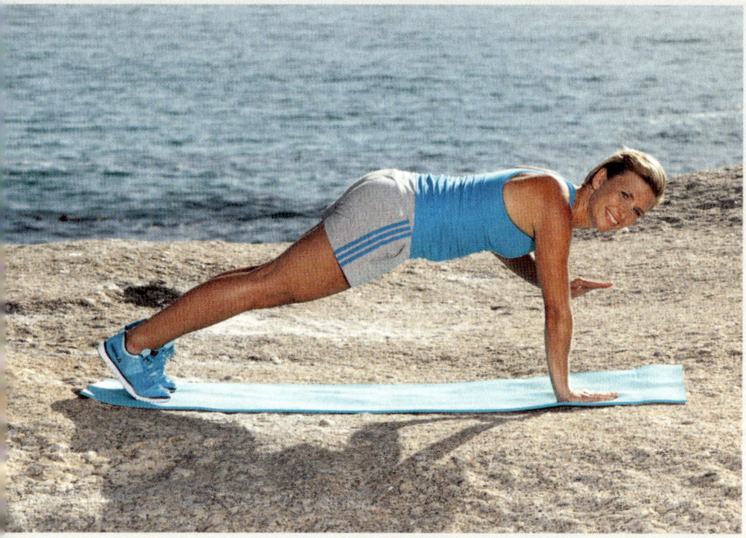

B Becken und Rücken bewusst stabilisieren, dann die rechte Hand wieder absetzen. Gewicht nach rechts verlagern und mit stabilem Becken die linke Hand anheben, so hoch es geht. wieder absetzen. Gewicht nach rechts und die linke Hand anheben.

60 Sekunden in zügigem Tempo, Pause, 3 Wiederholungen.

VARIANTE

Die Übung wird deutlich leichter, wenn die Knie auf dem Boden bleiben.

Skala von 1 bis 5	Ausdauer	Beweglichkeit	Koordination	Kraft	Schnelligkeit
	••	•	••	•••	•

Arm-Push

Schwerpunkte: Aktivierung von Armen und Schultern

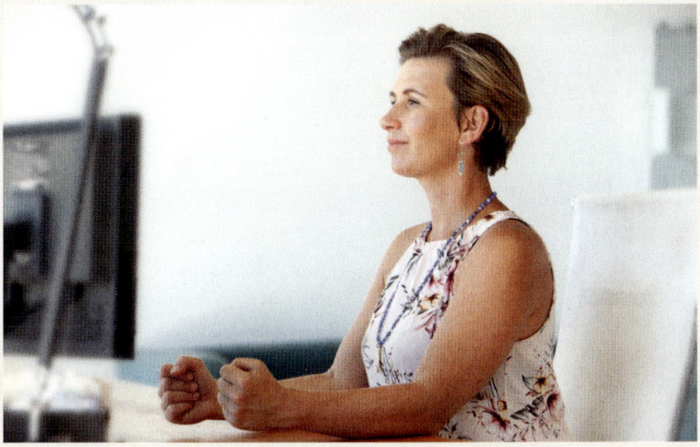

An die Kante eines Tisches setzen und die Unterarme schulterbreit auf den Tisch legen. Hände zu Fäusten ballen und für 40 Sekunden so fest wie möglich gegen die Tischplatte drücken.

20 Sekunden Pause. 3 Wiederholungen.

VARIANTE

Die Übung wir schwerer, wenn du gleichzeitig die Beine gebeugt anhebst.

Skala von 1 bis 5	Ausdauer	Beweglichkeit	Koordination	Kraft	Schnelligkeit
	•	•	•	•••	

Nackendehnung

Schwerpunkte: Dehnung der Hals- und Nackenmuskulatur

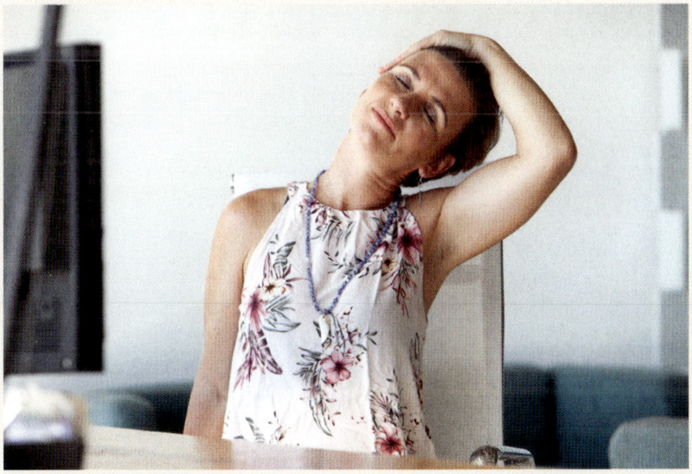

Gerade hinsetzen, Wirbelsäule aufrichten und die Füße flach auf den Boden setzen. Den Kopf nach links sinken lassen und die linke Hand als Gewicht auf den Kopf legen, eventuell sanft ziehen.

40 Sekunden halten, lösen und auf der anderen Seite wiederholen. 2-mal je Seite.

VARIANTE

Die Dehnung ist sanfter, wenn keine Hand auf dem Kopf liegt.

Skala von 1 bis 5	Ausdauer	Beweglichkeit	Koordination	Kraft	Schnelligkeit
		••	•		

Topdruck

Schwerpunkte: Verbesserung der Körperspannung und der Durchblutung

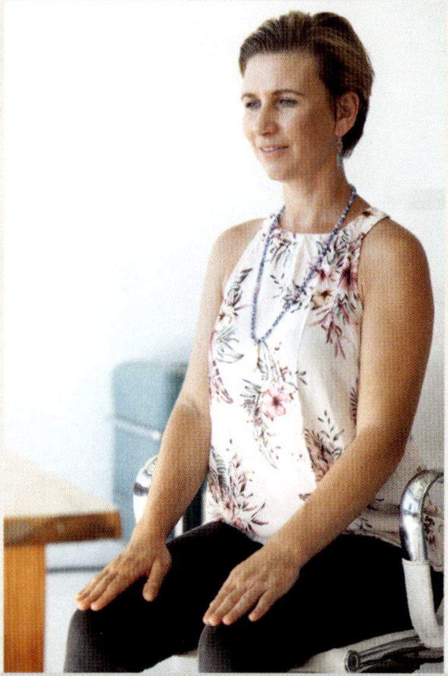

Aufrecht hinsetzen, die Fußsohlen in den Boden drücken. Füße hüftweit öffnen, Rücken strecken. Hände locker auf die Oberschenkel legen. Dann mit den Händen fest gegen die Oberschenkel drücken und mit den Beinen Gegendruck ausüben.

40 Sekunden lang Spannung halten, 20 Sekunden Pause. 3 Wiederholungen.

VARIANTE

Die Übung wird schwerer, wenn die Füße vom Boden gelöst werden.

Skala von 1 bis 5	Ausdauer	Beweglichkeit	Koordination	Kraft	Schnelligkeit
	•	•	•	••	

Innenschenkel-Push

Schwerpunkte: Straffung der Innenschenkel, Erhöhung der Körperspannung

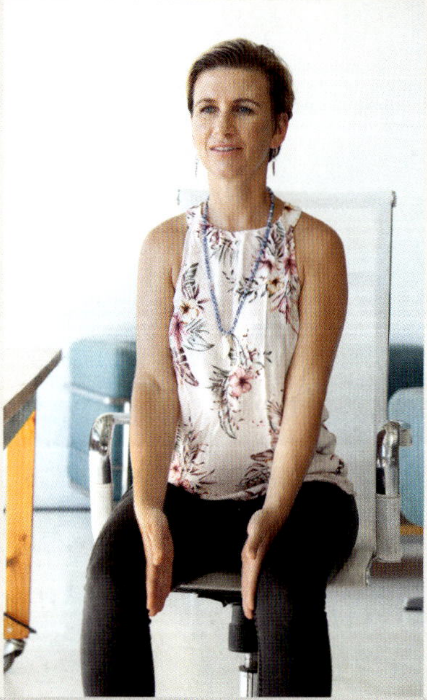

Aufrecht sitzen, Füße hüftweit öffnen und Fußsohlen flach auf den Boden stellen. Handrücken an die Innenschenkel legen. Druck gegen die Innnenschenkel ausüben und mit den Beinen Gegendruck aufbauen.

40 Sekunden lang Spannung halten, 20 Sekunden Pause. 3 Wiederholungen.

VARIANTE

Die Übung wird schwerer, wenn die Füße vom Boden gelöst werden.

Skala von 1 bis 5	Ausdauer	Beweglichkeit	Koordination	Kraft	Schnelligkeit
	•	•	•	••	

Schenkel-Squeezer

Schwerpunkte: Stärkung und Straffung der äußeren Oberschenkel, Erhöhung des Grundtonus

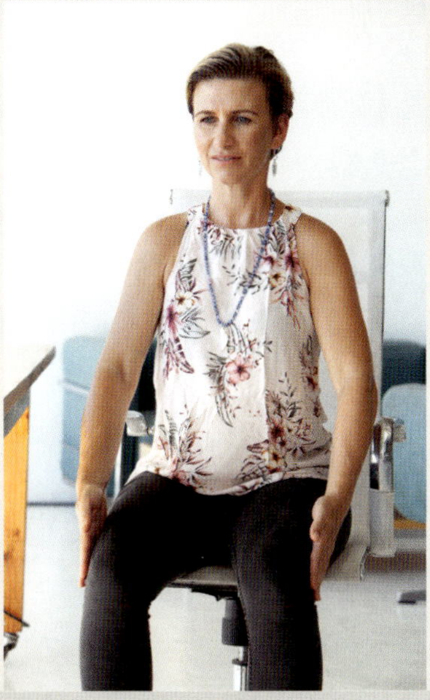

Gerade sitzen, Wirbelsäule strecken und Bauch aktivieren. Füße flach auf dem Boden halten. Hände von außen an die Oberschenkel legen. Mit den Händen Druck aufbauen und mit den Beinen dagegenhalten.

40 Sekunden lang Spannung halten, 20 Sekunden Pause. 3 Wiederholungen.

VARIANTE

Die Übung wird schwerer, wenn die Füße vom Boden gelöst werden.

Skala von 1 bis 5	Ausdauer	Beweglichkeit	Koordination	Kraft	Schnelligkeit
	•	•	••	••	

Powerlift

Schwerpunkte: Aktivierung von Kreislauf und Muskulatur, Verbesserung der Körperspannung

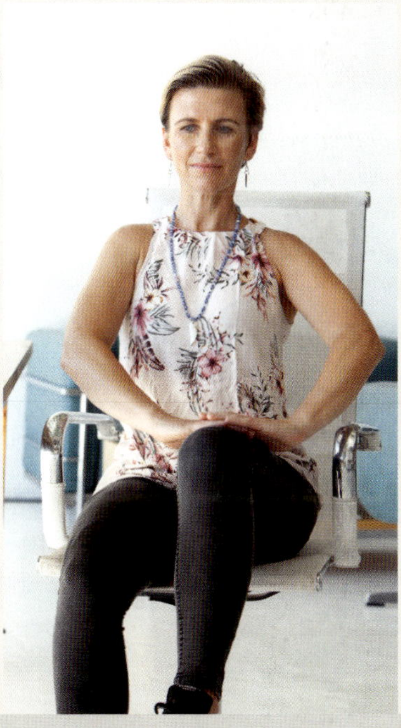

Gerade sitzen, Bauch und Rücken aktivieren, Füße flach auf den Boden. Linken Fuß vom Boden lösen, Bein beugen und Knie anheben. Beide Hände auf den linken Oberschenkel legen und Druck gegen das Bein aufbauen, mit dem Bein dagegenhalten.

10 Sekunden, dann Seite wechseln.
20-mal im Wechsel, 3 Sets.

VARIANTE

Die Übung wird schwerer, wenn das rechte Bein gleichzeitig gebeugt angehoben wird.

Skala von 1 bis 5	Ausdauer	Beweglichkeit	Koordination	Kraft	Schnelligkeit
	•	••	•	••	

Coretap

Schwerpunkte: Kräftigung der Oberschenkel- und der Bauchmuskulatur

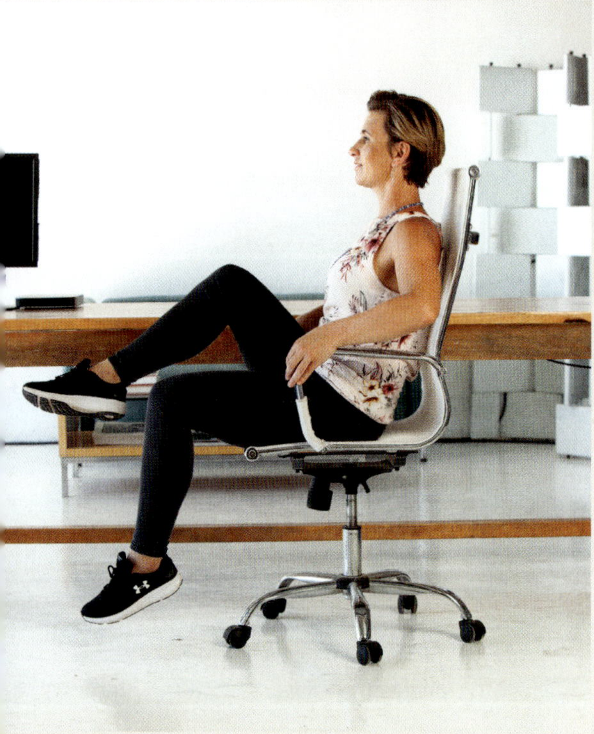

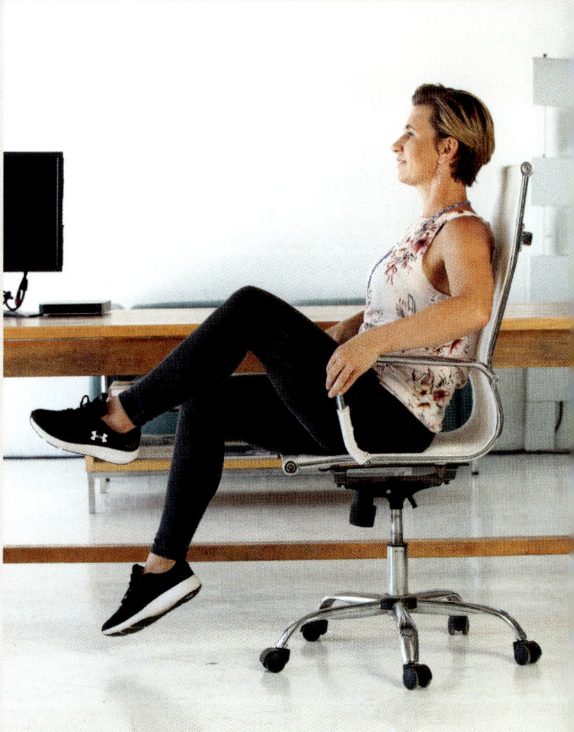

A Auf das vordere Drittel eines Bürostuhls setzen und die Hände auf den Lehnen ablegen. Rücken strecken und die Füße vom Boden lösen, wenn der Oberkörper aus der Hüfte heraus nach hinten kippt. Beide Knie zunächst auf Höhe der Brust halten, dann das linke Bein gebeugt senken und mit der Fußspitze auf den Boden tippen.

B Bein wieder anheben, dann mit dem rechten Fuß auf den Boden tippen.

10-mal im Wechsel, 3 Sets.

VARIANTE

Wer den Oberkörper gegengleich zu den Beinen zu den Seiten dreht, erschwert die Übung.

Skala von 1 bis 5	Ausdauer	Beweglichkeit	Koordination	Kraft	Schnelligkeit
	••	••	••	••	•

March

Schwerpunkte: Aktivierung des Kreislaufs

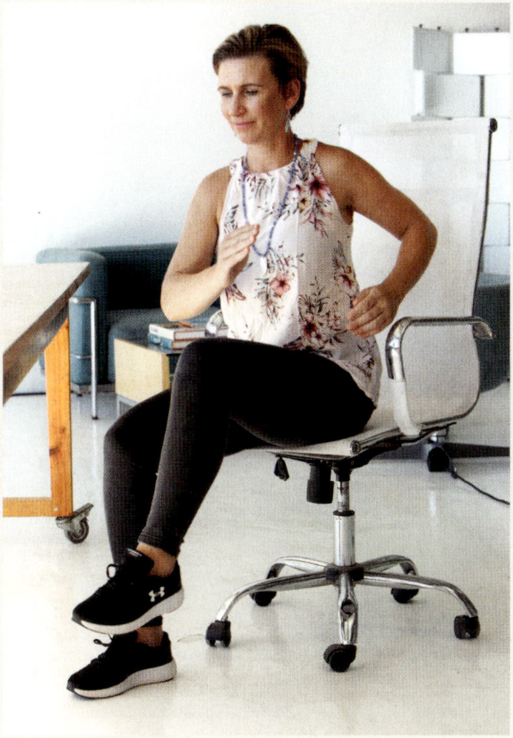

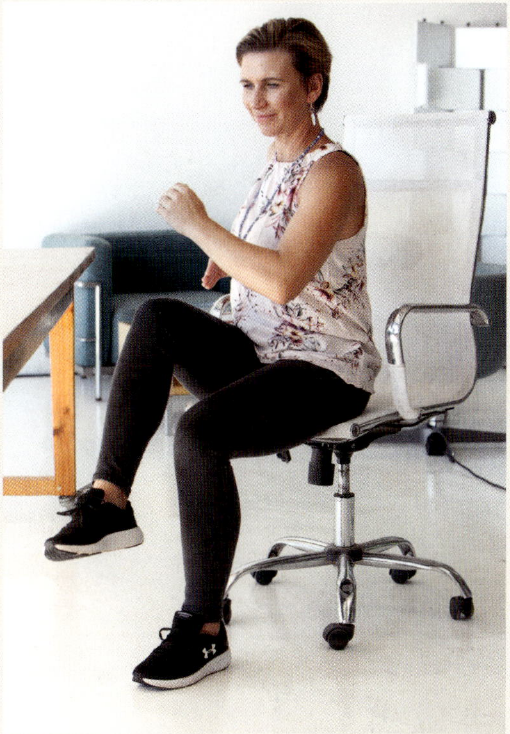

A Auf das vordere Drittel eines Bürostuhls setzen und den Rücken straffen. Bauchspannung aktivieren. Arme locker neben dem Körper anwinkeln. Linkes Bein angewinkelt anheben, gleichzeitig den linken Arm wie bei einer Gehbewegung nach vorn ziehen.

B Fuß wieder absetzen, dann das rechte Bein gebeugt anheben und den linken Arm nach vorn schwingen.

1 Minute in zügigem Tempo sitzend »marschieren«. Pause. 3 Wiederholungen.

VARIANTE

Je intensiver die Arme mitgenommen werden, desto intensiver ist die Übung.

Skala von 1 bis 5	Ausdauer	Beweglichkeit	Koordination	Kraft	Schnelligkeit
	•	•	••	•	•

Sidepush

Schwerpunkte: Sanfte Kräftigung von Bauch und Oberschenkeln

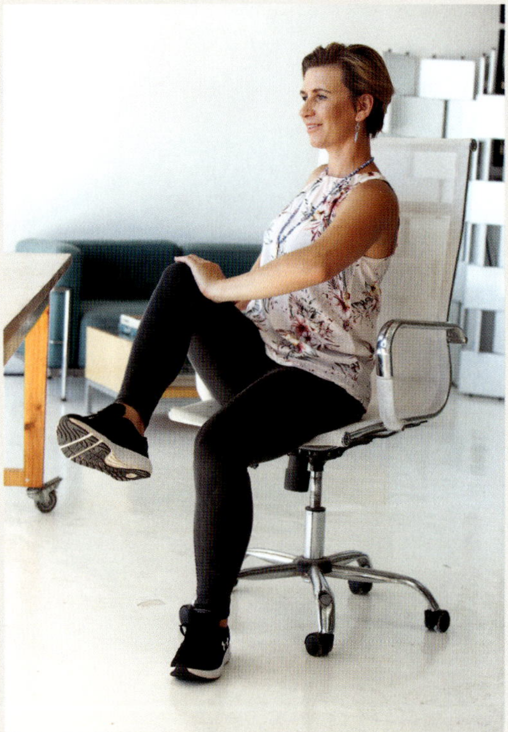

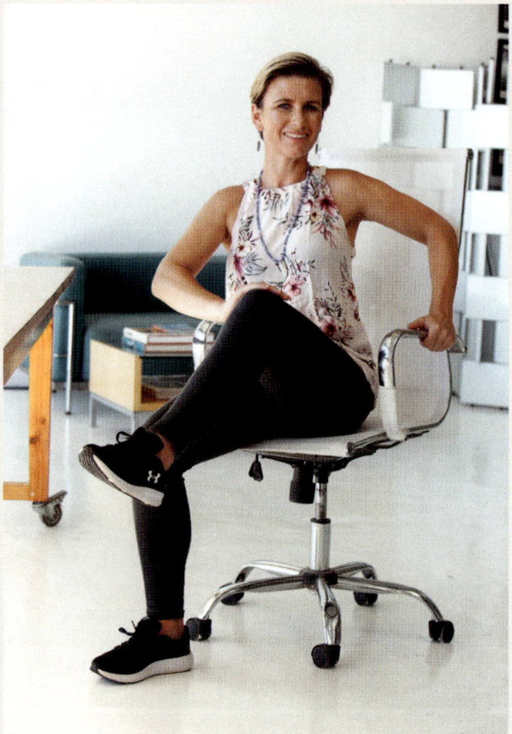

A Gerade auf das vordere Drittel eines Stuhls setzen. Füße flach auf den Boden setzen, Bauchspannung erhöhen. Rechtes Bein angewinkelt anheben und die linke Hand knapp über dem Knie an den Oberschenkel legen. Druck aufbauen und mit dem Bein dagegen halten.

B 20 Sekunden halten, lösen, die Seite wechseln und das linke Bein angewinkelt heben. Jetzt mit der rechten Hand gegen das Bein drücken und Gegendruck aufbauen.

Je Seite 3 Wiederholungen.

VARIANTE

Die Übung wird schwerer, wenn das Gegenbein vom Boden gelöst wird.

Skala von 1 bis 5	Ausdauer	Beweglichkeit	Koordination	Kraft	Schnelligkeit
	•	•	••	•	•

Atemlöser

Schwerpunkte: Dehnung des Brust-Schulter-Bereichs, Vertiefung der Atmung, Dehnung des Rückens

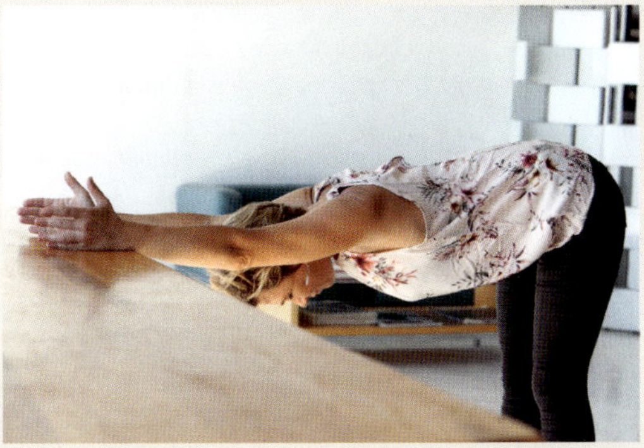

Vor einen etwa hüfthohen Tisch stellen, eine Schrittlänge Abstand halten. Handgelenke auf den Tisch legen, die Daumen dabei nach oben zeigen lassen. So weit nach hinten gehen, bis der Oberkörper parallel zum Tisch ist und sich der Rücken entspannt strecken lässt. Wenn nötig, die Knie leicht beugen und das Becken nach hinten kippen, um die Rückenstreckung zu intensivieren.

40 Sekunden halten, lösen. 2 Wiederholungen.

VARIANTE

Mit gebeugten Knien wird die Übung etwas einfacher.

Skala von 1 bis 5	Ausdauer	Beweglichkeit	Koordination	Kraft	Schnelligkeit
		••	•		

Stütz-Power

Schwerpunkte: Sanfte Kräftigung der Brustmuskulatur

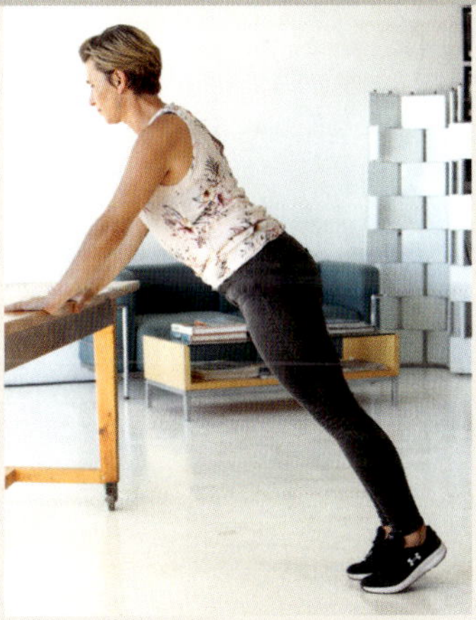

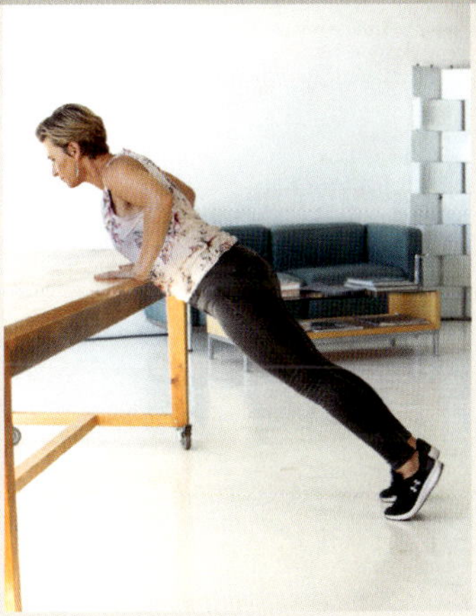

A Vor einen etwa hüfthohen Tisch stellen, die Hände an der Kante flach aufsetzen. Hände schulterbreit auseinander. Füße liegen mit Oberkörper, Kopf und Beinen auf einer Linie.

B Die Arme beugen und den Oberkörper bis zur Tischplatte absenken. Wieder hochdrücken.

10-mal, 3 Sets.

VARIANTE

An einer Wand ausgeführt wird die Übung deutlich leichter.

Skala von 1 bis 5	Ausdauer	Beweglichkeit	Koordination	Kraft	Schnelligkeit
	•	•	•	••	

Beinschwung

Schwerpunkte: Anregung des Kreislaufs und des Lymphflusses, Verbesserung der Hüftmobilität

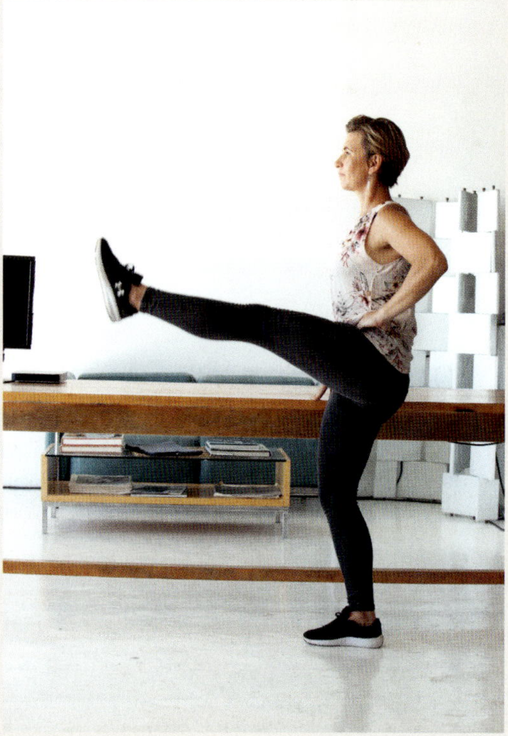

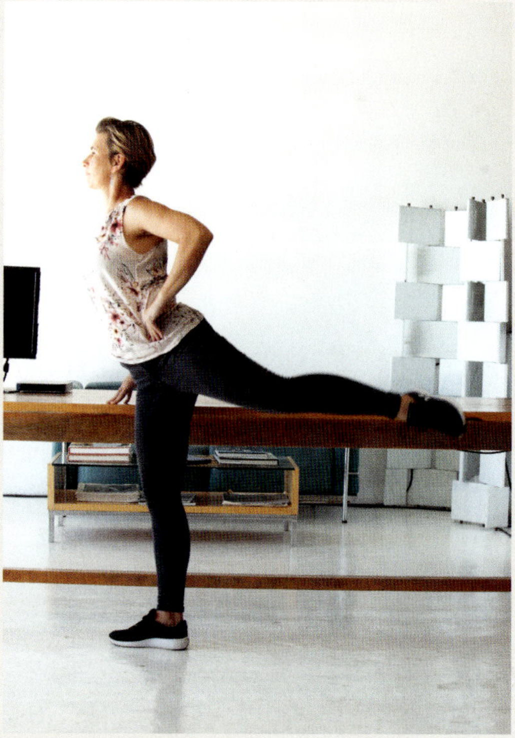

A Gerade stehen und mit der rechten Hand an einem Tisch oder einer Wand abstützen. Bauch und Rücken aktivieren und das linke Bein schwungvoll gestreckt nach vorn schwingen.

B Das Bein wieder sinken lassen, Corespannung erhöhen und ohne Pause nach hinten sinken lassen und ohne Pause nach hinten schwingen, so hoch es geht.

1 Minute je Seite, 3 Wiederholungen.

VARIANTE

Wer über eine gute Balance verfügt, kann die Übung ohne Abstützen versuchen.

Skala von 1 bis 5	Ausdauer	Beweglichkeit	Koordination	Kraft	Schnelligkeit
	••	••	•	••	•

Seitendehnung

Schwerpunkte: Dehnung der Flanken, Verbesserung der Körperspannung

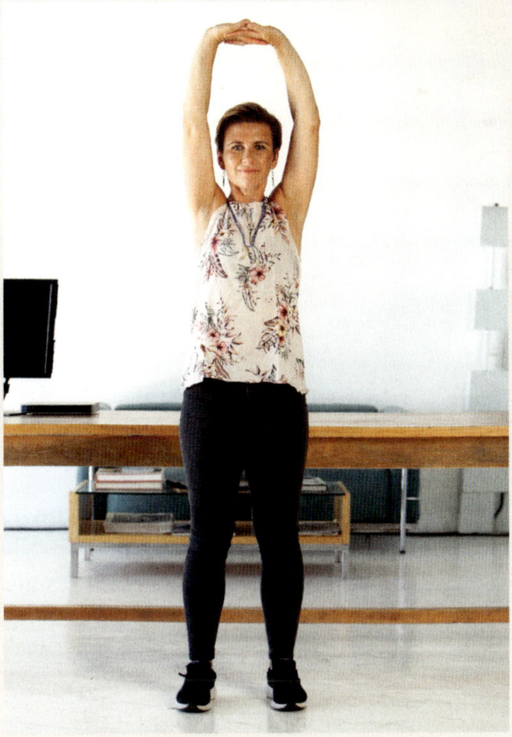

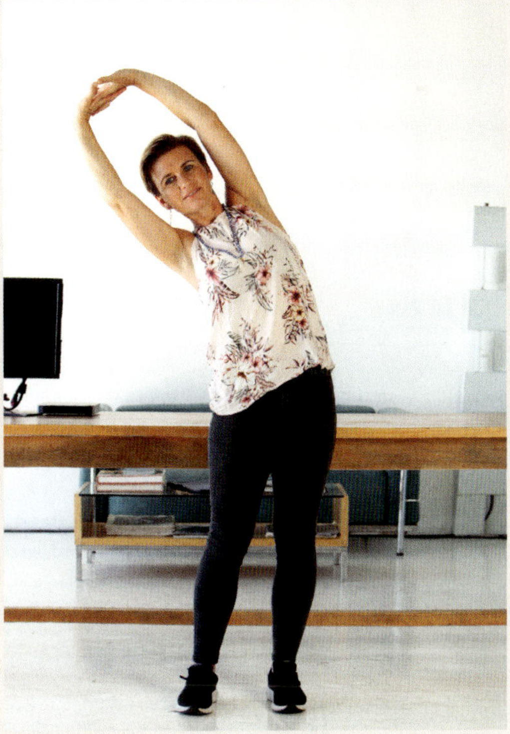

A Füße hüftweit öffnen, Arme nach oben strecken und die Hände ineinander verschränken. Handflächen nach oben drehen. Bauch, Rücken und Beckenboden anspannen, das Steißbein betont nach unten ziehen.

B Oberkörper wie über einen großen Ball nach rechts neigen, die Hüfte dabei leicht nach links schieben.

20 Sekunden halten, dann lösen und zur anderen Seite wiederholen. 3 Sets.

VARIANTE

Mit gekreuzten Beinen wird die Dehnung der Flanken noch deutlich intensiver.

Skala von 1 bis 5	Ausdauer	Beweglichkeit	Koordination	Kraft	Schnelligkeit
	•	••	••	•	

Rückbeuge

Schwerpunkte: Verbesserung der Koordination und Dehnung der Körpervorderseite

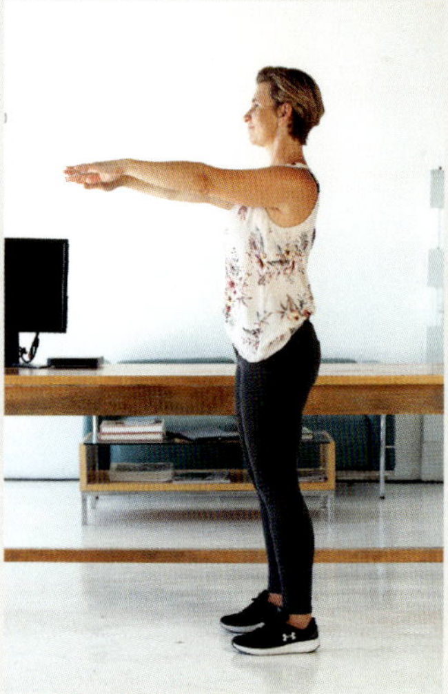

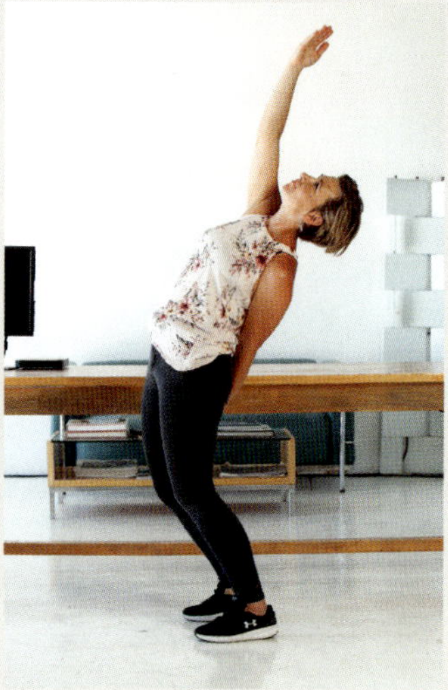

A Hüftweiter Stand, Rücken und Bauch leicht anspannen. Arme auf Schulterhöhe nach vorn ausstrecken, Handflächen zeigen nach unten. Knie leicht beugen und den linken Arm nach unten, dann zum rechten Oberschenkel ziehen.

B Gleichzeitig den rechten Arm nach oben und hinten ziehen. Oberkörper leicht nach hinten neigen. 5 tiefe Atemzüge halten, dann lösen und zur anderen Seite wiederholen.

5 tiefe Atemzüge halten, dann lösen und zur anderen Seite wiederholen. 3-mal je Seite.

VARIANTE

Im Kniestand wird die Übung deutlich leichter.

Skala von 1 bis 5	Ausdauer	Beweglichkeit	Koordination	Kraft	Schnelligkeit
		••	•••	•	

Rückenmobil

Schwerpunkte: Mobilisierung des Rückens, Schulung des Gleichgewichts

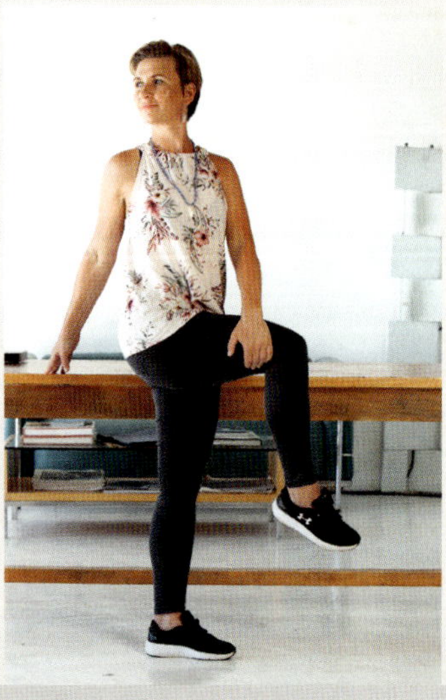

Mit der linken Seite zu einem Tisch oder einer Wand stellen. Gewicht nach links verlagern und das rechte Bein gebeugt bis auf Hüfthöhe anheben. Mit der linken Hand die Außenseite der rechten Kniekehle greifen und den Oberkörper nach rechts drehen, so weit es geht. Der Blick geht der rechten Hand nach; eventuell abstützen.

5 tiefe Atemzüge je Seite.

VARIANTE

Wer sehr beweglich ist, kann den rechten Fuß greifen und das rechte Bein ausstrecken.

Skala von 1 bis 5	Ausdauer	Beweglichkeit	Koordination	Kraft	Schnelligkeit
		••	••	•	

Vorbeuge

Schwerpunkte: Dehnung des Brust-Schulter-Bereichs, Aktivierung der Blutzirkulation

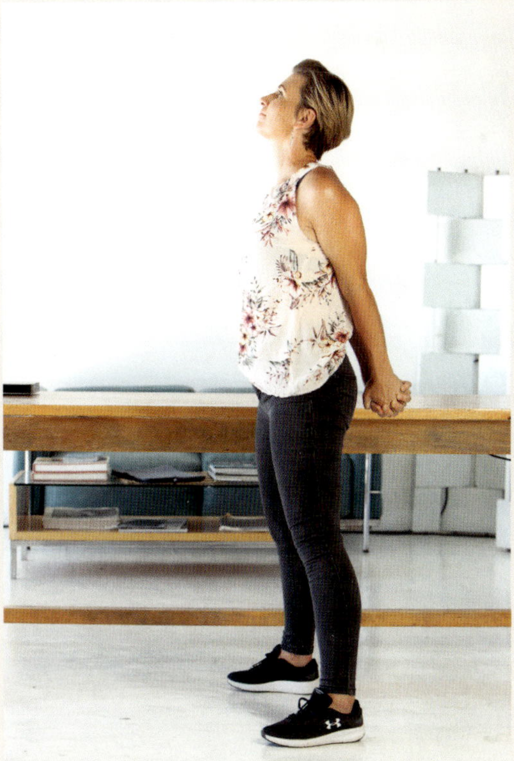

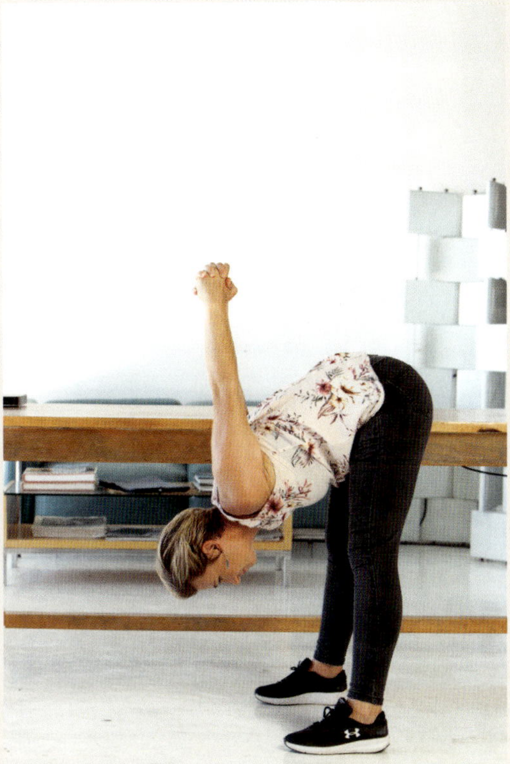

A Beine weit grätschen und die Hände hinter dem Rücken verschränken, die Handballen aneinanderdrücken und Arme vom Körper wegziehen. Kopf leicht in den Nacken legen.

B Mit geradem Rücken und gestreckten Beinen nach vorn neigen und die Arme gestreckt über den Kopf so weit wie möglich nach vorn ziehen.

5 tiefe Atemzüge halten, dann lösen.
3 Wiederholungen.

VARIANTE

Sehr bewegliche Personen können den Scheitel in einer noch weiteren Grätsche auf den Boden setzen.

Skala von 1 bis 5	Ausdauer	Beweglichkeit	Koordination	Kraft	Schnelligkeit
		•••	••		

Armschwung

Schwerpunkte: Anregung des Kreislaufs, Lockerung des Rückens

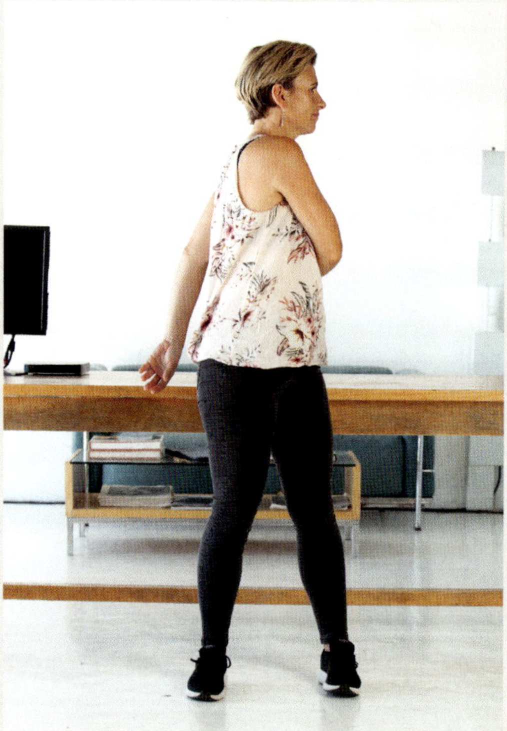

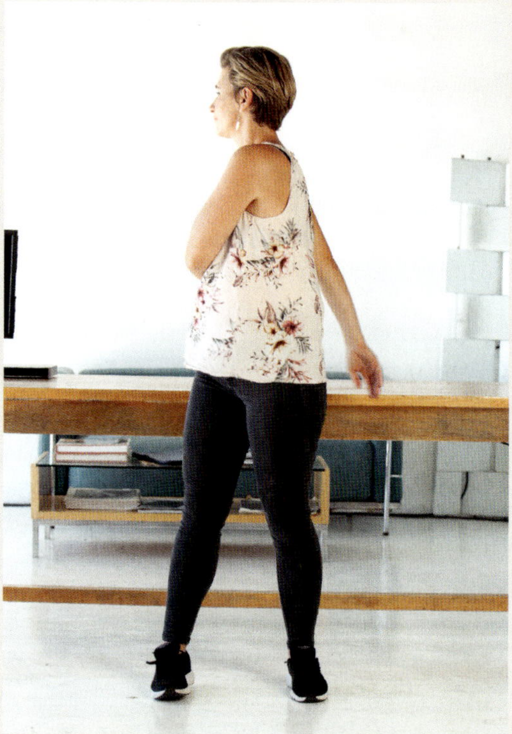

A Gerade stehen, Füße schulterbreit öffnen. Bauch und Rücken aktivieren. Oberkörper nach links drehen und Arme in einer lockeren, schwungvollen Bewegung nach links schwingen.

B Dann den Oberkörper im Bewegungsfluss nach rechts schwingen und die Arme mitziehen.

1 Minute, 3 Wiederholungen.

VARIANTE

Je schneller die Bewegung durchgeführt wird, desto intensiver wird sie.

Skala von 1 bis 5	Ausdauer	Beweglichkeit	Koordination	Kraft	Schnelligkeit
	•	•	••	•	•

Sitz-Power

Schwerpunkte: Kräftigung von Po und Oberschenkeln

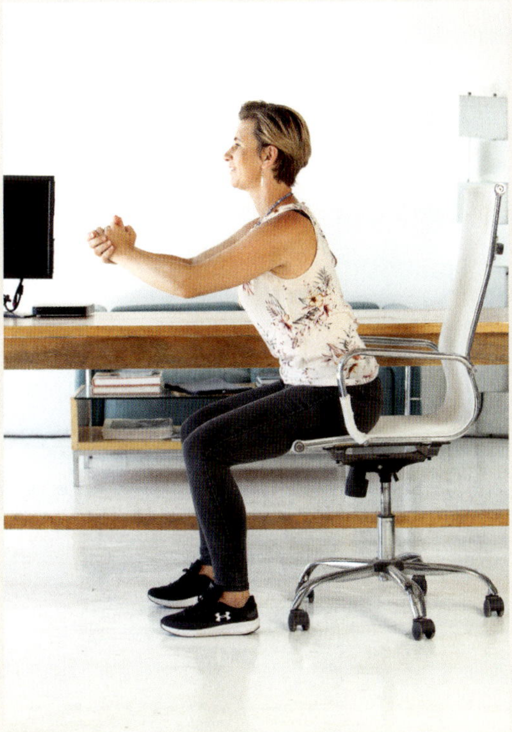

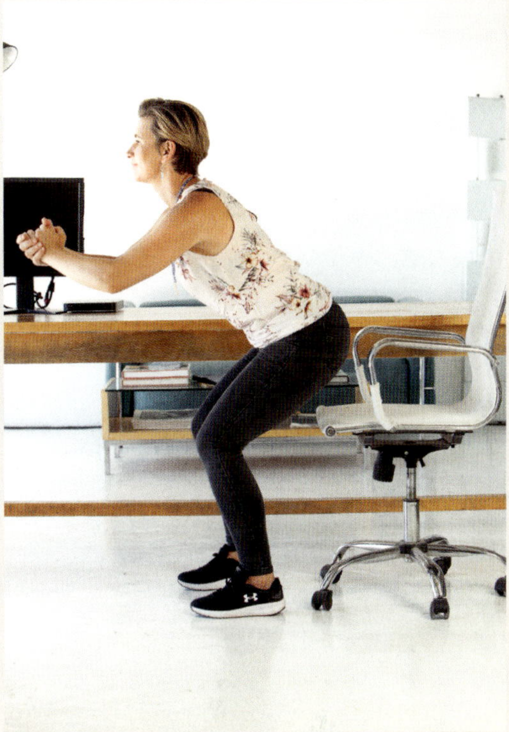

A Auf das vordere Drittel eines Bürostuhls setzen. Füße hüftweit aufstellen und die Handflächen vor der Brust locker aneinanderdrücken, Ellbogen leicht beugen. Oberkörper gerade nach vorn neigen und Spannung in Bauch und Rücken aufbauen.

B Oberschenkel, Bauch und Rücken aktivieren und das Gesäß von der Sitzfläche lösen und rund 20 Zentimeter anheben. Wieder absetzen.

15-mal, 3 Sets.

VARIANTE

Für eine höhere Intensität den Po nicht mehr absetzen, sondern nur anheben und absenken.

Skala von 1 bis 5	Ausdauer	Beweglichkeit	Koordination	Kraft	Schnelligkeit
		•	•	•••	

CARDIO-WORKOUTS

Kurz und knackig soll es sein? Dann sind die Tabata-Workouts genau dein Cardio-Programm! Länger von der Intervallzeit und kraftintensiver sind die HIIT-Einheiten: Der Anteil an Kräftigung ist hier etwas höher. Explosiver und schneller wird es bei den Kickbox-Workouts: Hier trifft geballte Kraft auf die einmalige Gelegenheit, an dein Tempolimit bei komplexen Bewegungsmustern zu kommen. Kombiniert mit energiegeladener Musik wirken unsere Cardio-Workouts übrigens am besten: Musik an, Stress aus – und los geht's!

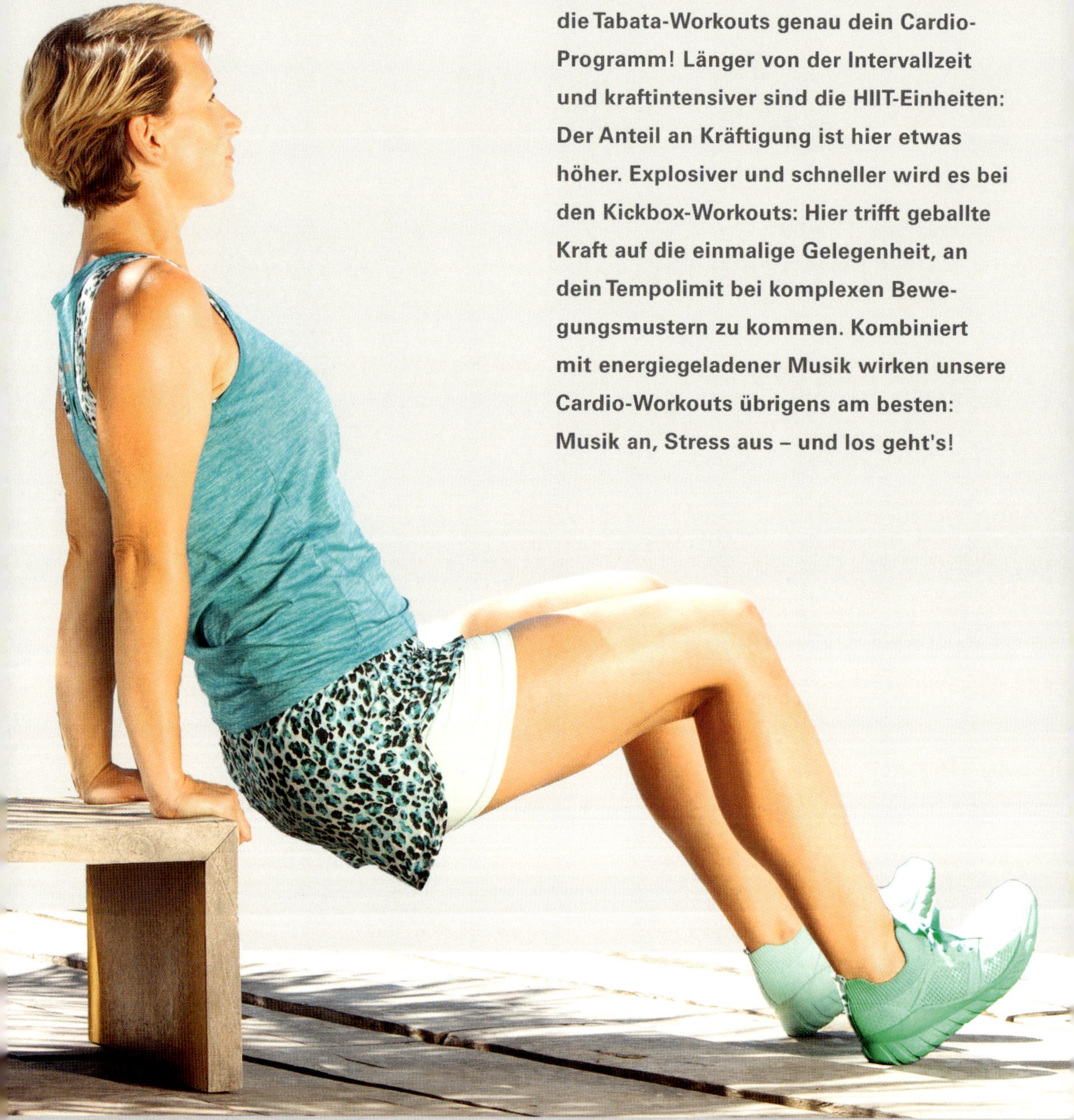

Jumping Jack

Schwerpunkte: Stoffwechseltraining und Kräftigung der Bein- und Pomuskulatur

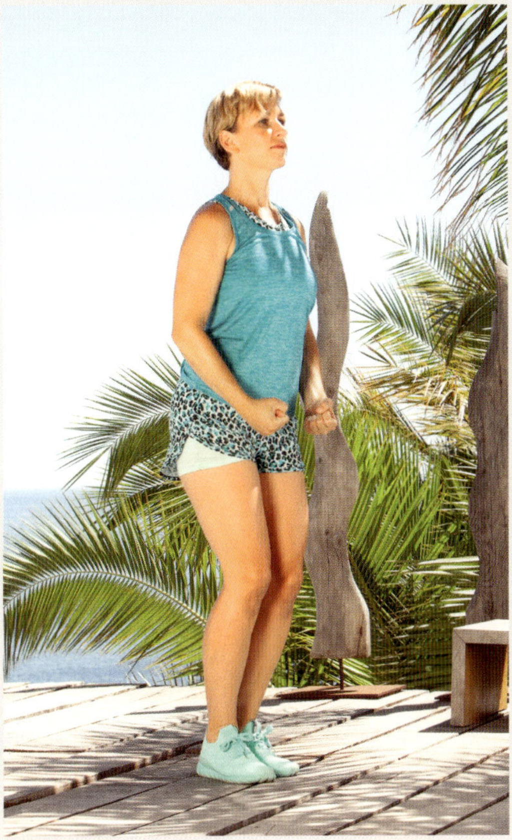

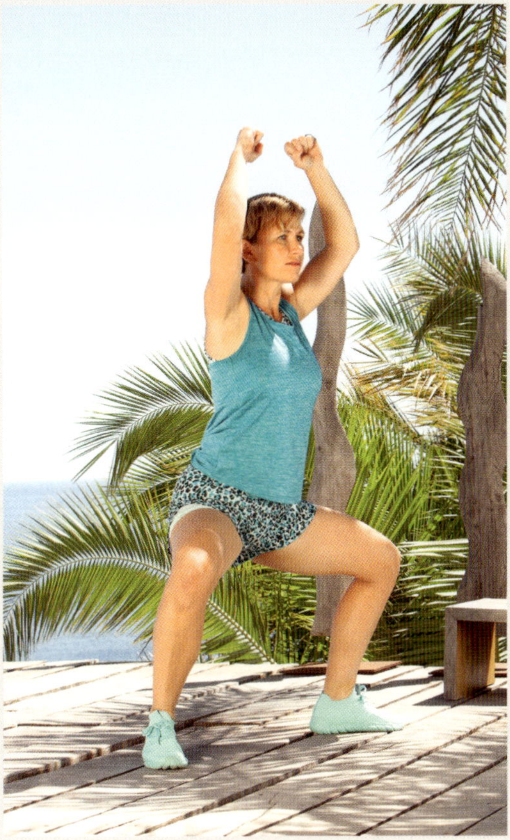

A Aufrecht stehen, Bauch und Rücken aktivieren. Knie leicht beugen, Hände zu Fäusten ballen und locker vor dem Körper halten, Arme aktivieren. Schultern nach hinten und unten setzen.

B Mit einem Sprung nach oben drücken und Beine in eine weite Grätsche öffnen, dabei die Arme über die Seiten nach oben ziehen. Knie und Zehenspitzen zeigen diagonal nach außen.

20 Sekunden in schnellem Tempo springen, 10 Sekunden Pause. 8 Wiederholungen.

VARIANTE

Die Bewegung wird leichter, wenn die Füße ohne Sprung nacheinander geöffnet und geschlossen werden.

Skala von 1 bis 5	Ausdauer	Beweglichkeit	Koordination	Kraft	Schnelligkeit
	•••	•	••	••	•••

Wechsel-Jump

Schwerpunkte: Kräftigung von Beinen und Gesäß, Schulung der Koordination

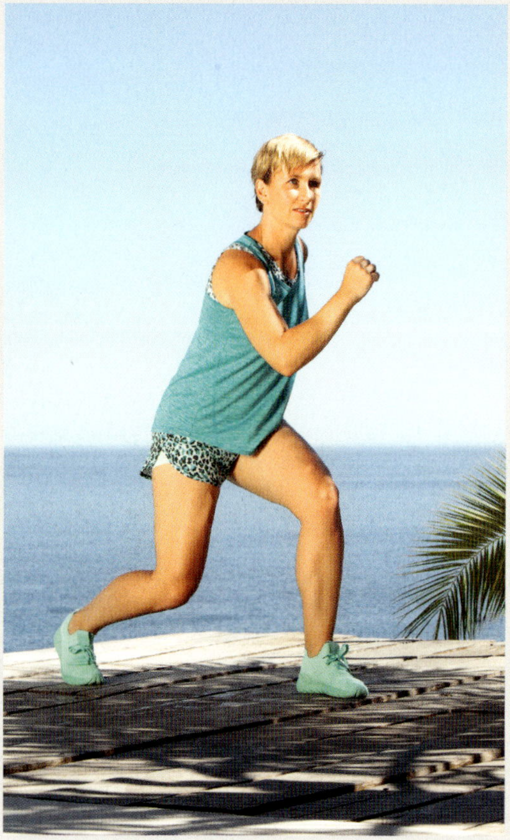

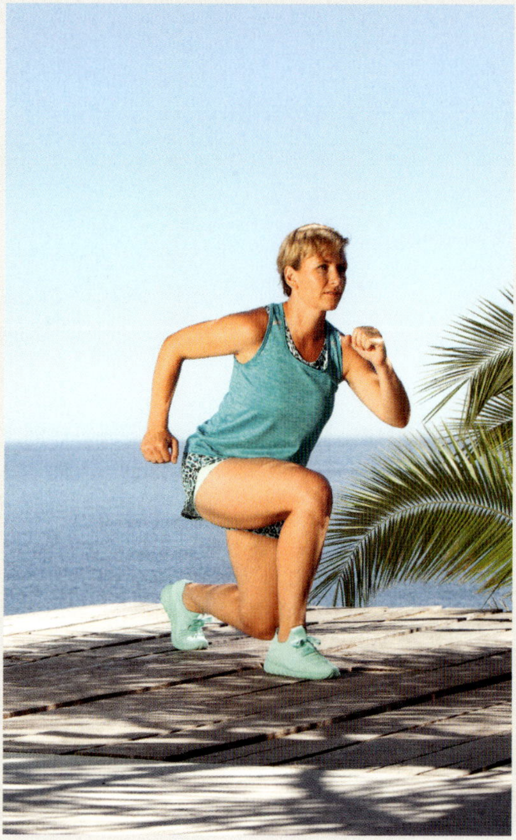

A Mit dem linken Fuß einen großen Ausfallschritt nach vorn machen. Arme beugen und den rechten Arm locker nach vorn, den linken locker nach hinten ziehen. Knie beugen, Oberkörperspannung aufbauen.

B Mit beiden Füßen zum Sprung hochdrücken, in der Luft das rechte Bein nach vorn, das linke nach hinten ziehen und tief beugen. Linken Arm zeitgleich nach vorn, den rechten nach hinten schwingen.

20 Sekunden in zügigem Tempo springen, 10 Sekunden Pause. 8 Wiederholungen.

VARIANTE

Die Übung wird leichter, wenn die Füße in Schrittform aufgesetzt werden.

Skala von 1 bis 5	Ausdauer	Beweglichkeit	Koordination	Kraft	Schnelligkeit
	•••	•	••	••	•••

Twistkick

Schwerpunkte: Verbesserung der Körperspannung, Training der Core-Muskulatur

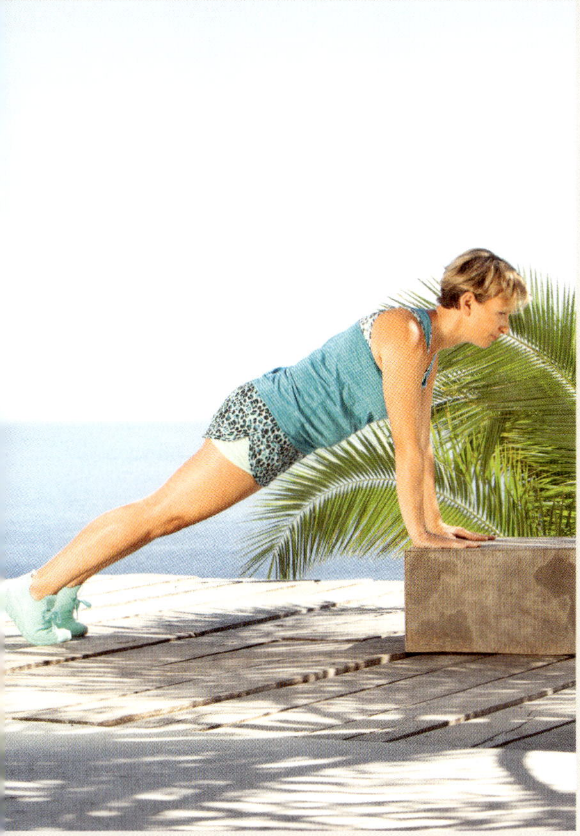

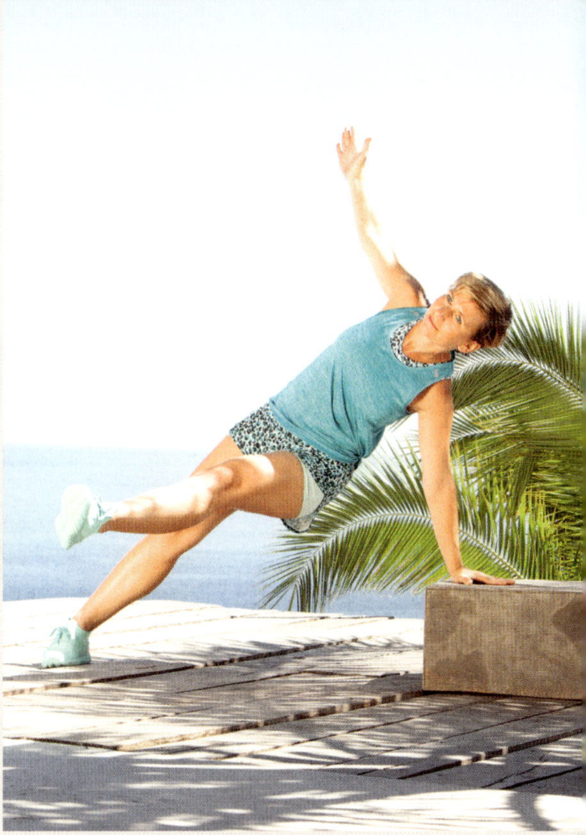

A Absolviere die Übung an einem niedrigen Tisch, einer hohen Treppenstufe oder einem Hocker. Die Höhe der Auflagefläche sollte etwa 40 bis 50 Zentimeter betragen. Hände vor dem Körper auf die Fläche der Stufe aufsetzen, Beine strecken. Bauch, Beckenboden und Rücken aktivieren. Oberkörper und Beine in einer Ebene halten.

B Gewicht auf die linke Hand verlagern, gleichzeitig rechte Ferse zum Boden kippen lassen und linkes Bein nach vorn, rechten Arm nach oben strecken. Zurück in die Ausgangsposition und Haltung zur anderen Seite wiederholen.

20 Sekunden in zügigem Tempo ohne Pause, danach 10 Sekunden Pause. 8 Wiederholungen.

VARIANTE

Je langsamer die Übung durchgeführt wird, desto leichter wird sie.

Skala von 1 bis 5	Ausdauer	Beweglichkeit	Koordination	Kraft	Schnelligkeit
	●●	●●	●●●	●●●●	●●

Arm-Power

Schwerpunkte: Fordert die gesamte Core-Muskulatur, aktiviert den Stoffwechsel

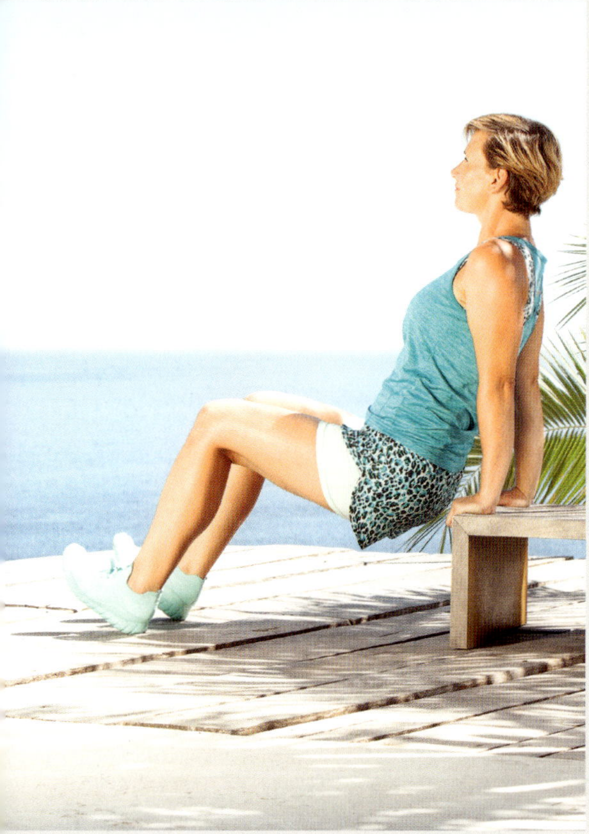

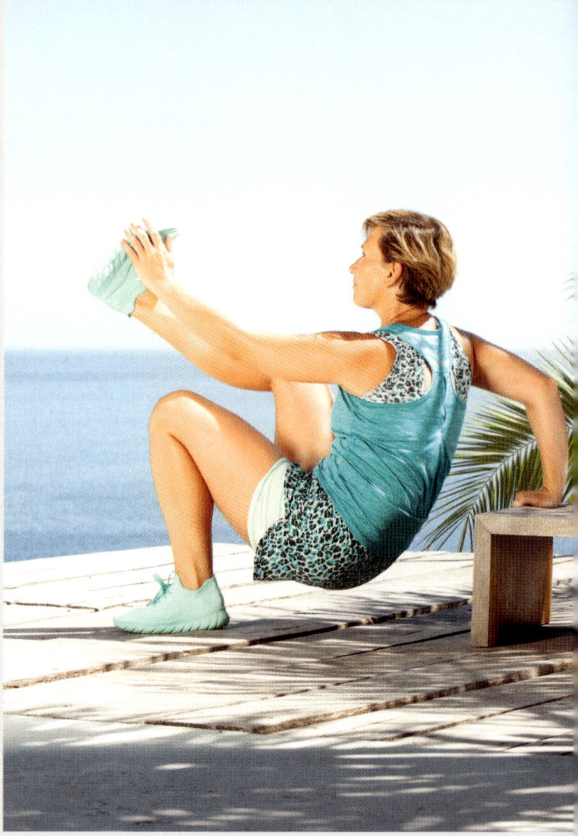

A Absolviere die Übung an einem niedrigen Tisch, einer hohen Treppenstufe oder einem Hocker. Die Höhe der Auflagefläche sollte etwa 40 bis 50 Zentimeter betragen. Auf die Stufe setzen, die Hände eng neben dem Körper an die Kanten legen und Finger nach unten klappen. Beine angewinkelt aufstellen, Zehenspitzen anziehen. Schultern aktivieren. Bauch- und Rückenspannung erhöhen und das Gesäß von der Stufe weg nach vorn heben.

B Arme beugen, dann die linke Hand von der Stufe lösen, linken Fuß komplett auf den Boden setzen und den rechten Fuß ebenfalls vom Boden lösen. Linke Hand zum rechten Fuß führen. Beim Hochdrücken Hand und Fuß wieder abstellen, zur anderen Seite wiederholen.

20 Sekunden in zügigem Tempo ohne Pause, danach 10 Sekunden Pause. 8 Wiederholungen.

VARIANTE

Die Übung ist deutlich leichter, wenn die Beinbewegung weggelassen wird.

Skala von 1 bis 5	Ausdauer	Beweglichkeit	Koordination	Kraft	Schnelligkeit
	●●	●●	●●●	●●●	●●

Deepsquat

Schwerpunkte: Kräftigung von Oberschenkeln und Po

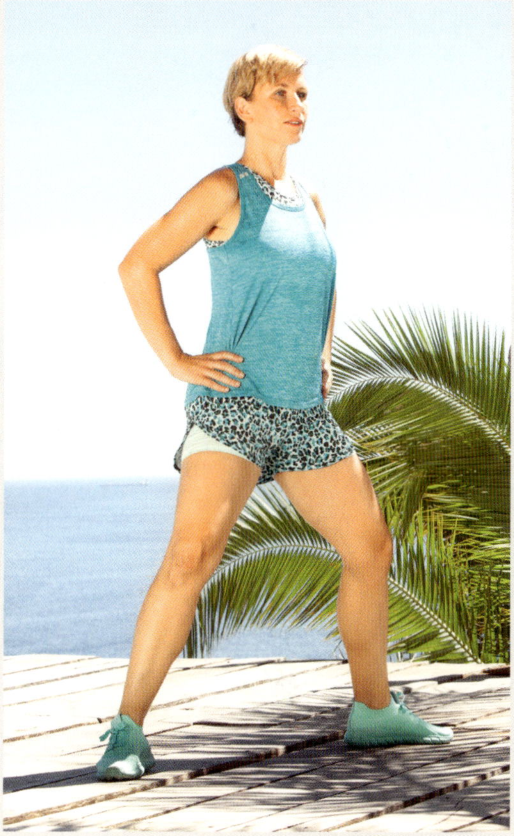

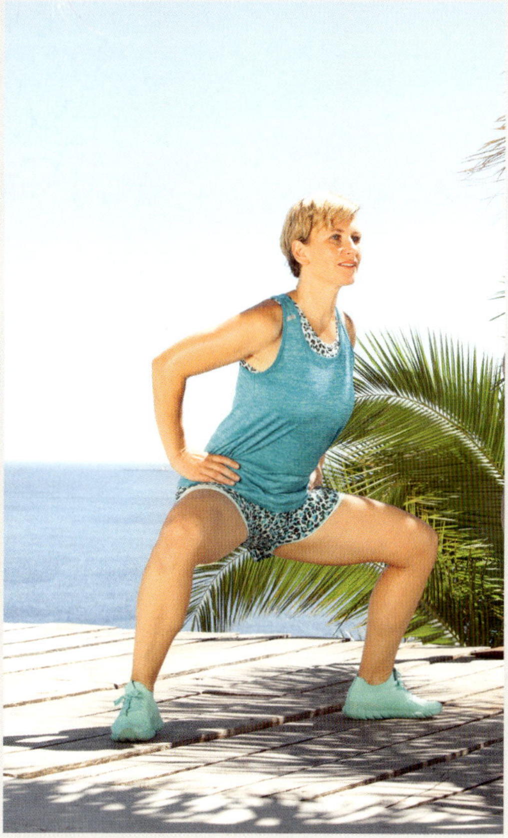

A Beine weit grätschen, Knie und Zehenspitzen leicht nach außen drehen. Hände an die Taille, Spannung in Bauch und Rücken aufbauen, Knie minimal beugen.

B Die Anspannung von Gesäß und Oberschenkeln deutlich erhöhen, die Knie beugen, bis die Oberschenkel fast parallel zum Boden sind.

20 Sekunden in zügigem Tempo ohne Pause, danach 10 Sekunden Pause.
8 Wiederholungen.

VARIANTE

Die Übung wird intensiver, wenn jeder zweite Squat mit einem kleinen Sprung beendet wird.

Skala von 1 bis 5	Ausdauer	Beweglichkeit	Koordination	Kraft	Schnelligkeit
	••	•	•	••	••

Kreuzschritt

Schwerpunkte: Straffung der Beine, Kräftigung der Rumpfmuskulatur

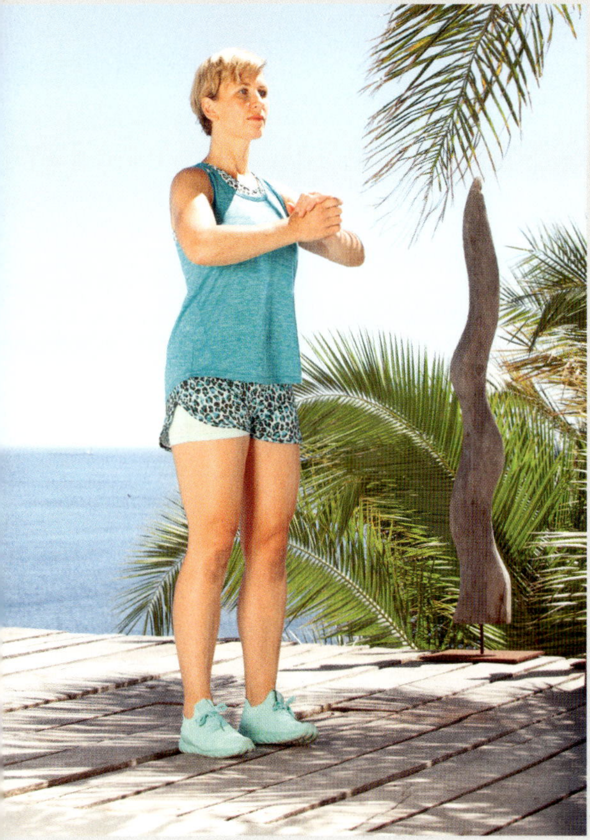

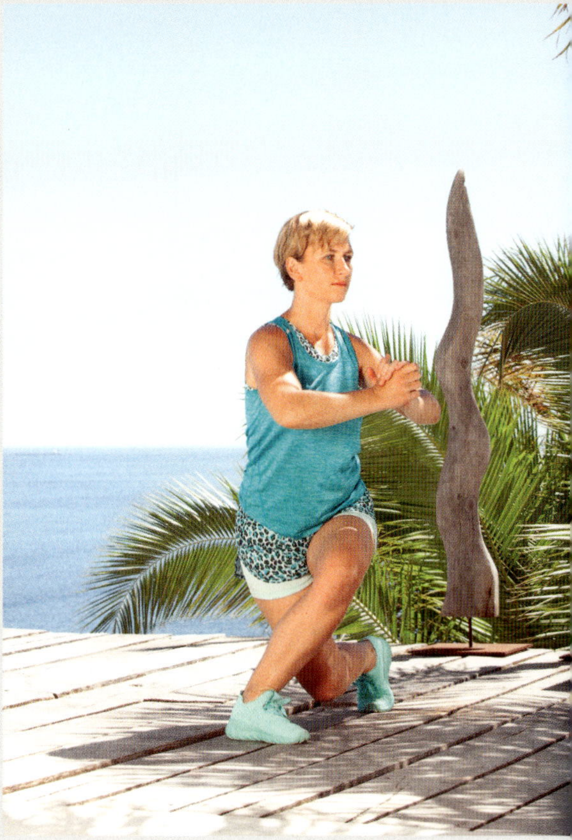

A Aufrecht stehen, Füße hüftbreit öffnen. Fußspitzen zeigen nach vorn. Hände vor dem Körper verschränken, Arme locker lassen, Ellbogen beugen. Spannung in Bauch und Rücken aufbauen.

B Gewicht auf das linke Bein verlagern und das rechte Bein hinter dem linken Bein weit nach links setzen, dabei die Knie tief beugen und die Hüften weiterhin nach vorn zeigen lassen. In die Ausgangsposition zurück, zur anderen Seite wiederholen.

20 Sekunden in zügigem Tempo, danach 10 Sekunden Pause. 8 Wiederholungen.

VARIANTE

Die Bewegung wird intensiver, wenn nur nach jedem Set die Seiten gewechselt werden.

Skala von 1 bis 5	Ausdauer	Beweglichkeit	Koordination	Kraft	Schnelligkeit
	●●	●●●	●●●●	●●●	●●

Taillenkick

Schwerpunkte: Aktivierung des Stoffwechsels, Kräftigung von Schultern und Taille

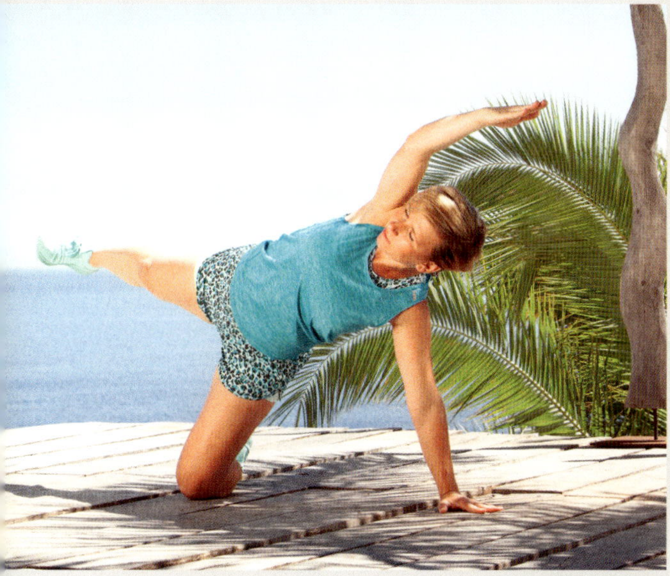

A Auf die linke Seite setzen, Hand unter der Schulter platzieren, Knie gebeugt ablegen. Hüfte anheben. Den linken Oberschenkel und den Oberkörper auf einer Ebene halten, rechtes Bein auf Hüfthöhe ausstrecken. Rechten Arm über den Kopf nach links strecken.

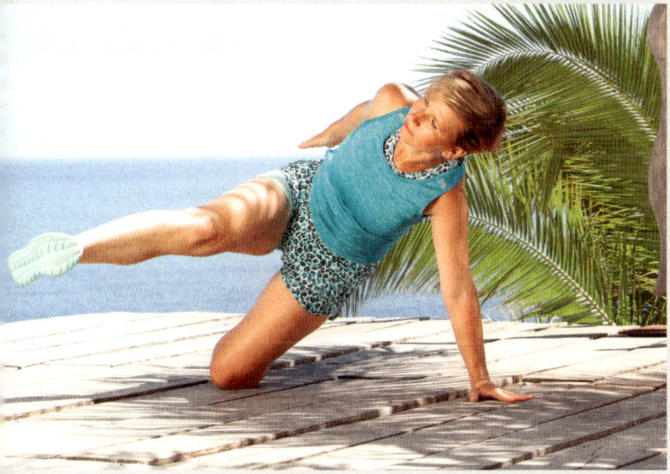

B Mit einer zügigen Bewegung das rechte Knie zuerst beugen, dann mit der Ferse kräftig nach vorn kicken, gleichzeitig den rechten Arm zuerst zur Taille, dann nach hinten ziehen.

20 Sekunden in zügigem Tempo ohne Pause, danach 10 Sekunden Pause. 4-mal wiederholen, dann rasch wechseln und auf der anderen Seite 4-mal wiederholen.

VARIANTE

Die Übung wird leichter, wenn der linke Unterarm abgelegt wird.

Skala von 1 bis 5	Ausdauer	Beweglichkeit	Koordination	Kraft	Schnelligkeit
	•••	••	•••	•••	•••

Bauch-Power

Schwerpunkte: Training der Bauchmuskulatur

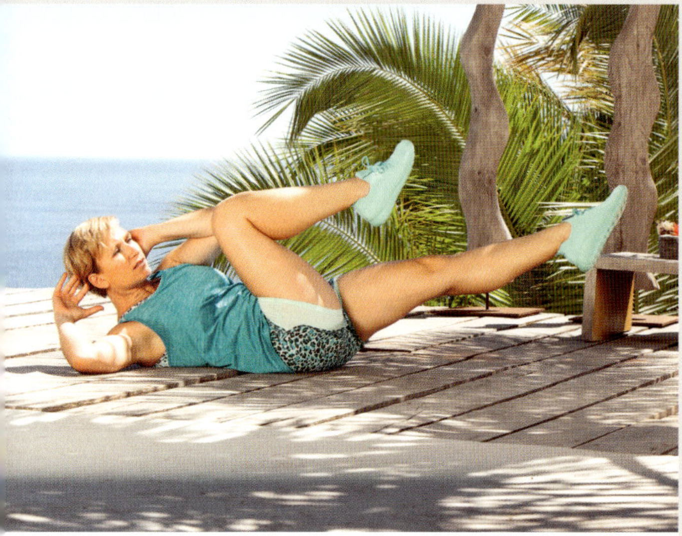

A Auf den Rücken legen. Beine beugen und anheben, bis die Unterschenkel parallel zum Boden sind. Hände an den Hinterkopf legen und Ellbogen nach außen ziehen. Bauchspannung aktivieren und den Oberkörper leicht anheben. Linkes Bein ausstrecken, gleichzeitig linke Schulter Richtung rechtes Knie ziehen.

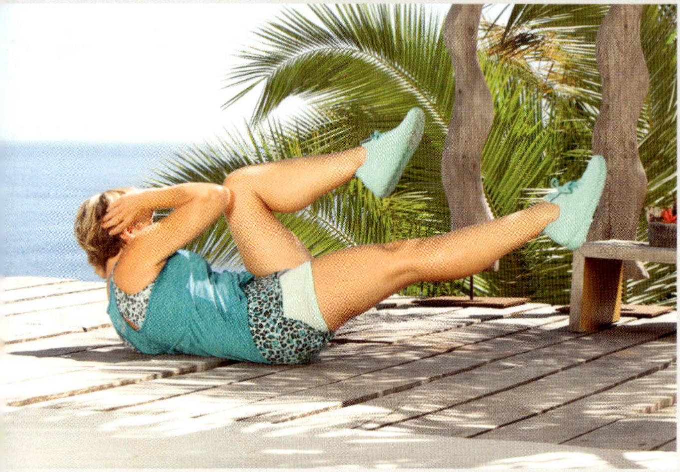

B Zurück zur Mitte, dann das rechte Bein strecken und die rechte Schulter in Richtung linkes Knie ziehen.

20 Sekunden in zügigem Tempo ohne Pause, danach 10 Sekunden Pause. 8 Wiederholungen.

VARIANTE

Die Übung wird umso intensiver, je schneller sie durchgeführt wird.

Skala von 1 bis 5	Ausdauer	Beweglichkeit	Koordination	Kraft	Schnelligkeit
	••	•	••	•••	••

Highjump

Schwerpunkte: Verbesserung der Ausdauer, Kräftigung der Beine

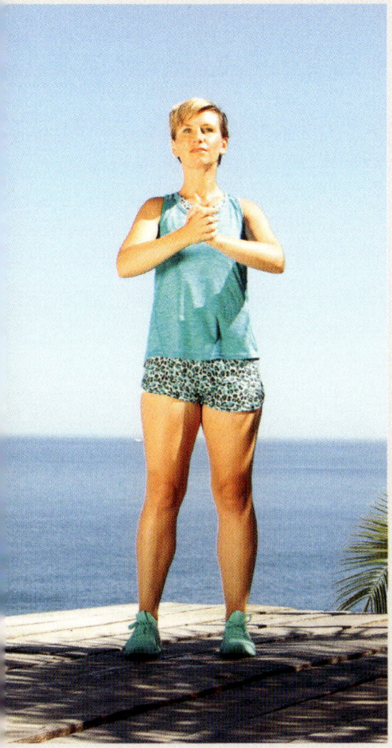

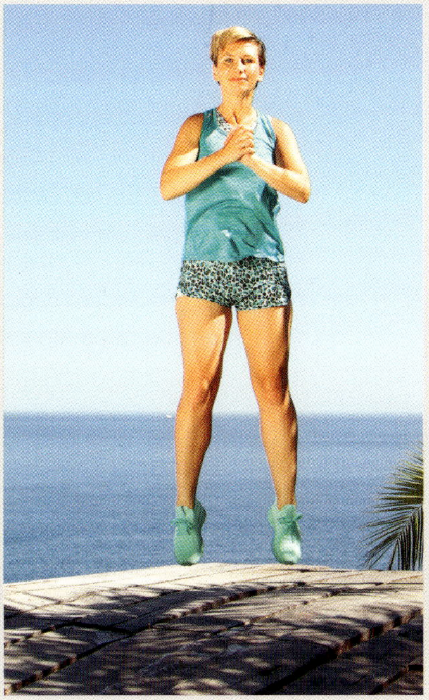

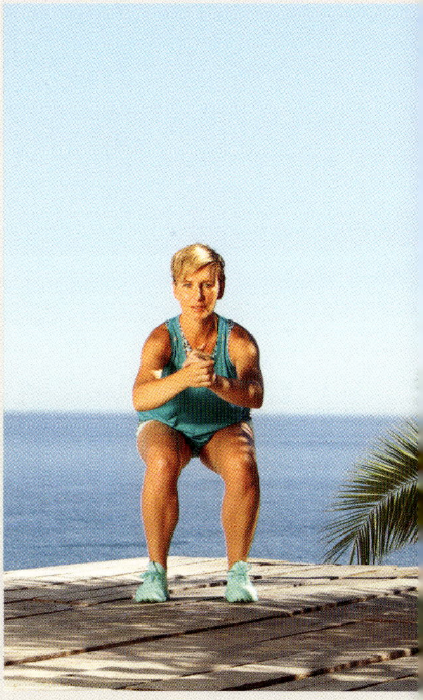

A Aufrecht stehen, Füße hüftbreit. Hände locker vor der Brust kreuzen, Arme gebeugt, Schultern locker.

B Knie zunächst beugen, dabei das Gesäß nach hinten schieben und den Oberkörper aus der Hüfte heraus leicht nach vorn kippen. Mit Füßen zum Sprung hochdrücken.

C In einer tiefen Kniebeuge landen, Oberschenkel parallel zum Boden halten. Ohne Pause erneut zum Sprung hochdrücken.

40 Sekunden in zügigem Tempo ohne Pause, danach 20 Sekunden Pause. 3 Wiederholungen.

VARIANTE

Die Übung wird leichter, wenn nach jedem Sprung 3-mal gefedert wird.

Skala von 1 bis 5	Ausdauer	Beweglichkeit	Koordination	Kraft	Schnelligkeit
	••••	••	••	••••	•••

Skippings

Schwerpunkte: Training des Herz-Kreislauf-Systems, Schulung der Schnelligkeit, Kräftigung der Beine

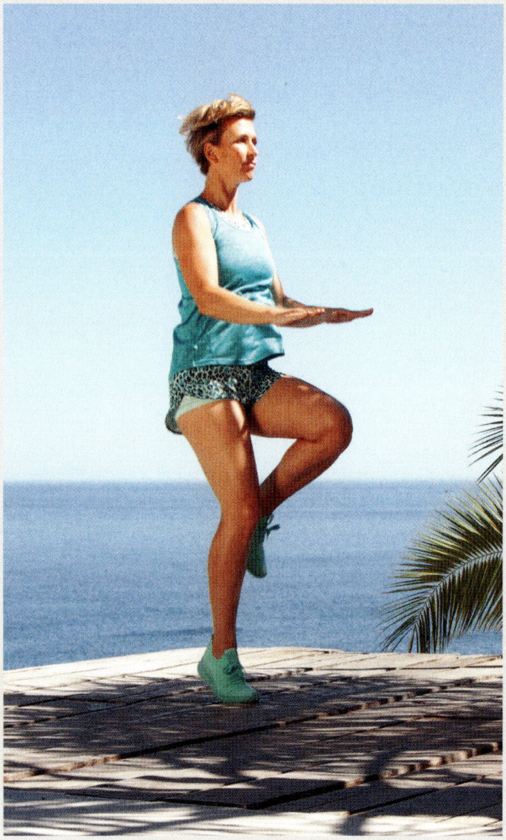

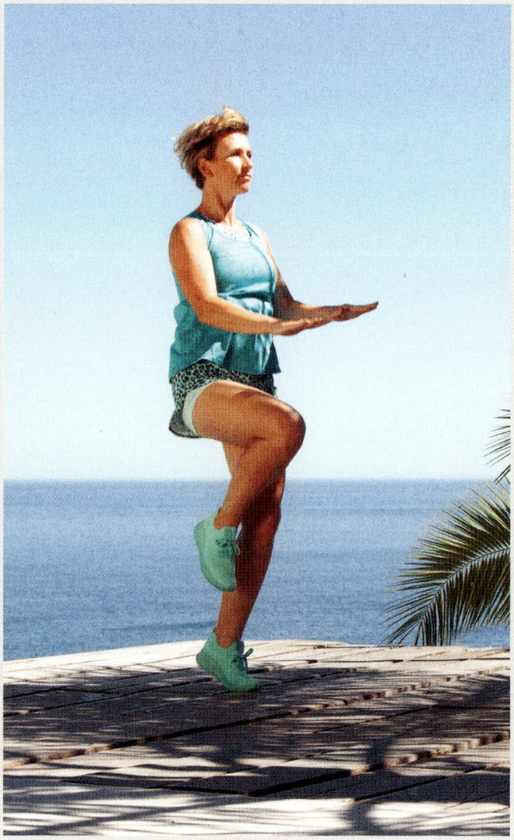

A Locker auf der Stelle joggen. Arme eng am Körper halten und die Unterarme im 90-Grad-Winkel nach vorn ausstrecken, Handflächen zeigen nach unten. Knie hochziehen: Das linke Knie Richtung linke Hand.

B Dann das rechte Knie Richtung rechte Hand hochziehen und dabei richtig Tempo machen.

40 Sekunden, danach 20 Sekunden Pause.
3 Wiederholungen.

VARIANTE

Je höher die Knie gezogen werden, desto intensiver wird die Übung.

Skala von 1 bis 5	Ausdauer	Beweglichkeit	Koordination	Kraft	Schnelligkeit
	●●●●	●●	●●	●●●●	●●●

Mountainclimber

Schwerpunkte: Training des Herz-Kreislauf-Systems, Schulung der Schnelligkeit, Kräftigung der Core-Muskulatur

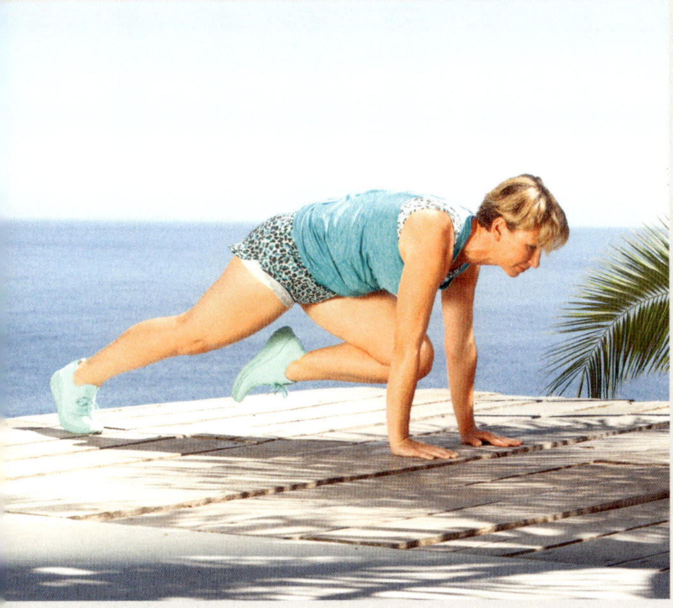

A In der Liegestützposition starten: Handgelenke unter den Schultern aufsetzen, Beine ausstrecken. Spannung in Bauch und Rücken aufbauen, Oberkörper und Beine auf einer Ebene halten. Linkes Knie schwungvoll nach vorn ziehen.

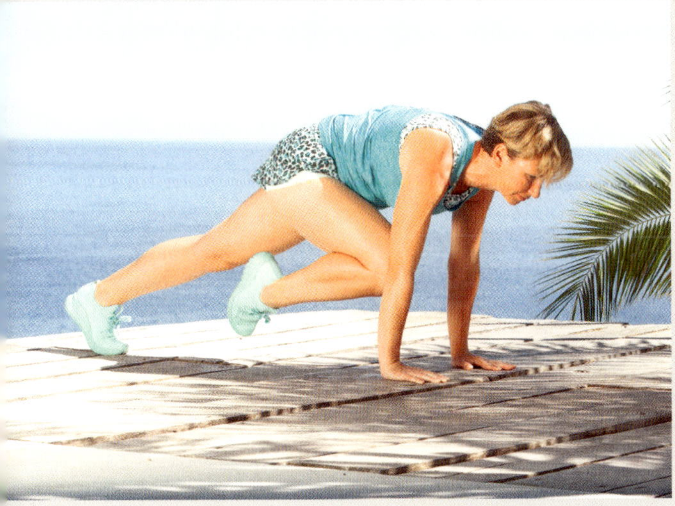

B Dann schnell wieder nach hinten absetzen, dann das rechte Knie schwungvoll nach vorn ziehen. Schneller werden und in eine Laufbewegung übergehen.

40 Sekunden, danach 20 Sekunden Pause. 3 Wiederholungen.

VARIANTE

Die Bewegung wird einfacher, wenn die Hände auf einem Podest oder einer Stufe abgestützt werden.

Skala von 1 bis 5	Ausdauer	Beweglichkeit	Koordination	Kraft	Schnelligkeit
	●●●	●●	●●	●●●●	●●●

Bauchpresse

Schwerpunkte: Aktivierung des Stoffwechsels, Training der geraden Bauchmuskeln

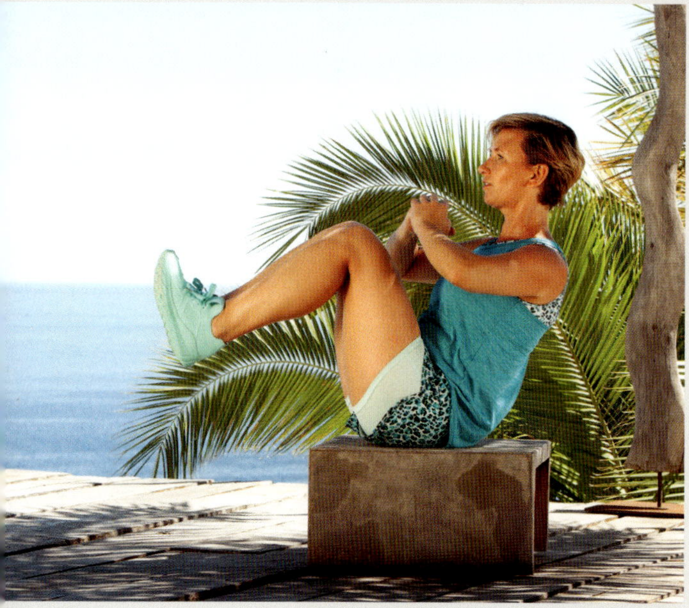

A Absolviere die Übung an einem niedrigen Tisch, einer hohen Treppenstufe oder einem Hocker. Die Höhe der Auflagefläche sollte etwa 40 bis 50 Zentimeter betragen. Auf die Stufe setzen, den Rücken strecken. Hände locker gefaltet vor der Brust halten. Bauch und Beckenboden fest anspannen und die Beine gebeugt anheben.

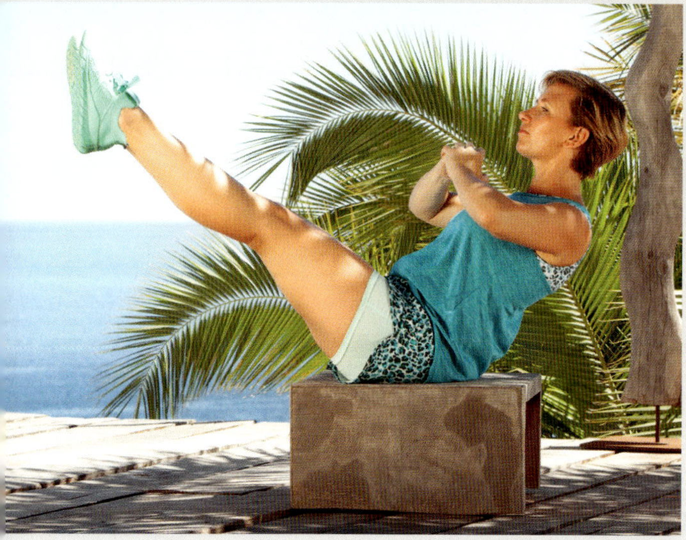

B Beine zügig und kontrolliert ausstrecken, dabei den Oberkörper gerade nach hinten neigen.

40 Sekunden, danach 20 Sekunden Pause. 3 Wiederholungen.

VARIANTE

Die Übung wird leichter, wenn du die Hände hinter dem Körper aufstützt.

Skala von 1 bis 5	Ausdauer	Beweglichkeit	Koordination	Kraft	Schnelligkeit
	••	••	••	••••	••

Bauch-Dips

Schwerpunkte: Aktivierung des Stoffwechsels, Training der schrägen Bauchmuskeln

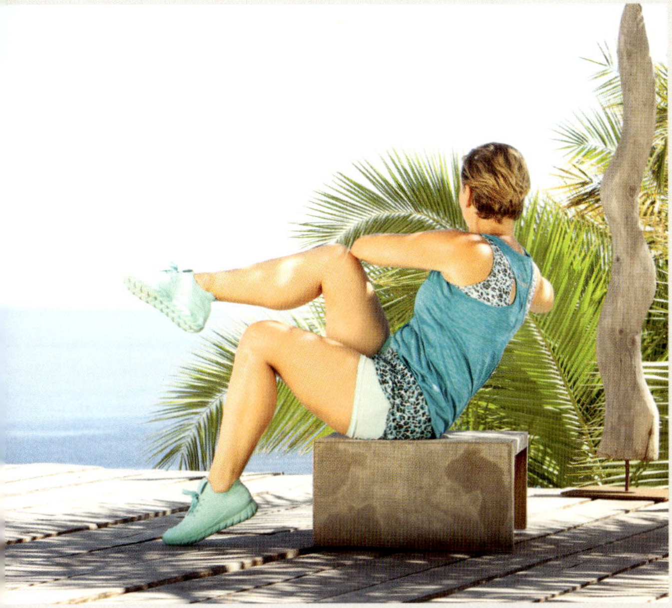

A Absolviere die Übung an einem niedrigen Tisch, einer hohen Treppenstufe oder einem Hocker. Die Höhe der Auflagefläche sollte etwa 40 bis 50 Zentimeter betragen. Auf die Stufe setzen, den Rücken strecken. Handflächen vor der Brust aufeinanderlegen, Ellbogen auf Brusthöhe halten. Beine gebeugt anheben. Linke Fußspitze zum Boden sinken lassen, gleichzeitig den Oberkörper nach rechts drehen und mit dem linken Ellbogen das rechte Knie berühren.

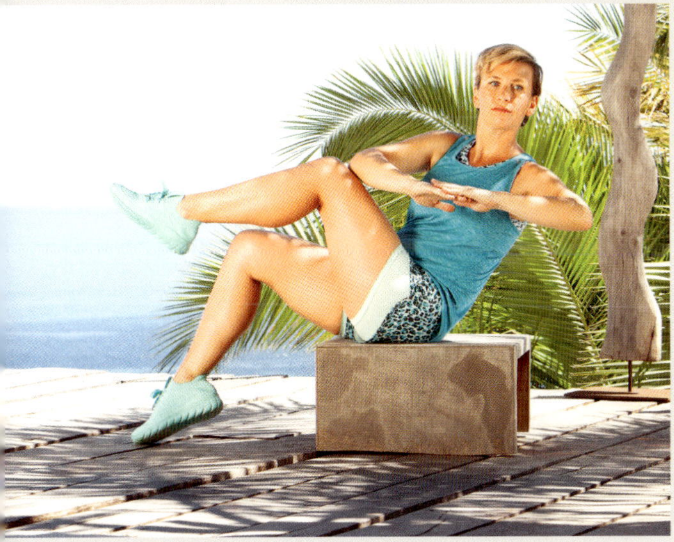

B Zurück zur Mitte und linkes Bein wieder anheben. Dann das rechte Bein zum Boden sinken lassen und mit der Fußspitze den Boden berühren, gleichzeitig Oberkörper nach links drehen und mit dem rechten Ellbogen das linke Knie berühren.

40 Sekunden, danach 20 Sekunden Pause. 3 Wiederholungen.

VARIANTE

Ohne Oberkörperdrehung wird die Übung auf jeden Fall deutlich leichter.

Skala von 1 bis 5	Ausdauer	Beweglichkeit	Koordination	Kraft	Schnelligkeit
	••	••	••	••••	••

Boxjump

Schwerpunkte: Verbesserung der Explosivkraft, Stärkung von Beinen und Po

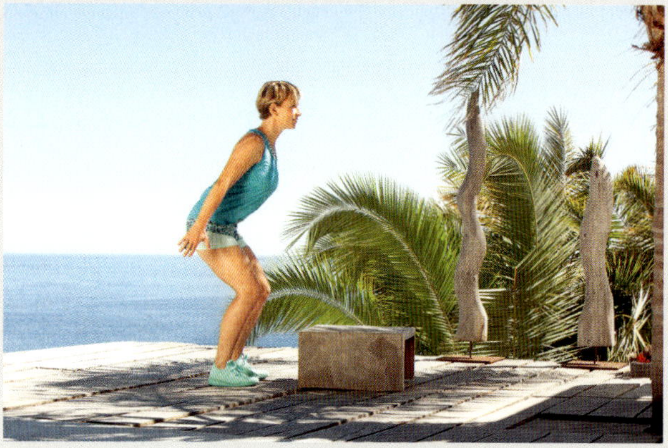

A Absolviere die Übung an einer 40 bis 50 Zentimeter hohen Stufe oder Box. 20 Zentimeter vor der Stufe hinstellen, Füße hüftweit öffnen. Arme gestreckt nach hinten ziehen, Knie leicht beugen.

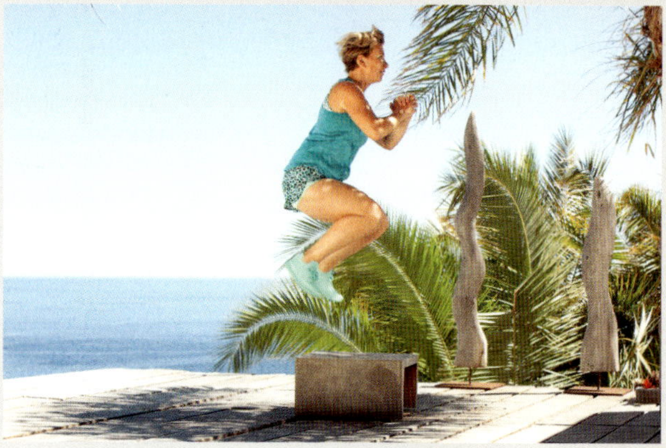

B Corespannung maximieren, dann die Arme schwungvoll nach vornziehen und mit beiden Füßen zu einem kraftvollen, kleinen Sprung hochdrücken.

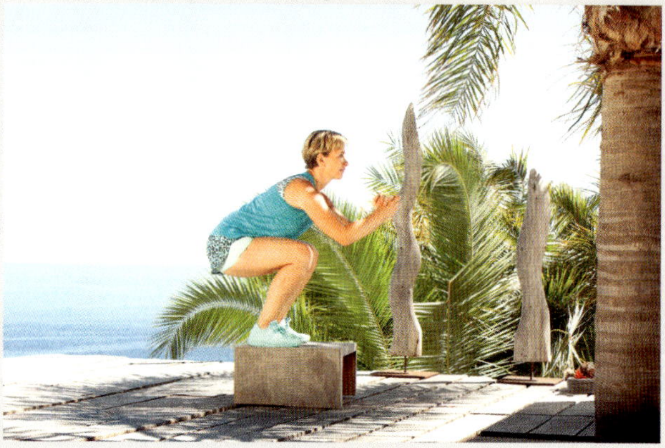

C Mit beiden Füßen auf der Box landen und die Knie tief beugen. Hochdrücken und mit den Füßen nacheinander absteigen, wiederholen.

40 Sekunden in sehr zügigem Tempo, danach 20 Sekunden Pause. 3 Wiederholungen.

VARIANTE

Die Übung wird einfacher, wenn du die Füße in einer Schrittbewegung auf die Box setzt statt zu springen.

Skala von 1 bis 5	Ausdauer	Beweglichkeit	Koordination	Kraft	Schnelligkeit
	••••	••	••	••	••••

Skatestep

Schwerpunkte: Verbesserung von Ausdauer und Koordination, Straffung von Po und Beinen

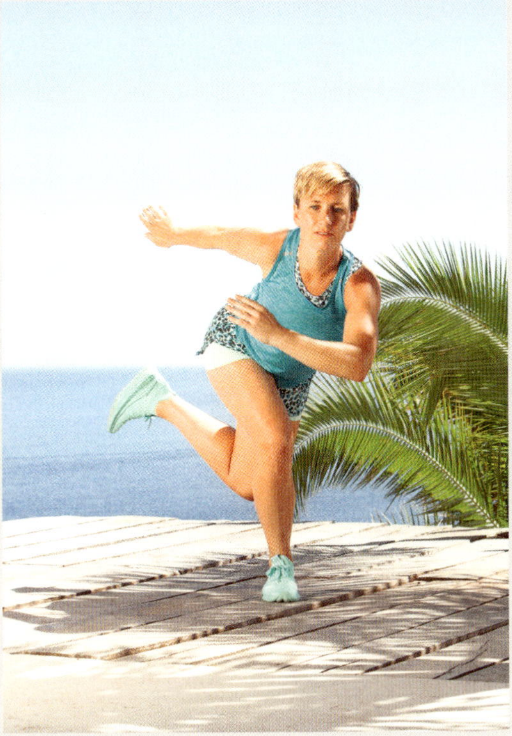

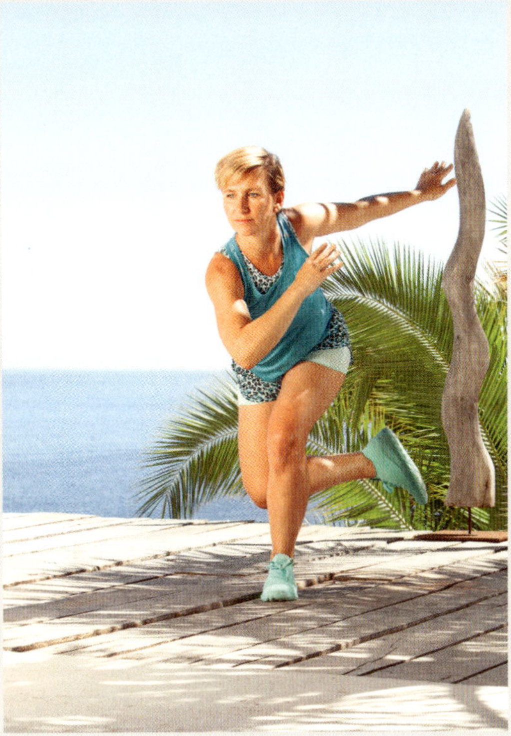

A Locker aufrecht hinstellen, dann das Gewicht mit einem Hüpfer nach rechts verlagern, gleichzeitig das linke Bein gebeugt hinter dem rechten kreuzen und beide Arme dynamisch nach rechts oben schwingen.

B Mit einem kräftigen Sprung nach links das Gewicht nach links verlagern. Gleichzeitig das rechte Bein gebeugt hinter dem linken kreuzen und beide Arme dynamisch nach links und oben schwingen.

40 Sekunden, danach 20 Sekunden Pause.
3 Wiederholungen.

VARIANTE

Je weiter der Sprung zur Seite, desto intensiver wird die Übung. Ist der Schritt zu kompliziert, führe ihn einige Male langsam aus, um die Bewegung zu erlernen.

Skala von 1 bis 5	Ausdauer	Beweglichkeit	Koordination	Kraft	Schnelligkeit
	●●●	●●	●●●	●●●	●●●

Spiderkick

Schwerpunkte: Schulung der Koordination, Kräftigung von Schultern und Bauch

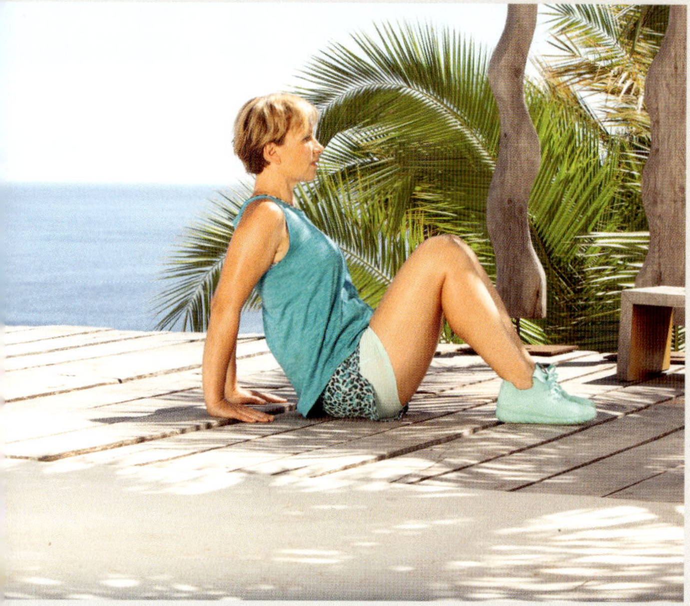

A Gerade hinsetzen, die Hände hinter dem Körper aufstellen. Finger zeigen zum Körper. Rücken strecken, Spannung in Bauch und Rücken aufbauen. Beine beugen, Füße hüftweit öffnen und flach auf den Boden setzen. Das Brustbein anheben und den Rücken strecken, der Blick geht nach vorn über die Knie.

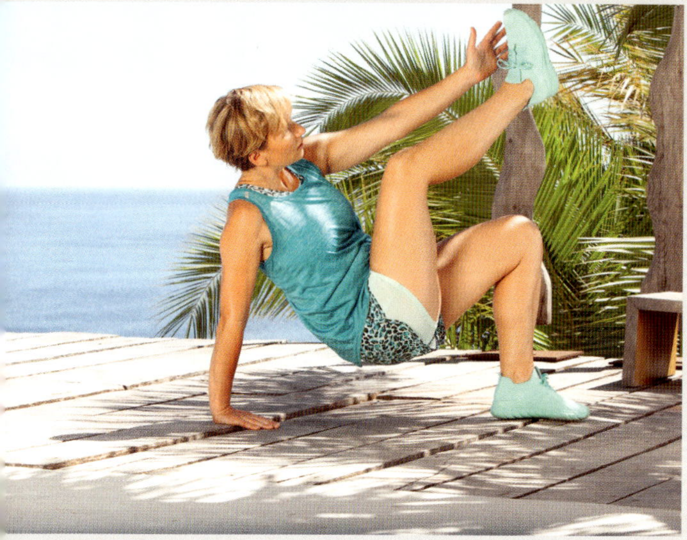

B Gesäß vom Boden lösen, Gewicht auf die rechte Hand und den linken Fuß verlagern. Linke Hand und rechten Fuß vom Boden lösen. Rechtes Bein gebeugt anheben und mit der linken Hand den rechten Fuß berühren. Hand und Fuß absetzen, den Po in der Schwebe halten und die Bewegung auf der anderen Seite wiederholen.

40 Sekunden, danach 20 Sekunden Pause. 3 Wiederholungen.

VARIANTE

Die Übung wird leichter, wenn du die Hände auf einer Box absetzt.

Skala von 1 bis 5	Ausdauer	Beweglichkeit	Koordination	Kraft	Schnelligkeit
	••••	••	••	••	

Planklift

Schwerpunkte: Kräftigung von Schultern und Core-Muskulatur

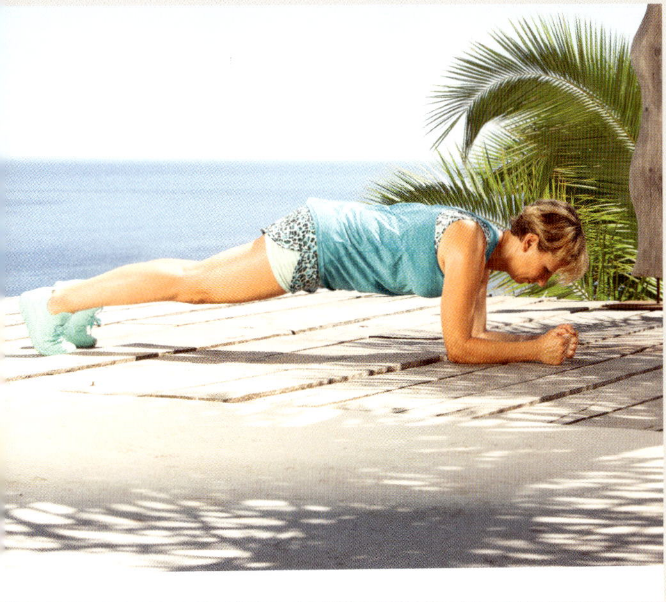

A Im Vierfüßlerstand starten. Die Ellbogen unter den Schultern aufstützen und die Hände zu Fäusten ballen. Beine ausstrecken, Oberkörper und Beine dabei auf einer Linie halten. Bauch- und Rückenspannung aktivieren.

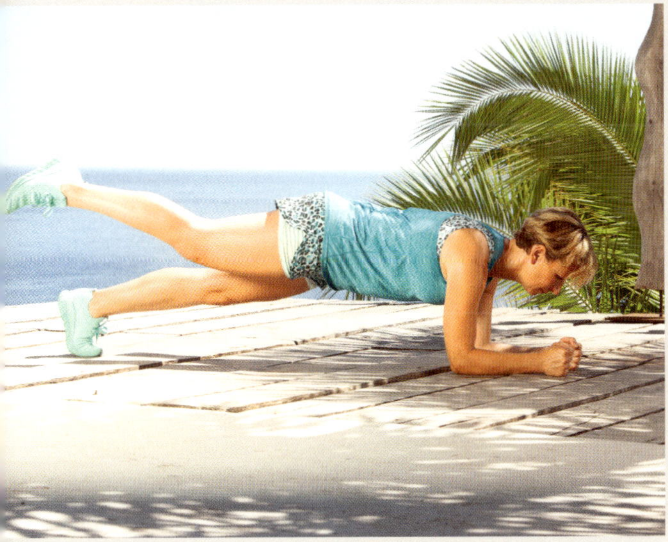

B Bauch fester anspannen und das rechte Bein anheben, so hoch es geht. Wieder senken, dann das linke Bein heben.

40 Sekunden, danach 20 Sekunden Pause. 3 Wiederholungen.

VARIANTEN

Die Übung wird intensiver, wenn du die Hände aufstützt, leichter, wenn du die Knie ablegst.

Skala von 1 bis 5	Ausdauer	Beweglichkeit	Koordination	Kraft	Schnelligkeit
	●●●	●●	●●	●●●●	●●

Singletaps

Schwerpunkte: Aktivierung des Stoffwechsels, Training der Bauchmuskeln

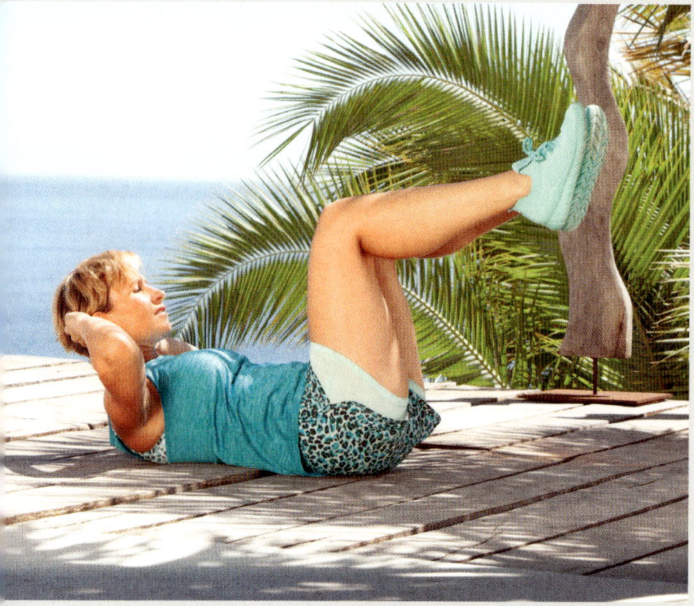

A In der Rückenlage beginnen. Hände an den Hinterkopf legen, Ellbogen nach außen ziehen. Beine gebeugt anheben und Unterschenkel parallel zum Boden halten. Bauchspannung aktivieren und den Oberkörper leicht anheben.

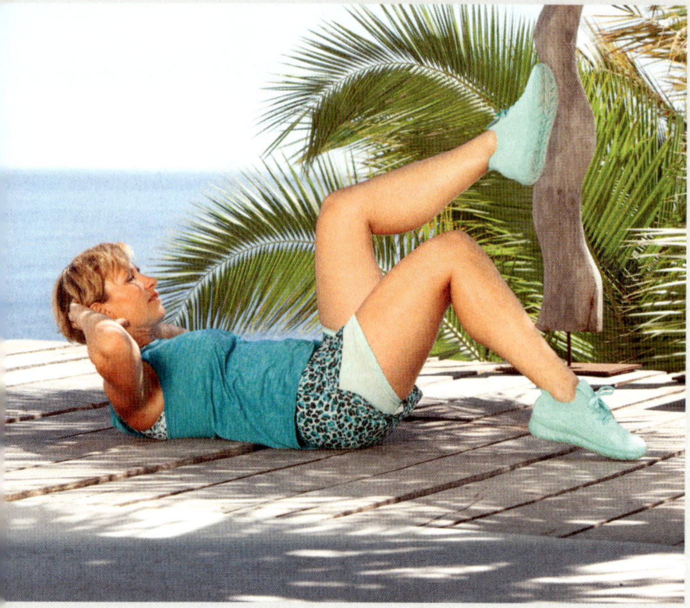

B Bauchspannung erhöhen und die rechte Fußspitze auf den Boden tippen. Wieder anheben, mit links wiederholen.

40 Sekunden, danach 20 Sekunden Pause. 3 Wiederholungen.

VARIANTE

Die Bewegung wird intensiver, wenn du den Oberkörper mit der Beinbewegung zur Gegenseite drehst.

Skala von 1 bis 5	Ausdauer	Beweglichkeit	Koordination	Kraft	Schnelligkeit
	••	••	••	•••	•

Jabcombo

Schwerpunkte: Aktivierung des Stoffwechsels, Kräftigung der Arm- und Schultermuskulatur

A Beine weit grätschen, Knie und Zehenspitzen leicht nach außen drehen. Knie beugen. Hände zu Fäusten ballen und nach rechts auf Schulterhöhe anheben, Arme beugen. Linke Hand vor dem Kinn, rechte Faust zwei Handbreit davor halten, Handgelenke strecken.

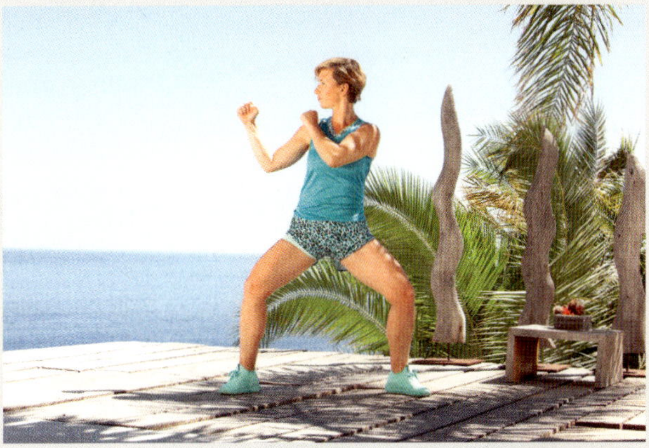

B Corespannung und Schulterspannung deutlich erhöhen. Dann mit der rechten Faust einen schnellen, kraftvollen Schlag nach rechts ausführen und kurz vor dem Gelenkanschlag die Bewegung stoppen. Dann den Arm ebenso schnell wieder beugen.

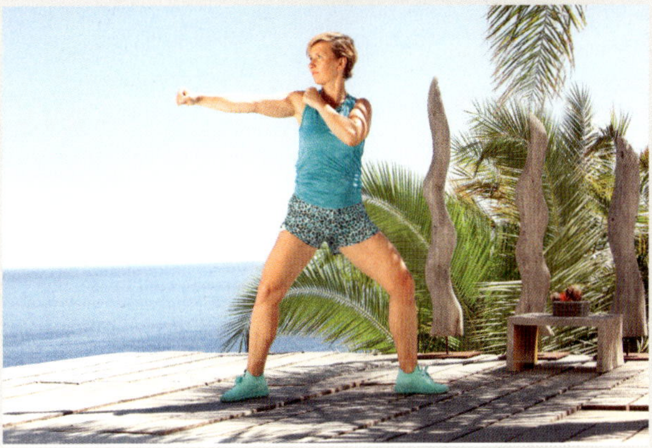

C Zurück in die Ausgangshaltung. Dann die linke Ferse vom Boden lösen, linke Hüfte nach rechts drehen und mit der rechten Faust eine schnelle Hakenbewegung von unten nach oben ausführen. Danach zurück in die Ausgangshaltung.

15-mal je Seite, 3 Sets.

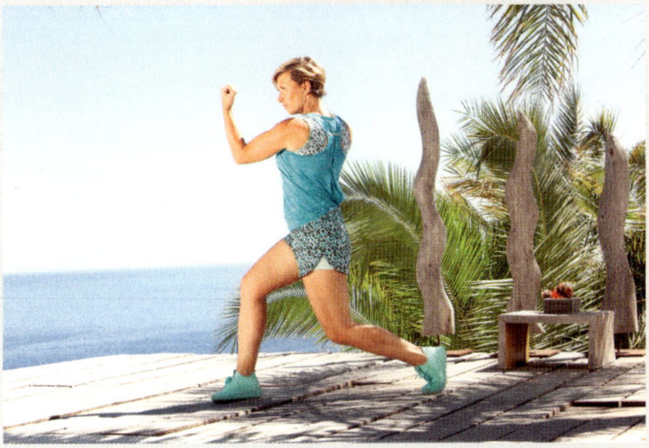

VARIANTEN

Die Übung wird mit zunehmendem Tempo deutlich intensiver. Übe langsamer, wenn es dir zu schwer fällt.

Skala von 1 bis 5	Ausdauer	Beweglichkeit	Koordination	Kraft	Schnelligkeit
	••	••	••	••	•••

Sidekick

Schwerpunkte: Verbesserung der Koordination und der Balance, Stärkung der gesamten Körpermuskulatur

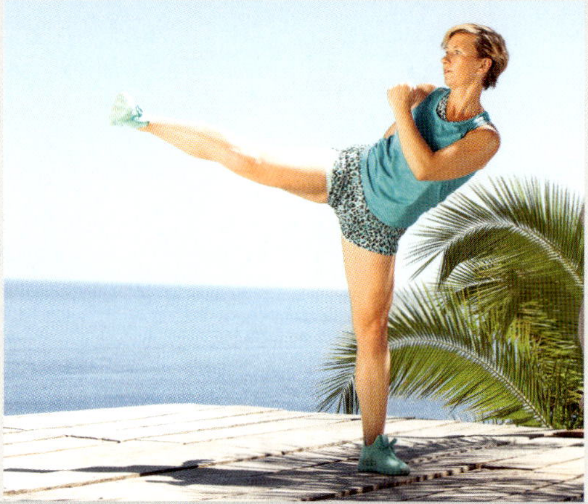

Beine weit grätschen und die Hände zu Fäusten ballen. Fäuste rechts auf Schulterhöhe halten und Arme beugen. Linken Fuß im 90-Grad-Winkel zum rechten Fuß aufsetzen und Gewicht nach links verlagern. Rechtes Bein beugen, Knie bis auf Hüfthöhe heben und dann mit der rechten Fußkante einen kräftigen Tritt nach rechts ausführen, dabei den rechten Arm kraftvoll hinter den Körper ziehen.

VARIANTE

Führe 2 Kicks je Wiederholung aus, um noch intensiver zu üben.

Skala von 1 bis 5	Ausdauer	Beweglichkeit	Koordination	Kraft	Schnelligkeit
	•••	••••	••••	••••	•••

Kickteam

Schwerpunkte: Schulung von Koordination und Balance, Kräftigung von Beinen und Po

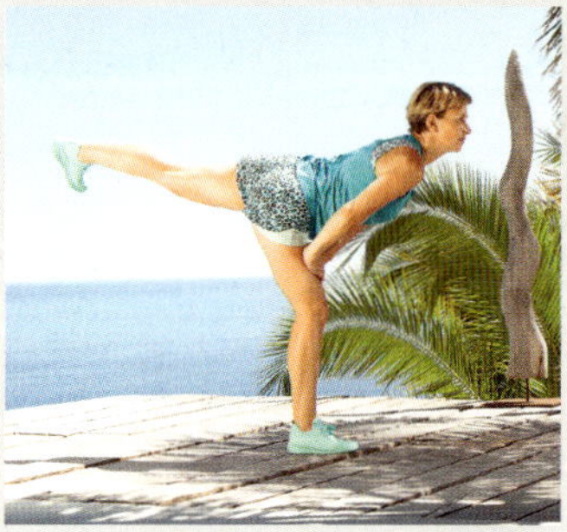

A Beine zunächst geschlossen halten. Bauch, Beckenboden und Rücken aktivieren, Knie beugen und Hände auf den rechten Oberschenkel setzen. Gewicht nach rechts verlagern und das linke Knie gebeugt anheben, dann einen kräftigen Tritt mit der linken Ferse nach hinten ausführen.

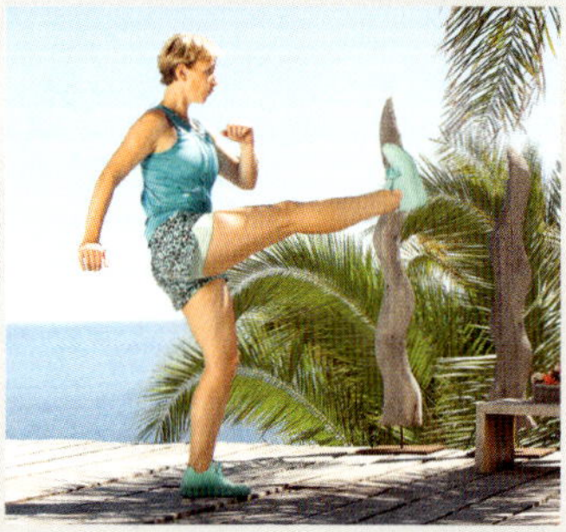

B Linken Fuß abstellen, Gewicht nach links verlagern und Oberkörper aufrichten. Gleichzeitig das rechte Knie anheben und mit dem Fußballen einen kräftigen Tritt nach vorn machen, dabei linken Arm nach vorn und rechten Arm nach hinten schwingen.

15-mal je Seite, 3 Sets.

VARIANTE

Die Übung wird mit zunehmendem Tempo deutlich intensiver.

Skala von 1 bis 5	Ausdauer	Beweglichkeit	Koordination	Kraft	Schnelligkeit
	••••	•••	••••	•••	•••

Kneeraise

Schwerpunkte: Schulung der Koordination und Schnellkraft, Training der Coremuskulatur

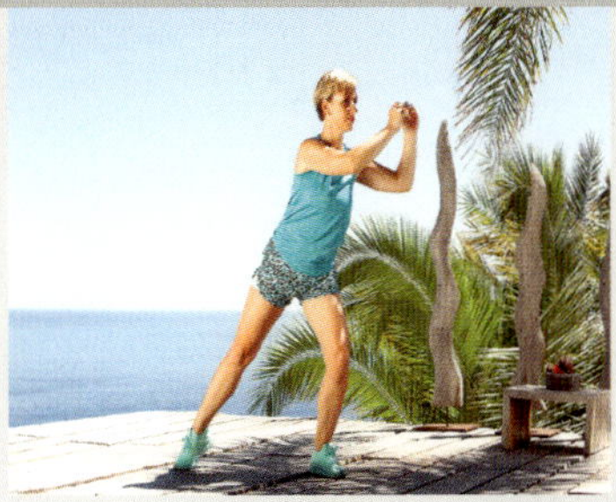

A Beine weit grätschen, Knie und Fußspitzen leicht nach außen drehen. Gewicht auf das linke Bein verlagern, rechtes Bein ausstrecken. Oberkörper nach links drehen und die Arme locker gebeugt bis auf Kopfhöhe anheben. Das Gewicht ruht zu 80 % auf dem linken Bein.

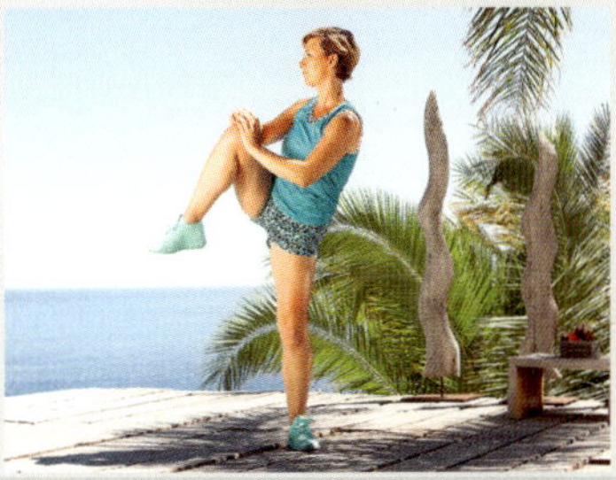

B Rechten Fuß vom Boden lösen, Bein beugen und Knie bis auf Höhe der Taille anheben, gleichzeitig den Oberkörper nach rechts drehen und die Hände kraftvoll zum rechten Knie ziehen.

15-mal je Seite, 3 Sets.

VARIANTE

Wer das rechte Bein zwischen den Wiederholungen nicht abstellt, trainiert deutlich intensiver.

Skala von 1 bis 5	Ausdauer	Beweglichkeit	Koordination	Kraft	Schnelligkeit
	●●●●	●●●	●●●	●●●	●●●●

Hoverjab

Schwerpunkte: Verbesserung des Stoffwechsels, Kräftigung von Bauch und Rücken

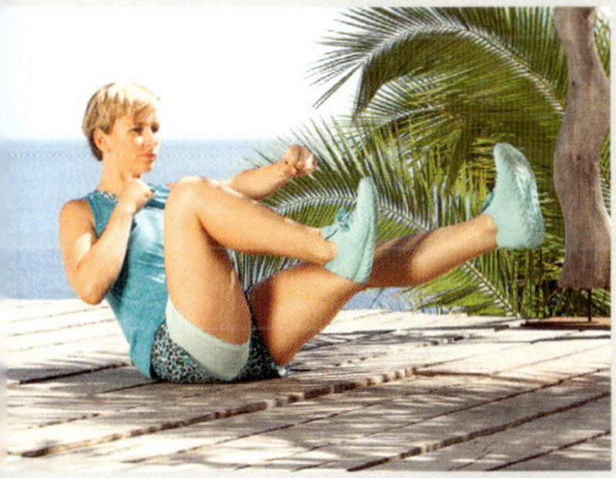

A Aufrecht sitzen, Bauch, Beckenboden und Rücken anspannen. Mit geradem Rücken den Oberkörper nach hinten neigen und beide Beine gebeugt vom Boden lösen, die Hände zu Fäusten geballt locker vor dem Körper halten. Linkes Bein ausstrecken und mit der linken Hand eine Boxbewegung diagonal nach rechts vorn ausführen.

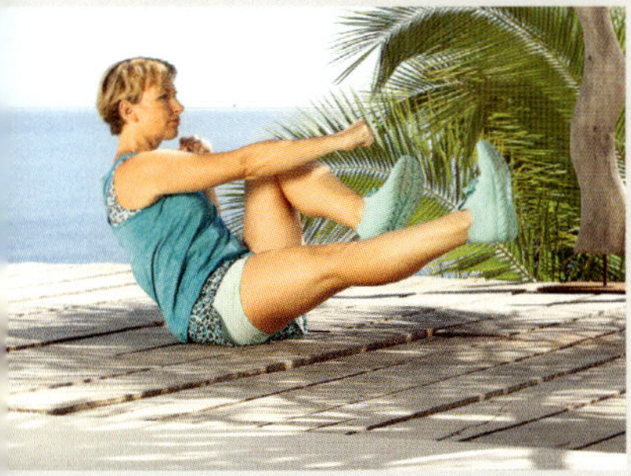

B Schneller Wechsel auf die andere Seite: Linkes Bein und linke Faust heranziehen, während das rechte Bein gestreckt wird und die rechte Faust diagonal nach links vorn schlägt.

30-mal im Wechsel, 3 Sets.

VARIANTE

Leichter wird's, wenn du die Füße auf dem Boden hältst.

Skala von 1 bis 5	Ausdauer	Beweglichkeit	Koordination	Kraft	Schnelligkeit
	●●●●	●●	●●	●●	●●

Frontjab

Schwerpunkte: Aktivierung des Herz-Kreislauf-Systems, Stärkung der Schulterpartie und des oberen Rückens

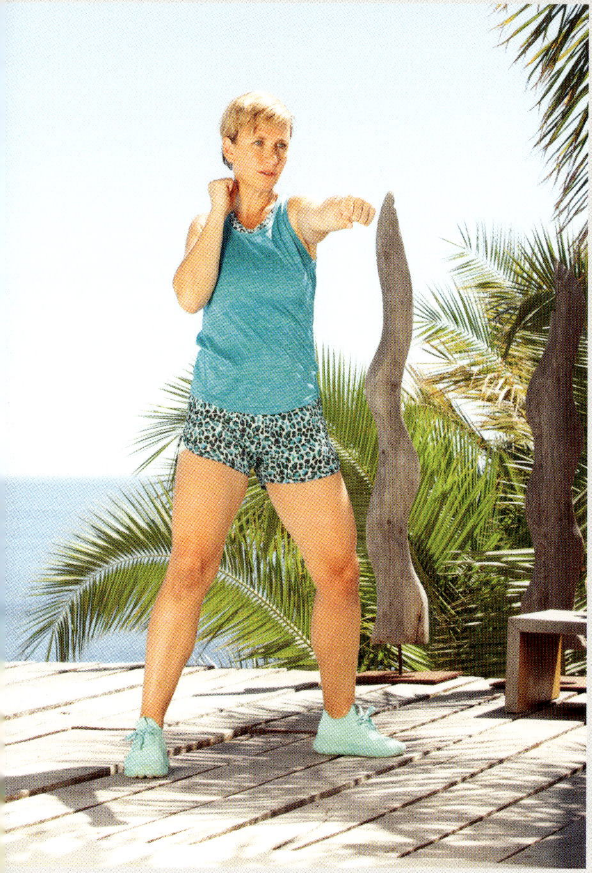

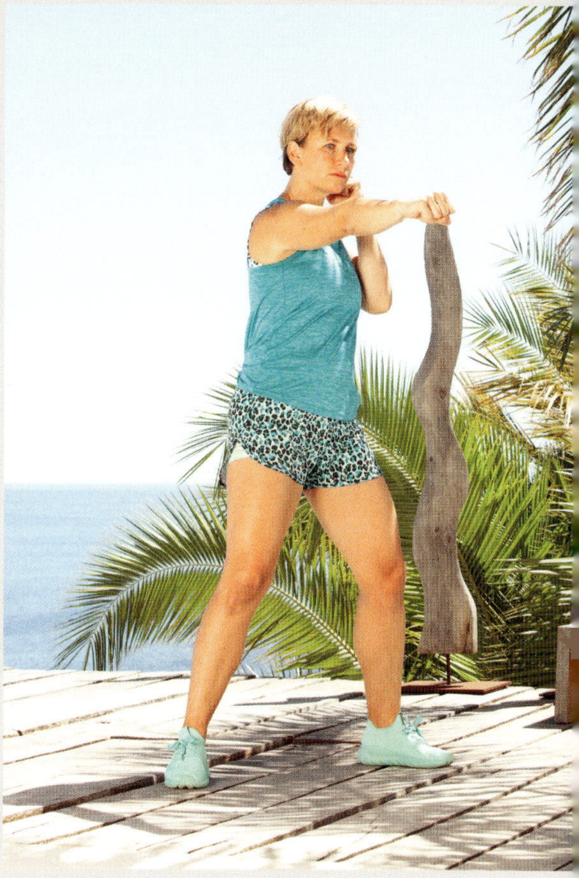

A Beine schulterbreit grätschen, Knie und Fußspitzen nach außen drehen. Knie leicht beugen, Hände zu Fäusten ballen und vor dem Kinnhalten. Mit der linken Faust einen kraftvollen, schnellen Schlag nach vorn ausführen.

B Zurück in die Deckung. Dann einen Schlag mit rechts machen, Faust schnell zurückziehen ans Kinn.

30-mal im Wechsel, 3 Sets.

VARIANTE

Für eine höhere Intensität kannst du 2 Schläge pro Wiederholung ausführen.

Skala von 1 bis 5	Ausdauer	Beweglichkeit	Koordination	Kraft	Schnelligkeit
	••	••	••	••	••

Sideraise

Schwerpunkte: Training des Stoffwechsels, Straffung der Taille, Kräftigung von Bauch und Rücken

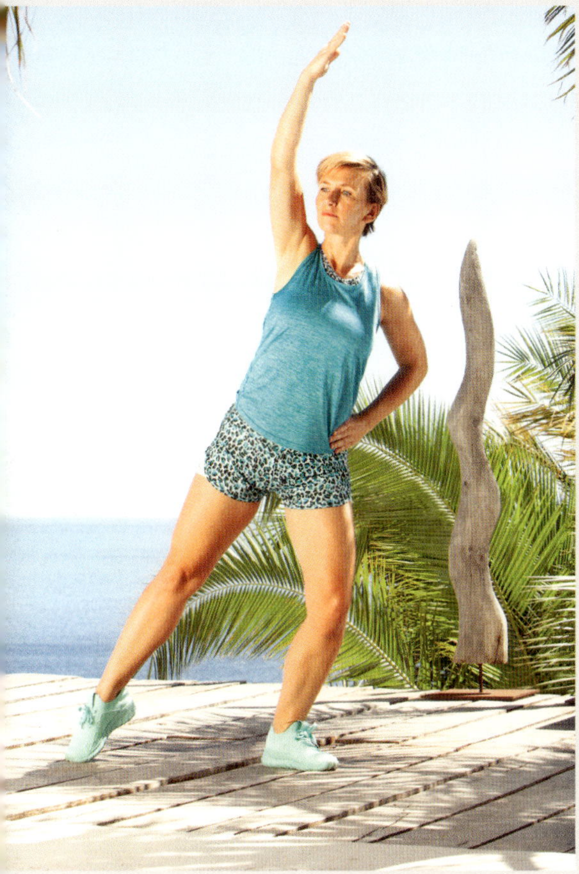

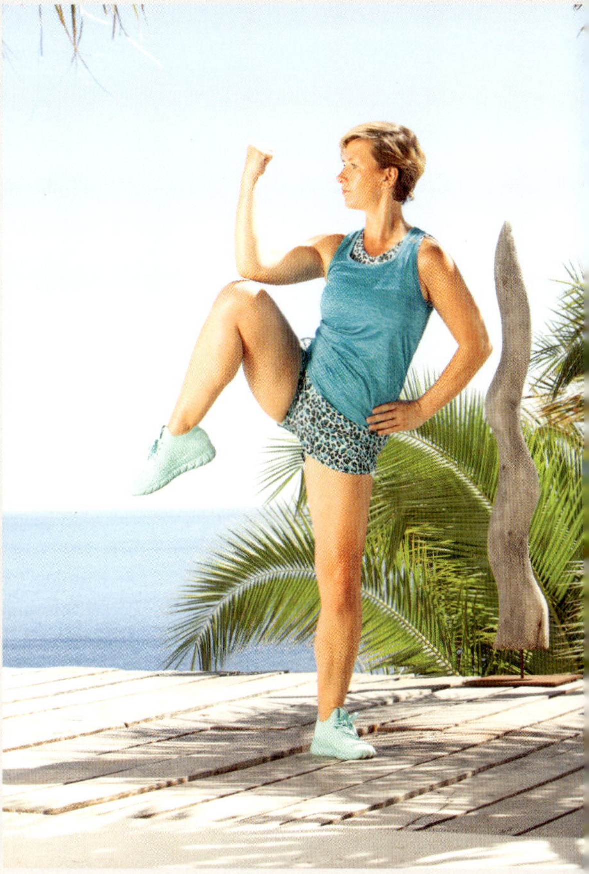

A Beine schulterweit grätschen, Knie und Zehenspitzen auswärts drehen. Linke Hand an die Taille, rechten Arm neben dem Kopf nach oben ausstrecken. Gewicht nach links verlagern und rechtes Bein ausstrecken.

B In einer kraftvollen Bewegung rechtes Knie und rechten Ellbogen auf Höhe der Taille zueinander führen, wieder absetzen.

15-mal je Seite, 3 Sets.

VARIANTE

Die Übung wird intensiver, wenn das Spielbein nicht mehr abgesetzt wird.

Skala von 1 bis 5	Ausdauer	Beweglichkeit	Koordination	Kraft	Schnelligkeit
	●●●	●●●	●●●●	●●●	●●●●

Jabjack

Schwerpunkte: Intensives Herz-Kreislauf-Training, Schulung von komplexer Koordination

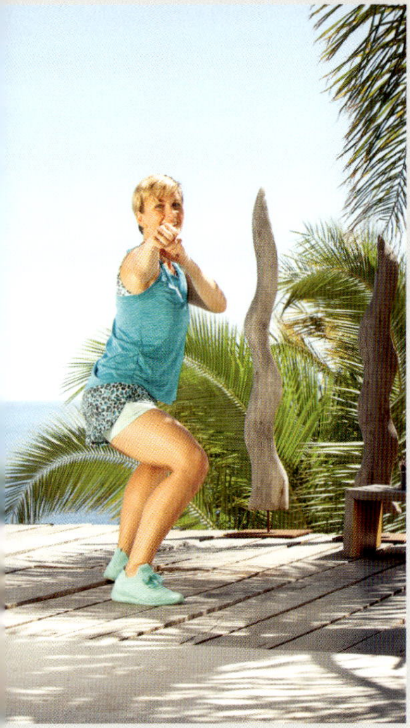

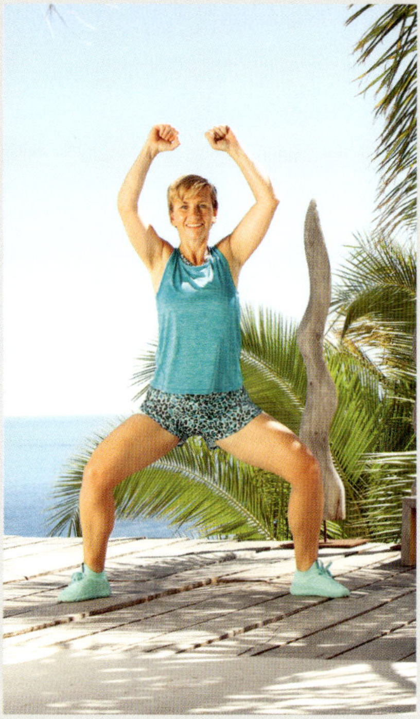

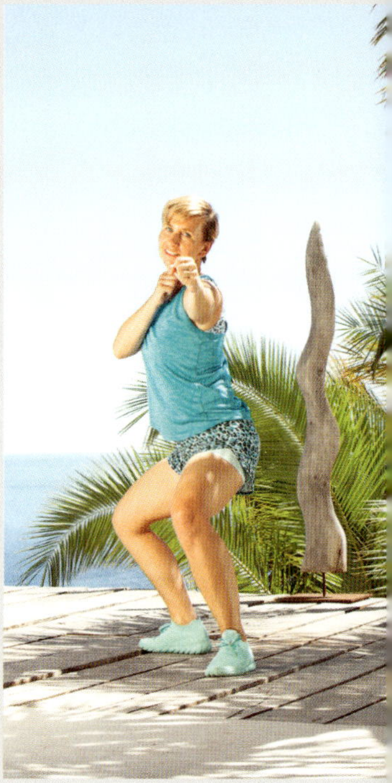

A Beine geschlossen halten, Hände zu Fäusten ballen und am Kinn halten. Mit einem kleinen Sprung das rechte Bein nach vorn setzen und in eine nach links gerichtete Grätsche kommen, gleichzeitig mit der rechten Faust einen kraftvollen, schnellen Schlag nach vorn ausführen.

B Zurück in die Ausgangsposition. Hier einmal mit beiden Füßen in die Grätsche springen und die Arme über den Kopf nach oben ziehen.

C Jetzt mit einem kleinen Sprung das linke Bein nach vorn setzen und in eine nach rechts gerichtete Grätsche kommen, gleichzeitig mit der linken Faust nach vorn schlagen.

30-mal im Wechsel, 3 Sets.

VARIANTE

Wer weniger intensiv trainieren möchte, lässt die Schläge mit den Fäusten weg.

Skala von 1 bis 5	Ausdauer	Beweglichkeit	Koordination	Kraft	Schnelligkeit
	●●●●●	●●	●●●●	●●●	●●●●●

Kneekick

Schwerpunkte: Cardiotraining, Kräftigung von Beinen, Po, Rücken und Armen

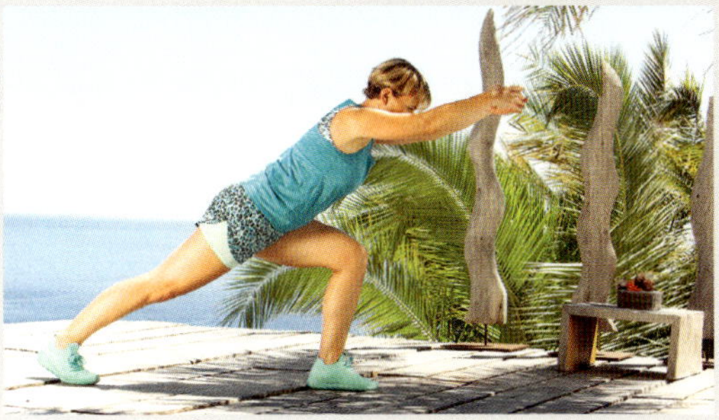

A Beine geschlossen halten und Knie tief beugen. Rücken gerade halten und Gewicht nach links verlagern. Rechtes Bein weit nach hinten setzen, die Arme in Verlängerung des Rückens ausstrecken und den Oberkörper weit nach vorn neigen, bis er in einer Linie mit dem rechten Bein ist.

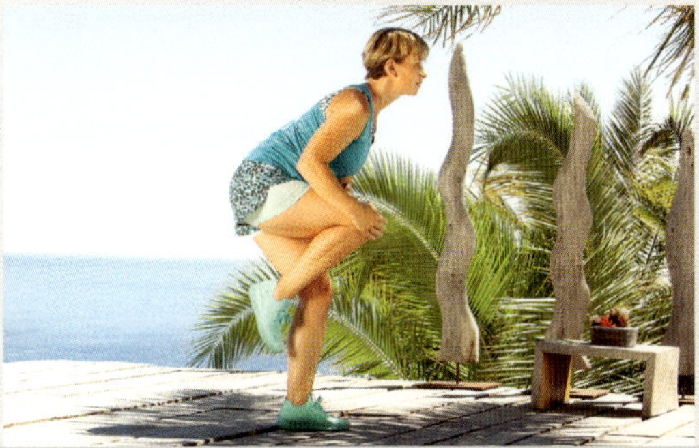

B Gewicht komplett nach links verlagern und das rechte Knie kraftvoll nach vorn, die Hände kraftvoll zum rechten Knie ziehen.

15-mal je Seite, 3 Sets.

VARIANTE

Die Übung wird leichter, wenn sie langsamer durchgeführt wird.

Skala von 1 bis 5	Ausdauer	Beweglichkeit	Koordination	Kraft	Schnelligkeit
	•••	••	•••	••••	••••

Corebalance

Schwerpunkte: Stabilisierung des Rumpfes, Kräftigung der Arm- und Schultermuskulatur

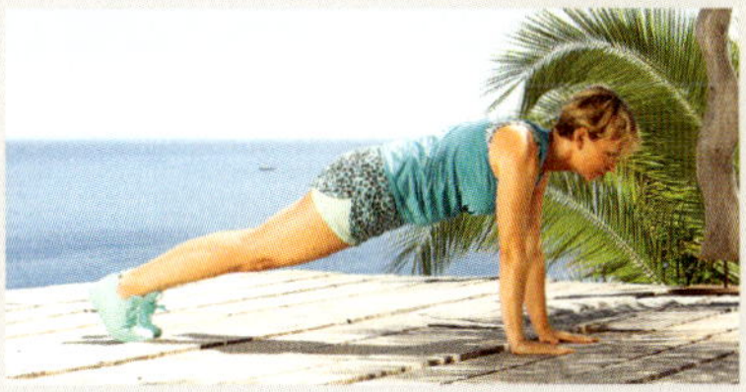

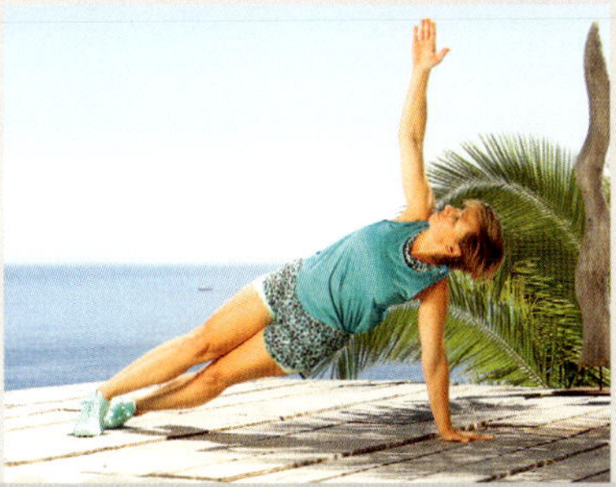

A Im Vierfüßlerstand beginnen. Hände senkrecht unter den Schultern platzieren, die Beine ausstrecken und in Verlängerung des Oberkörpers halten. Blick zum Boden.

B Gewicht auf die linke Hand verlagern, Becken nach links kippen und die Außenkante des linken Fußes sowie die Innenkante des rechten Fußes zum Boden senken. Rechten Arm senkrecht nach oben ziehen. Zurück zur Mitte, dann zur anderen Seite wiederholen.

30-mal im Wechsel, 3 Sets.

VARIANTE

Wer intensiver üben will, hebt das obere Bein im Seitstütz kurz an.

Skala von 1 bis 5	Ausdauer	Beweglichkeit	Koordination	Kraft	Schnelligkeit
	••	•••	•••	••••	••

PILATES- & YOGA-WORKOUTS

Du hattest einen stressigen Tag im Homeoffice oder musstest stundenlang unbequem im Auto, Zug oder Flugzeug sitzen? Nichts tut dir jetzt besser als ein kleines Workout mit Yoga- oder Pilates-Elementen! Du möchtest Stress abbauen und die Muskeln sanft kräftigen? Dann wähle doch aus einem der etwas dynamischeren Pilates-Programme deinen liebsten Schwerpunkt aus! Du bist vollkommen gestresst und ermüdet? Dann lass es mit Yoga etwas ruhiger angehen und setze auf dehnende und entspannende Elemente – aber bewege dich auf jeden Fall, bevor du erschöpft auf die Couch sinkst! Die Workouts in diesem Kapitel sind nebenbei die perfekte Ergänzung nach dem Cool-down oder nach einer Cardio-Einheit und helfen müden Muskeln auf jeden Fall, sich schneller zu erholen und einem fiesen Muskelkater nach dem knackigen Workout vorzubeugen. Auch der Geist bekommt eine Portion Balance ab. Anschließend kannst du viel besser relaxen und den Tag gelassener fortführen – oder auch entspannt ausklingen lassen. Viel Spaß beim Entschleunigen!

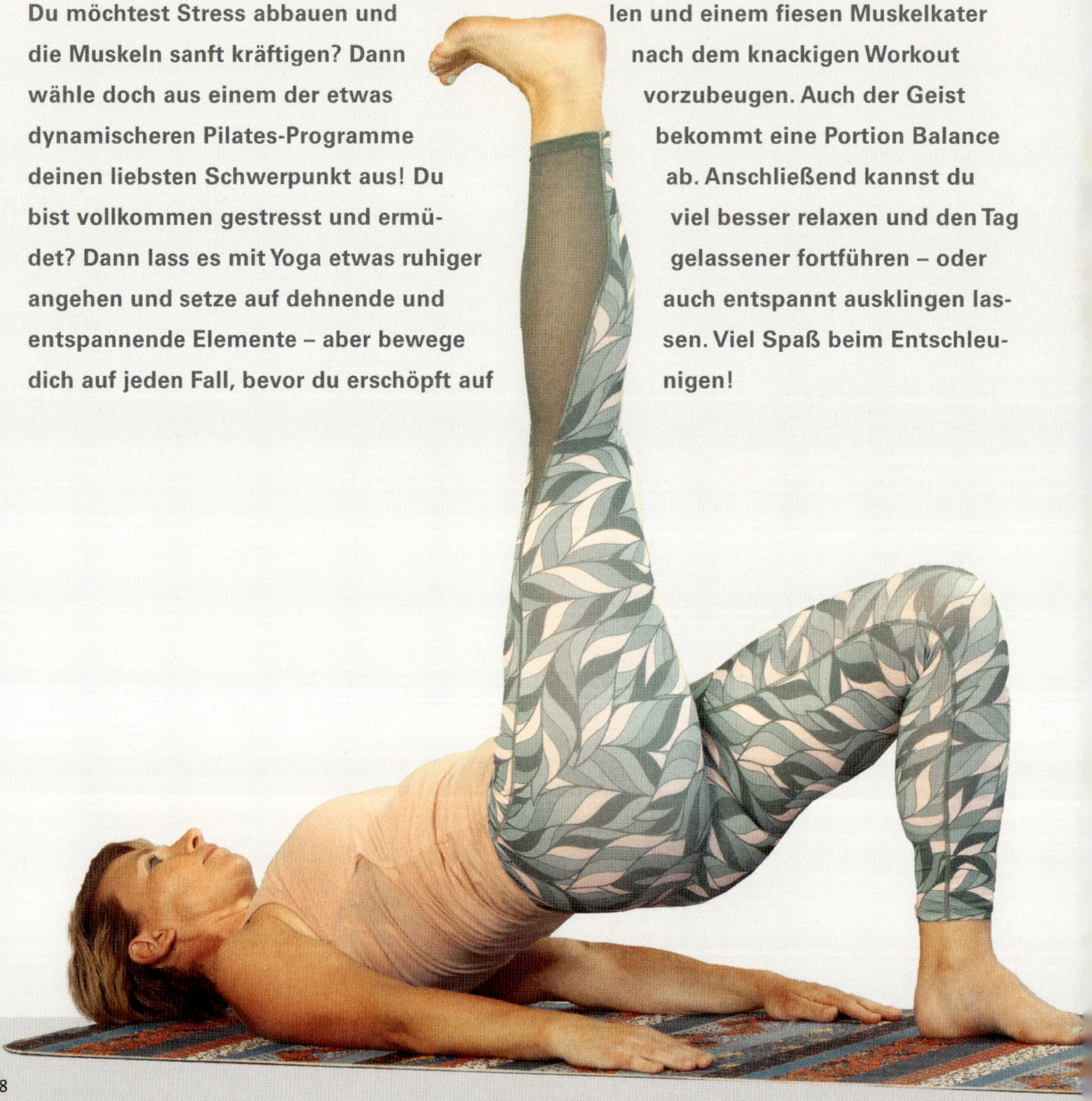

Flankenstütz

Schwerpunkte: Dehnung der Flanke, Kräftigung der Core-Muskulatur

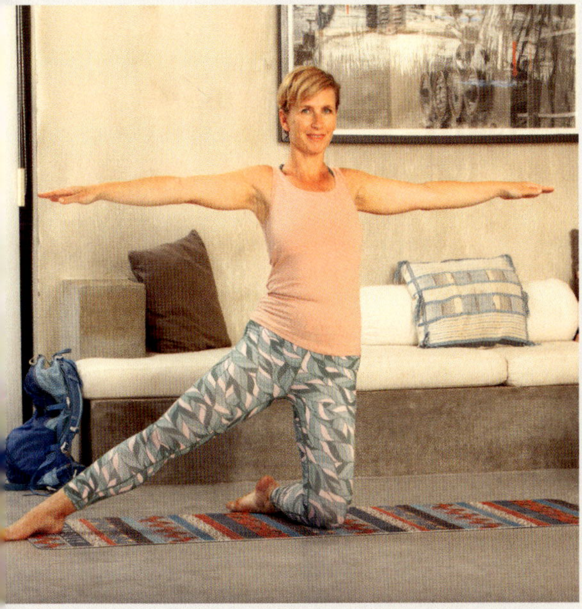

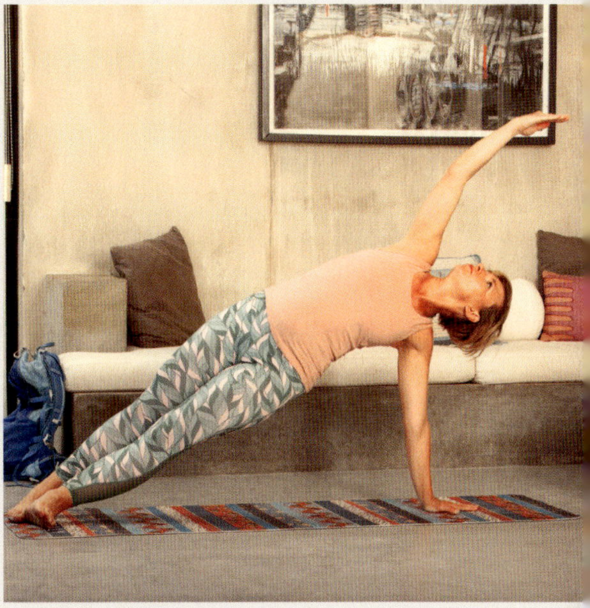

A Im Kniestand beginnen. Bauch und Beckenboden aktivieren, den Rücken leicht anspannen und die Wirbelsäule bewusst aufrichten. Steißbein nach unten ziehen, das Schambein leicht nach oben heben. Die Knie geschlossen halten und den Oberkörper aufrichten, Blick nach vorn richten. Beckenboden fester anspannen und das rechte Bein seitlich abspreizen, glecihzeitig beide Arme bis auf Schulterhöhe anheben. Die Handflächen zeigen nach unten, Schultern entspannt sinken lassen und Schulterblattspitzen zueinander ziehen.

B Den Oberkörper kontrolliert nach links neigen und die rechte Hand unter der rechten Schulter aufsetzen, gleichzeitig das linke Bein ausstrecken und den linken vor dem rechten Fuß aufsetzen. Beine und Oberkörper auf einer Linie halten, den rechten Arm über den Kopf nach hinten ziehen, Blick zur rechten Hand richten.

Die Position 1 Atemzug halten, dann auflösen. Insgesamt 5-mal dynamisch durchführen, dann auf der anderen Seite wiederholen.

VARIANTE

Die Übung wird einfacher, wenn du das linke Knie bei der Seitbeuge weiterhin am Boden hältst.

Skala von 1 bis 5	Ausdauer	Beweglichkeit	Koordination	Kraft	Schnelligkeit
	••	••	••	•••	•

Säge

Schwerpunkte: Stretching der Beinrückseiten und des Rückens

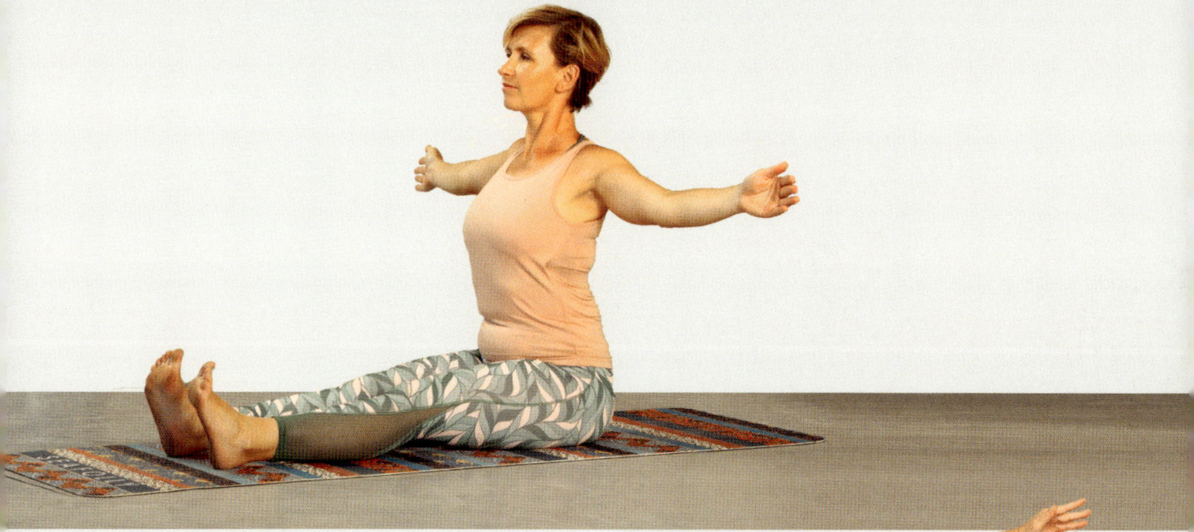

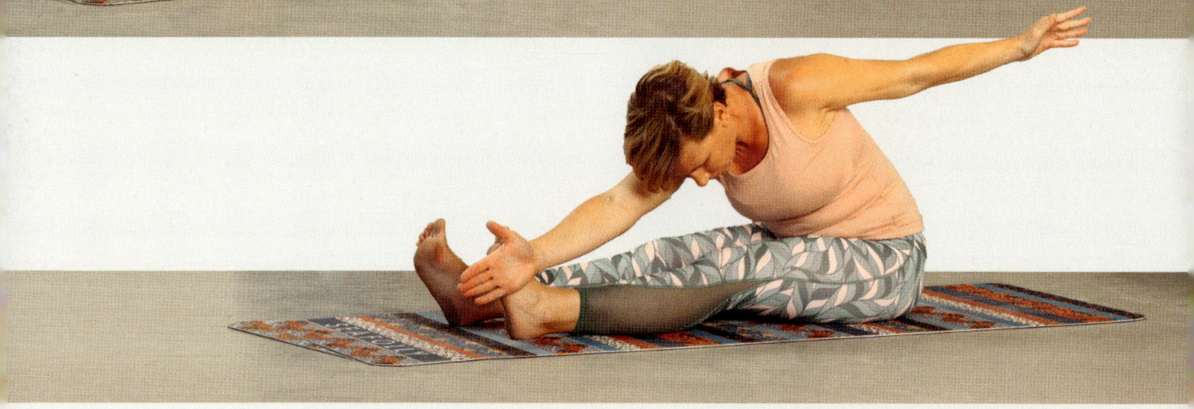

A Aufrecht sitzen, die Füße hüftweit öffnen und die Füße flexen. Beinrückseiten aktiv in den Boden drücken. Bauch, Rücken und Beckenboden aktivieren. Beide Sitzknochen sollten jetzt auf dem Boden zu spüren sein. Den Nabel nach innen und oben ziehen, das Brustbein anheben. Kopf in Verlängerung der Wirbelsäule halten, Blick nach vorn richten. Die Arme auf Schulterhöhe seitlich ausstrecken, beide Handflächen zeigen nach vorn.

B Oberkörper langsam und kontrolliert, aber dynamisch nach vorn runden, dabei die rechte Hand am linken Fuß vorbei nach vorn schieben. Sofort wieder aufrichten und in die Ausgangsposition kommen, dann die Bewegung zur anderen Seite wiederholen.

Je Seite 5 Wiederholungen ohne Pause.

VARIANTE

Wenn es dir schwer fällt, den Oberkörper aufrecht zu halten, führe die Übung auf einem Block oder einer Stufe sitzend aus!

Skala von 1 bis 5	Ausdauer	Beweglichkeit	Koordination	Kraft	Schnelligkeit
	•	••	••	••	•

Grätschbeuge

Schwerpunkte: Dehnung der Beininnenseiten und der Flanken

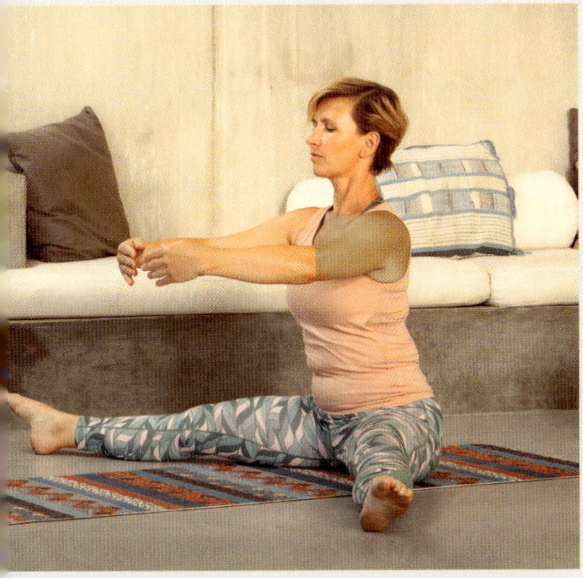

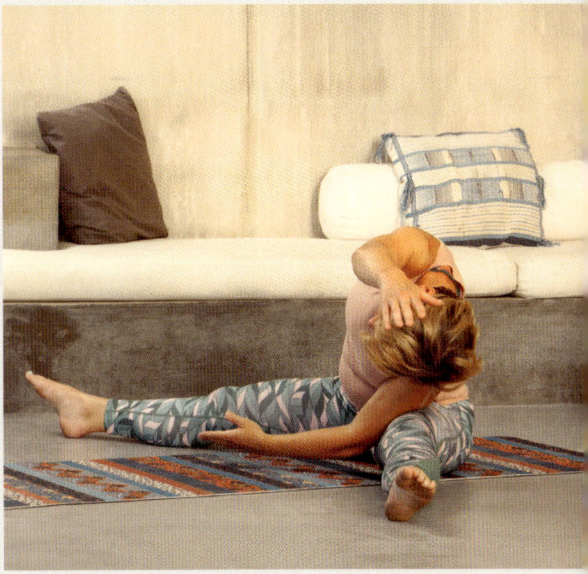

A Aufrecht sitzen, die Wirbelsäule strecken. Den Bauch und den Beckenboden leicht anspannen, Rücken betont aufrichten. Die Beine weit grätschen, Fußspitzen nach außen rotieren und Oberschenkel anspannen. Den Beckenboden, Bauch und Rücken aktivieren. Blick nach vorn richten. Gesäß leicht anspannen, Oberschenkel ebenfalls leicht nach außen rotieren. Beide Arme bis auf Schulterhöhe anheben und die Ellbogen etwas beugen, Arme dadurch leicht runden und den Oberkörper minimal nach vorn neigen.

B Beine fest in die Matte drücken. Bauch, Rücken und Beckenboden aktivieren und Sitzknochen betont in die Matte drücken. Dann den Oberkörper langsam und kontrolliert nach links neigen. Den rechten Arm gleichzeitig über den Kopf nach rechts, den linken Arm knapp über dem Boden nach links ziehen.

Sofort wieder lösen und die Bewegung zur anderen Seite wiederholen. 5-mal im Wechsel.

VARIANTE

Wenn du nicht aufrecht sitzen und gleichzeitig die Beine austrecken kannst, setze dich auf einen Block, ein Kissen oder eine Stufe.

Skala von 1 bis 5	Ausdauer	Beweglichkeit	Koordination	Kraft	Schnelligkeit
	•	•••	••	••	

Beinbrücke

Schwerpunkte: Kräftigung von Gesäß und Oberschenkeln, Stabilisierung der Hüfte

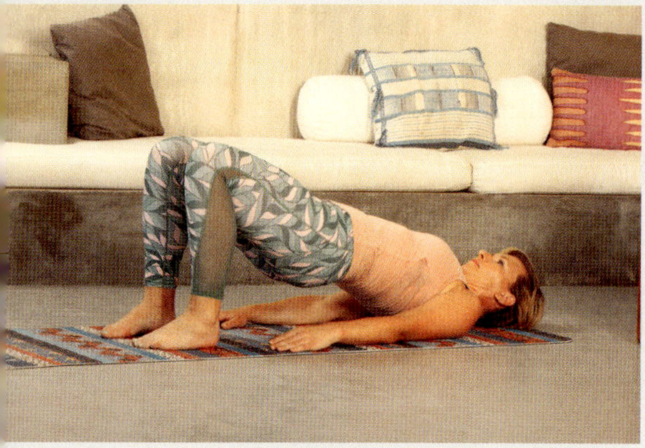

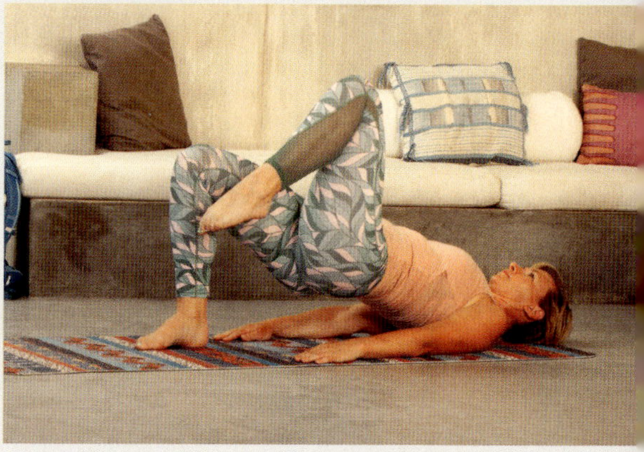

A In der Rückenlage beginnen. Nabel nach innen sinken lassen und zu den Rippen nach oben ziehen. Kinn leicht zur Brust runden. Beine beugen, Füße und Knie hüftweit öffnen, Füße eine Armlänge entfernt flach auf den Boden setzen: Die Fingerspitzen können die Fersen gerade noch berühren. Die Arme eng am Körper entlang ausstrecken, Handflächen zeigen nach unten. Innenschenkel leicht anspannen und die Knie leicht zueinander schieben. Rückenmuskulatur stärker anspannen. Bauch und Beckenboden aktivieren, Po und Oberschenkel fest anspannen und das Becken anheben, bis Oberkörper und Oberschenkel auf einer Ebene sind.

B Körperspannung erhöhen, das Gewicht kontrolliert auf das rechte Bein verlagern, Knie stabil halten. Das linke Knie zum Körper ziehen, Fußspitze pointen.

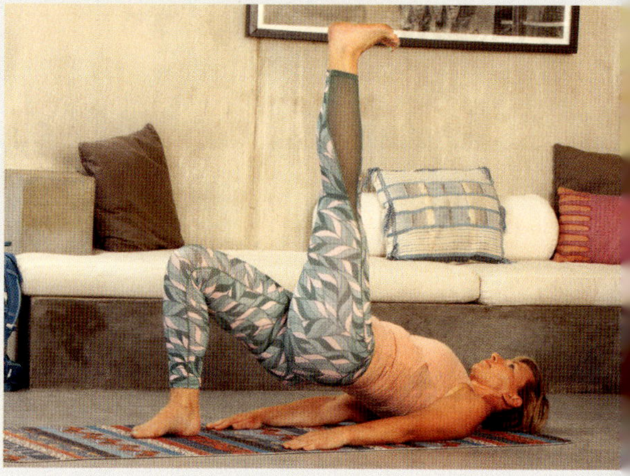

C Dann das linke Bein langsam nach oben ausstrecken, den vorderen Oberschenkel dazu anspannen und den Fuß flexen. Zurück in Position A kehren und das andere Bein nach oben strecken.

Je Seite 5x, dann langsam lösen und das Becken wieder ablegen.

VARIANTE

Die Übung wird leichter, wenn das Becken am Boden gehalten wird.

Skala von 1 bis 5	Ausdauer	Beweglichkeit	Koordination	Kraft	Schnelligkeit
	●●●●	●●	●●	●●	●●●●

Seitkreisen

Schwerpunkte: Kräftigung von Gesäß und Hüften

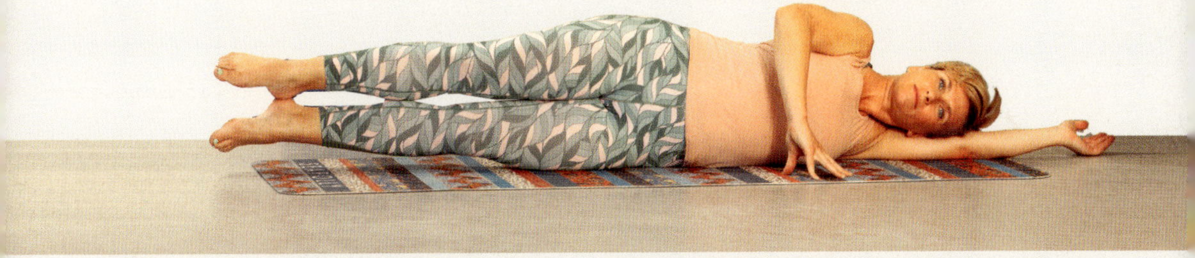

A Auf die linke Seite legen. Den linken Arm ausstrecken und den Kopf auf dem Oberarm ablegen. Die rechte Hand vor dem Körper aufstützen, um die Haltung zu stabilisieren. Bauch und Rücken aktivieren. Beine und Oberkörper in einer Linie halten und beide Beine vom Boden lösen: Die Fersen berühren sich.

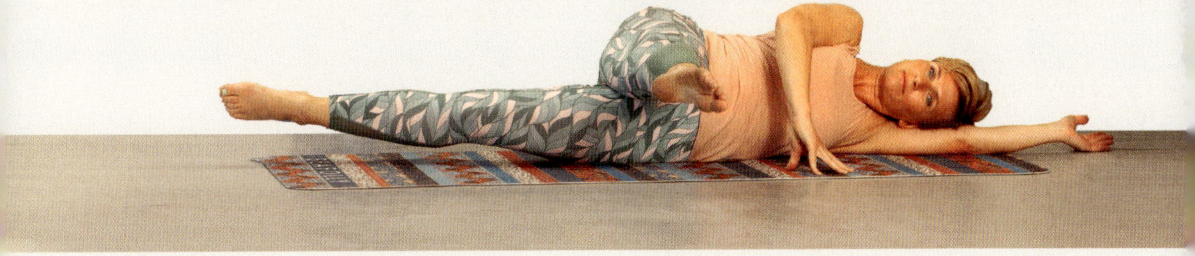

B Das rechte Bein in einer kreisförmigen Bewegung zuerst nach vorn ziehen, dabei den Oberkörper stabil und ruhig halten.

C In einer zügigen, kontrollierten Bewegung das Bein nach oben führen, ohne den Oberkörper zu bewegen oder das linke Bein abzusenken. Der Bauch und der Beckenboden sind angespannt.

5x kreisen, dann lösen und auf der anderen Seite wiederholen.

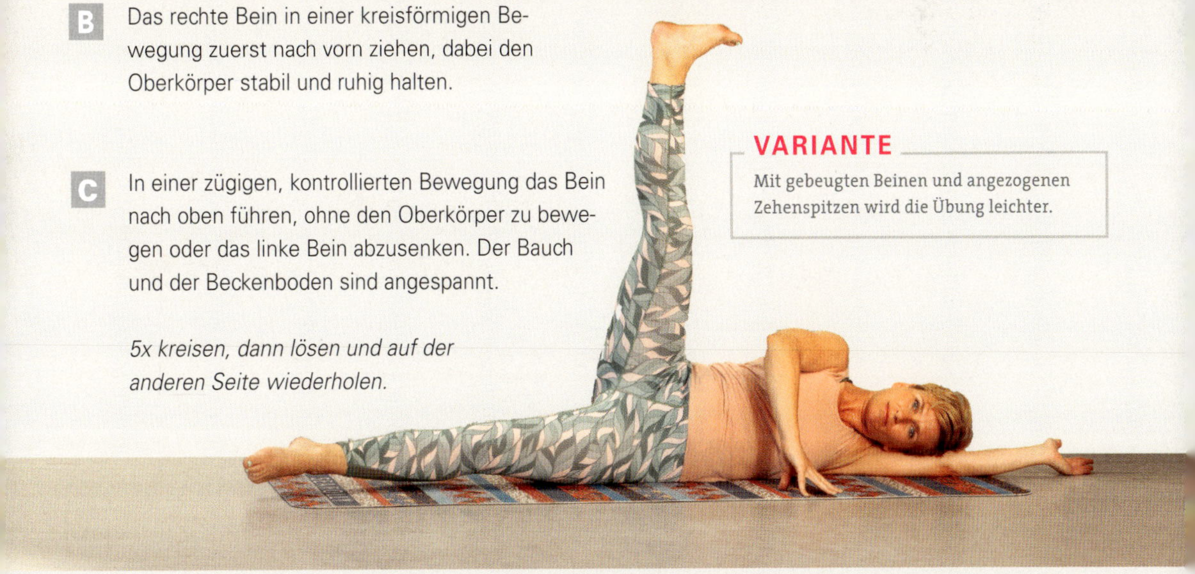

VARIANTE

Mit gebeugten Beinen und angezogenen Zehenspitzen wird die Übung leichter.

Skala von 1 bis 5	Ausdauer	Beweglichkeit	Koordination	Kraft	Schnelligkeit
	•	•••	•••	••	•

Beinkreisen

Schwerpunkte: Kräftigung von Bauch und Oberschenkeln

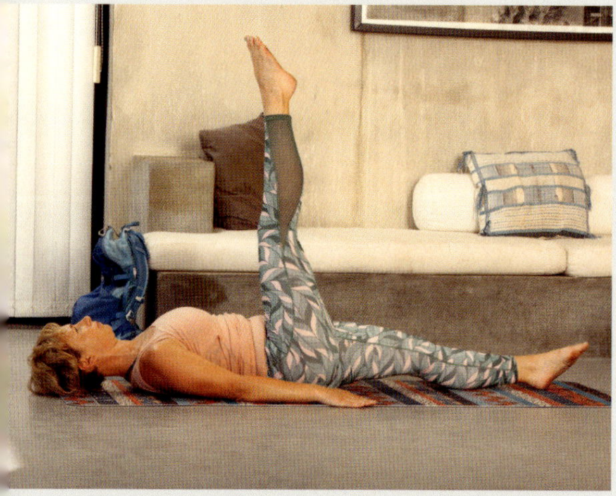

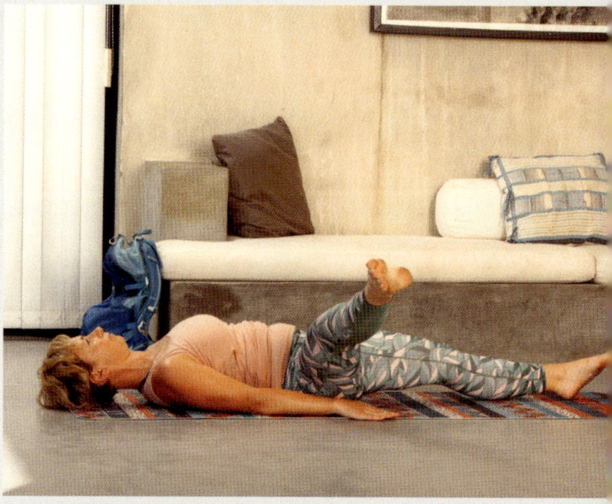

A In der Rückenlage beginnen, die Beine geschlossen halten. Spannung in Bauch, Rücken und Beckenboden aufbauen. Nacken und Hals entspannen. Beide Arme eng am Körper ablegen, die Handflächen zeigen nach oben. Die Bauchspannung verstärken, den Nabel nach innen und oben ziehen. Das rechte Bein zunächst beugen und zur Brust ziehen, dann senkrecht nach oben ausstrecken und die Fußspitze strecken. Die Kniescheibe hochziehen und den vorderen Oberschenkel aktivieren, das Becken parallel halten und beide Gesäßseiten in den Boden drücken.

B Dann die Bauchspannung erhöhen und den Beckenboden fester anspannen. Das Becken auf dem Boden fixieren, dazu das linke Bein aktiv in den Boden drücken. Das rechte Bein kontrolliert zur rechten Seite senken, dann in einer zügigen, aber kontrollierten Bewegung bis nach vorn kreisen lassen und nicht ablegen, sofort die nächste Wiederholung anschließen.

5-mal je Seite.

VARIANTE

Die Übung wird einfacher, wenn das abgelegte Bein gebeugt und die Fußsohle auf den Boden gedrückt wird. Achte auf jeden Fall während der gesamten Übung darauf, dass das Becken fixiert bleibt und nicht zu den Seiten abkippt!

Skala von 1 bis 5	Ausdauer	Beweglichkeit	Koordination	Kraft	Schnelligkeit
	•	••	••	••	•

Schenkel-Stretch

Schwerpunkte: Dehnung der vorderen Oberschenkel, Hüftbeuger und Beinrückseiten

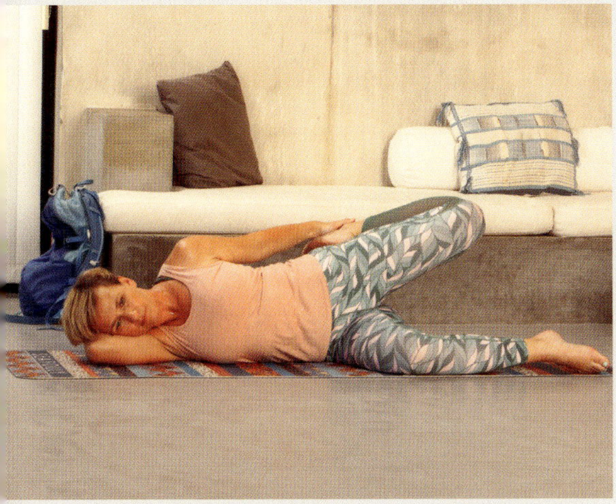

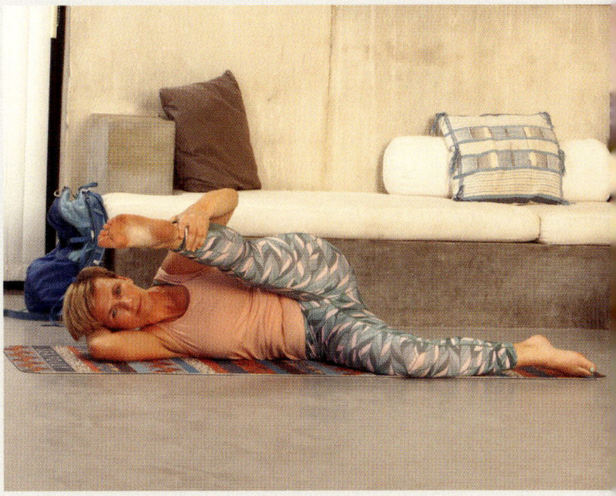

A Auf die rechte Seite legen und beide Knie beugen. Der Winkel zwischen Unter- und Oberschenkeln sowie zwischen Oberschenkeln und Oberkörper beträgt etwa 90 Grad. Den rechten Arm beugen und den Kopf locker auf dem Arm betten. Bauch und Beckenboden aktivieren. Linkes Bein vom rechten lösen und das Knie in Verlängerung des Oberköpers ziehen, dann mit der linken Hand den linken Knöchel greifen und das Bein nach hinten ziehen, gleichzeitig die linke Hüfte nach vorn drücken.

B Spannung einige Sekunden halten, dann den linken Fuß loslassen und das Bein nach vorn schwingen und ausstrecken. Gleichzeitig den linken Arm nach vorn ziehen und das Bein am Fußgelenk und der Wade greifen, um die Streckung zu unterstützen. Maximale Streckung kurz halten, dann lösen und die nächste Wiederholung anschließen.

15-mal je Seite.

VARIANTEN

Bei fehlender Beweglichkeit kann die Übung auch in zwei statische Dehnpositionen aufgeteilt werden: In diesem Fall sowohl A als auch B rund 40 Sekunden halten, dann Seite wechseln. Schwerer wird's, wenn das untere Bein in Verlängerung des Oberkörpers ausgestreckt wird.

Skala von 1 bis 5	Ausdauer	Beweglichkeit	Koordination	Kraft	Schnelligkeit
		•••	••	•	

Beinkick

Schwerpunkte: Sanfte Dehnung des Brustbereichs, Kräftigung der hinteren Oberschenkel

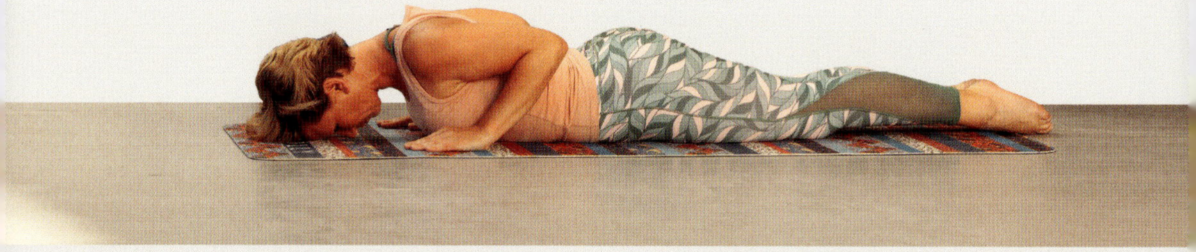

A In der Bauchlage beginnen. Die Beine hüftweit öffnen, dabei die Zehenspitzen nach außen drehen. Das Gesäß und die hinteren Oberschenkel leicht anspannen. Die Hände unter den Schultern aufsetzen, die Stirn zunächst am Boden halten. Beckenboden, Bauch und Gesäß sanft aktivieren.

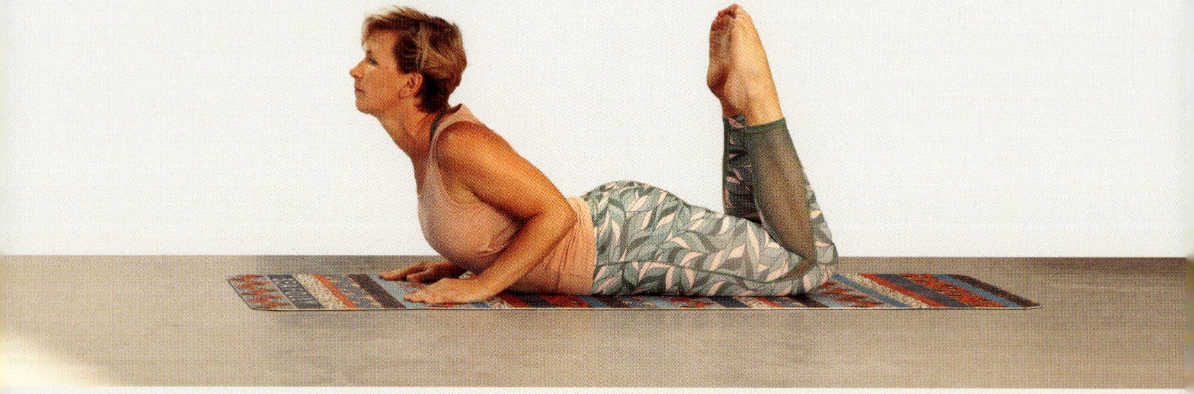

B Den Rückenstrecker anspannen, Schultern betont nach hinten und unten, die Schulterblattspitzen zueinander ziehen. Den Oberkörper dabei mit den Händen und Schultern unterstützen und leicht hochdrücken. Brustbein anheben. Gleichzeitig hintere Oberschenkel und Po anspannen, beide Beine beugen und mit den Fersen zum Po kicken, die Zehenspitzen zueinander ziehen. Wieder lösen.

10 Wiederholungen.

VARIANTE

Die Übung wird noch um einiges intensiver, wenn du nach dem Kick mit den Füßen deine Hände für 3 Sekunden vom Boden löst. Dann darauf achten, dass du die Spannung hältst.

Skala von 1 bis 5	Ausdauer	Beweglichkeit	Koordination	Kraft	Schnelligkeit
	•	••	••	••	

Rückenbalance

Schwerpunkte: Kräftigung der Rückenmuskulatur

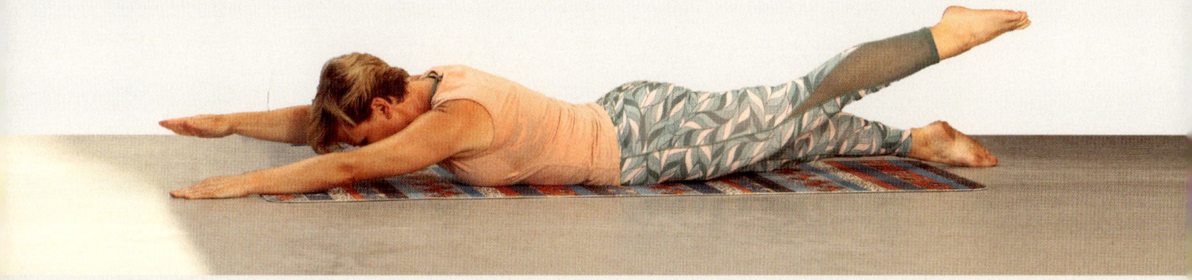

A Auf den Bauch legen, beide Arme und Beine ausstrecken. Kopf zunächst ablegen. Rückenspannung erhöhen, den Bauch und den Beckenboden leicht anspannen und die Wirbelsäule betont in die Länge ziehen.

Dann gleichzeitig rechten Arm und linkes Bein in die Länge ziehen und anheben, Kopf in Verlängerung der Wirbelsäule halten, die linke Hüfte auf den Boden drücken. Linke Hand und rechten Fuß aktiv auf den Boden drücken.

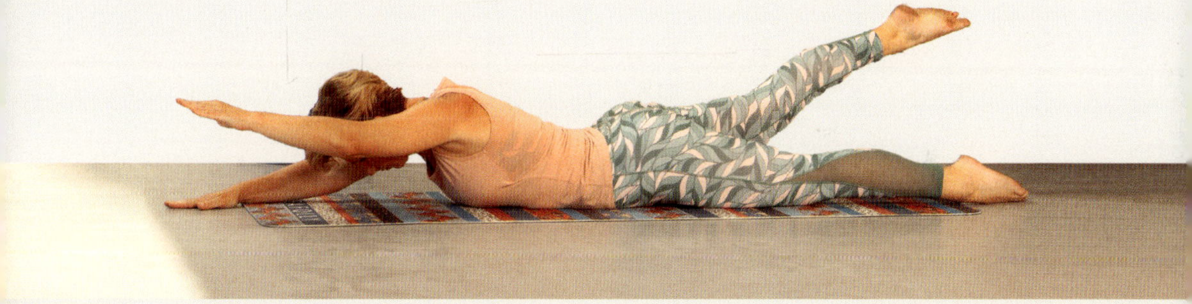

B Dann die Körperspannung kurz lösen, Arm, Bein und Kopf kontrolliert ablegen und ohne Pause die Seiten wechseln.

Rückenspannung wieder aktivieren, dann den linken Arm und das rechte Bein anheben. Den Kopf wieder in Verlängerung der Wirbelsäule halten.

10-mal im Wechsel.

VARIANTE

Die Übung wird schwieriger, wenn beide Arme und Beine in der Ausgangsposition schwebend knapp über dem Boden gehalten und zur Übungsausführung gegengleich höher angehoben werden.

Skala von 1 bis 5	Ausdauer	Beweglichkeit	Koordination	Kraft	Schnelligkeit
		••	••	••	

Bein-Crunch

Schwerpunkte: Dehnung der Hüften und Beinrückseiten, Aktivierung der Core-Muskulatur

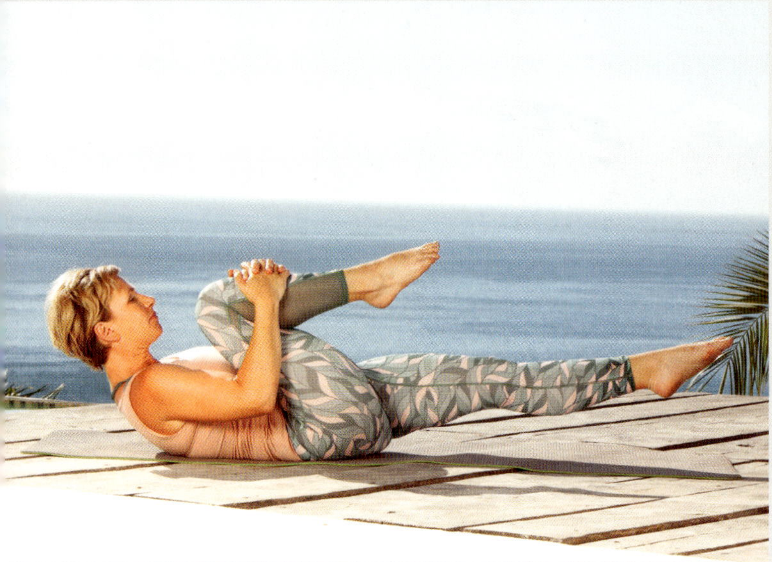

A Auf den Rücken legen. Nabel nach innen sinken lassen und zu den Rippen hochziehen. Den Beckenboden und den Bauch anspannen. Füße zunäcsht flach auf den Boden setzen. Dann das rechte Knie beugen, den Oberkörper anheben und das rechte Knie mit beiden Händen zum Körper ziehen. Gleichzeitig das linke Bein knapp über dem Boden ausstrecken, dabei den linken Oberschenkel anspannen, ausatmen.

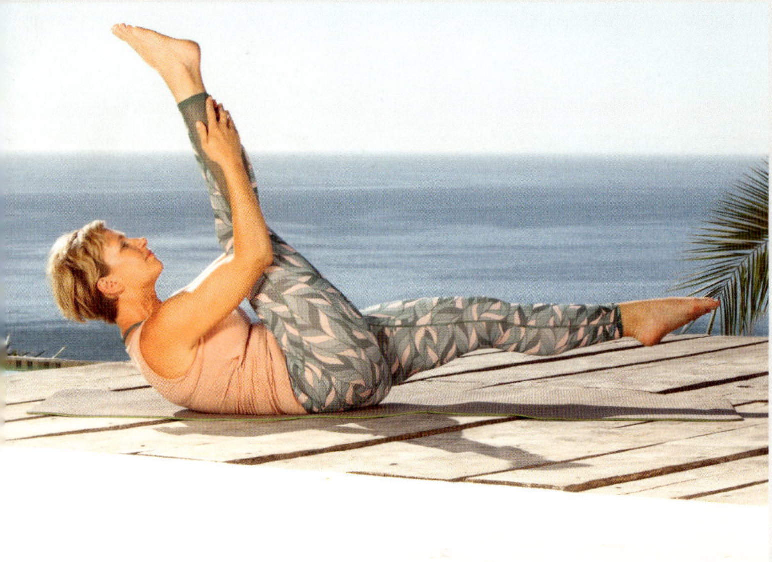

B Einatmen und das rechte Bein nach oben ausstrecken, mit der Ausatmung das Bein so hoch wie möglich greifen und zum Körper heranziehen. Das linke Bein schwebt weiterhin knapp über dem Boden. Das rechte Bein wieder beugen,

5-mal wiederholen, dann die Seite wechseln.

VARIANTE

Die Übung wird einfacher, wenn der linke Fuß auf dem Boden abgesetzt wird.

Skala von 1 bis 5	Ausdauer	Beweglichkeit	Koordination	Kraft	Schnelligkeit
	•	•••	••	••	•

Bauchbrücke

Schwerpunkte: Kräftigung der Bauchmuskulatur

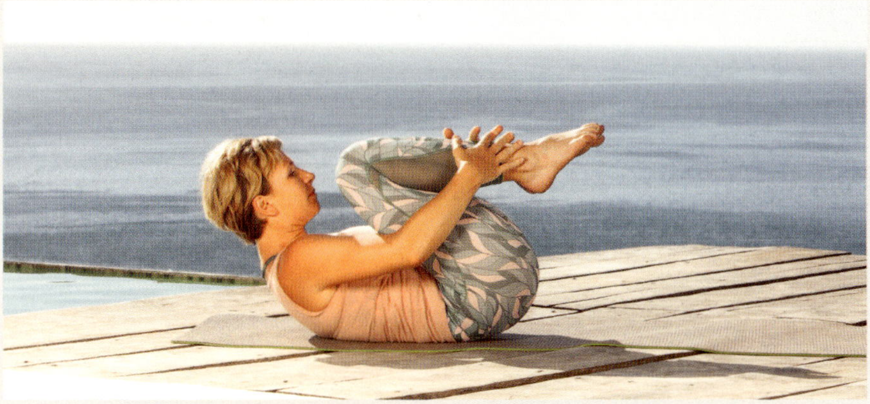

A In der Rückenlage beginnen. Füße zunächst flach auf den Boden setzen, Nabel nach innen sinken lassen und zu den Rippen nach oben ziehen. Beide Beine beugen, die Knie zum Körper heranziehen und die Schienbeine knapp unterhalb der Knie fassen, den Kopf und den Oberkörper dabei anheben und die Nase zu den Knien schieben, Fußspitzen pointen.

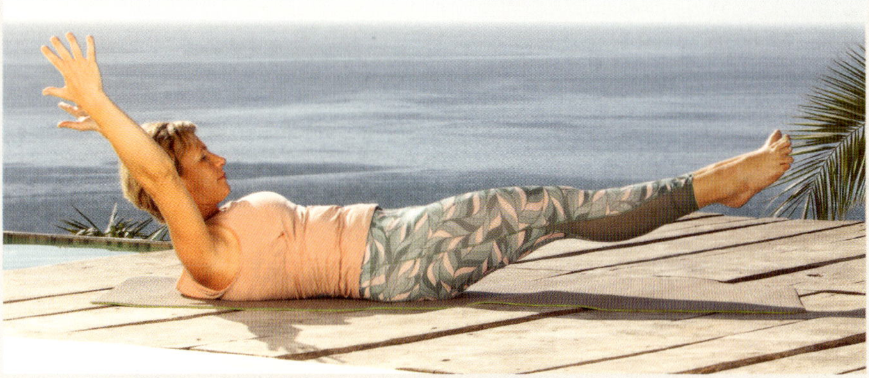

B Die Bauchspannung maximal erhöhen, auch den Beckenboden fest anspannen. Dann beide Beine langsam und kontrolliert loslassen. Beide Beine und Arme ausstrecken. Die Arme über den Kopf nach hinten ziehen, der Oberkörper bleibt angehoben. Beine nach vorn knapp über dem Boden halten.

Position für 5 Atemzüge halten, Knie wieder heranziehen und kurz pausieren, dann eine weitere Wiederholung anschließen.

VARIANTE

Um es einfacher zu machen, Beine nicht vollständig ausstrecken und die Knie stets leicht gebeugt halten.

Skala von 1 bis 5	Ausdauer	Beweglichkeit	Koordination	Kraft	Schnelligkeit
	•	•••	••	••	•

Frosch

Schwerpunkte: Kräftigung der Beinmuskulatur, Stabilisierung der Hüften

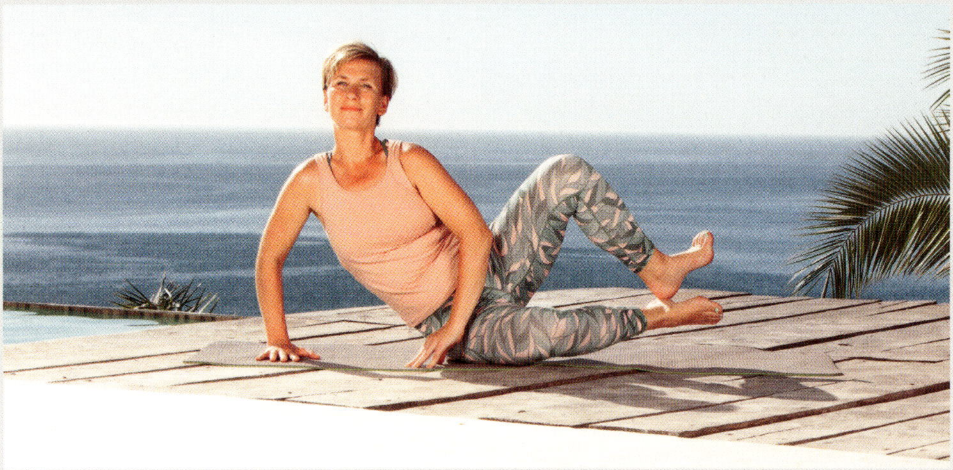

A Auf die rechte Seite setzen und die rechte Hand unter der Schulter platzieren, Arm leicht beugen. Linke Hand locker vor dem Körper aufsetzen. Beine beugen und anheben, die Knie öffnen und die Fersen aneinanderdrücken.

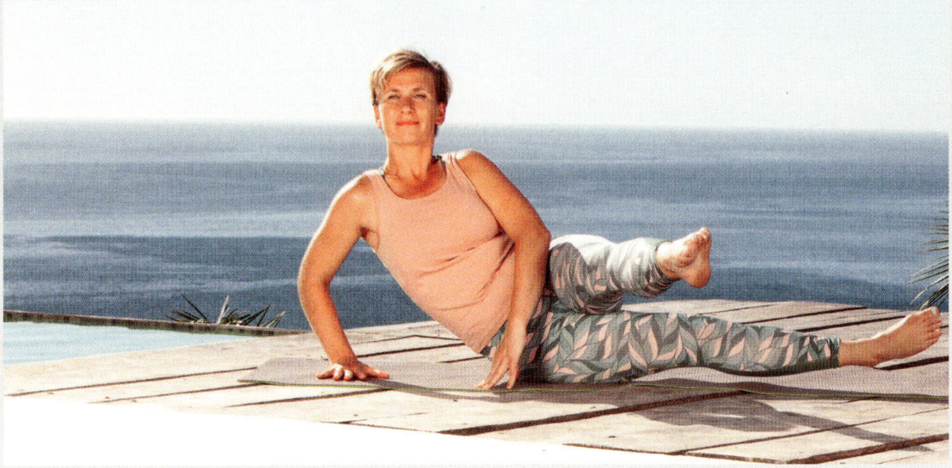

B Dann das linke Bein in Verlängerung des Körpers knapp über dem Boden und das rechte Bein nach vorn ausstrecken. Beide Beine wieder beugen und zurück in die Ausgangsposition kommen.

5-mal wiederholen, dann die Seite wechseln.

VARIANTE

Die Bewegung wird leichter, wenn du dich auf dem Unterarm statt der Hand abstützt.

Skala von 1 bis 5	Ausdauer	Beweglichkeit	Koordination	Kraft	Schnelligkeit
	••	••	•••	••	•

Meerjungfrau

Schwerpunkte: Dehnung der Flanken

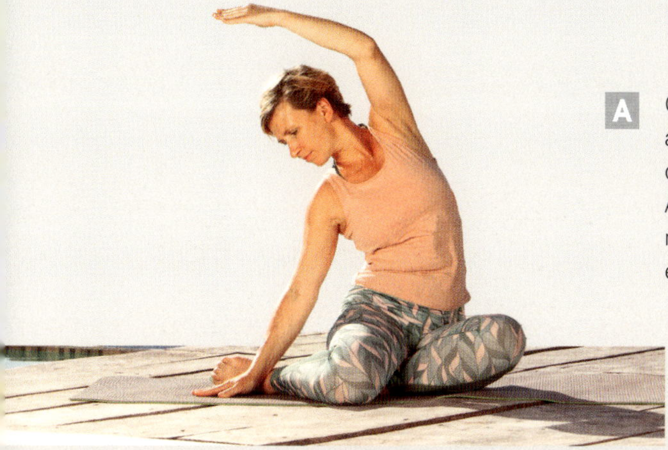

A Gerade hinsetzen und beide Beine nach rechts abwinkeln. Die rechte Hand rechts neben den Beinen auf den Boden setzen, mit einer Ausatmung den linken Arm über den Kopf nach rechts führen und den Oberkörper wie über einen großen Ball nach rechts neigen.

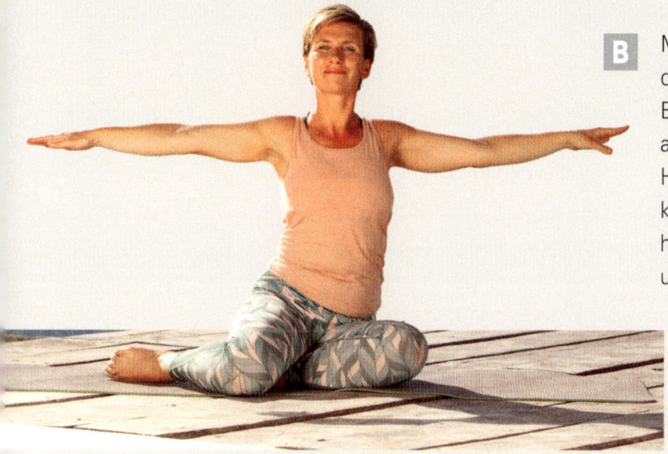

B Mit der Einatmung den Oberkörper aufrichten, dabei die Anspannung in Bauch, Rücken und Beckenboden deutlich erhöhen und die Arme auf Schulterhöhe seitlich ausstrecken, die Handflächen zeigen nach unten. Den Oberkörper mittig und die Wirbelsäule aufrecht halten, die Schultern entspannt nach hinten und unten sinken lassen.

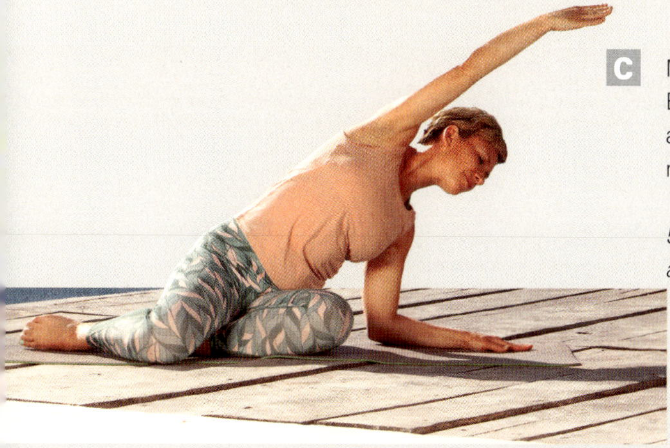

C Mit der Ausatmung die linke Hand auf den Boden setzen und auch den linken Unterarm aufsetzen. Den rechten Arm weit über den Kopf nach links ziehen und die Flanke dehnen.

5-mal im Wechsel, dann die Beine auf die andere Seite schwingen und wiederholen.

VARIANTE

Die Haltung wird schwerer, wenn die Beine in der Endposition C ausgestreckt werden.

Skala von 1 bis 5	Ausdauer	Beweglichkeit	Koordination	Kraft	Schnelligkeit
		•	•	•	

Coretwist

Schwerpunkte: Stärkung der seitlichen Bauchmuskeln, Verbesserung der Körperwahrnehmung

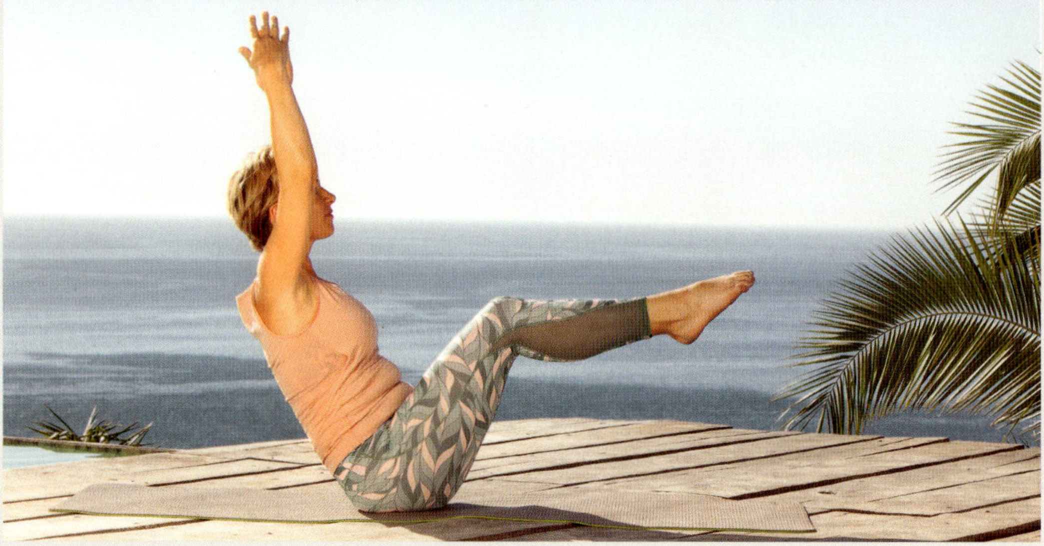

A Aufrecht hinsetzen, Füße flach auf den Boden. Die Arme locker gebeugt über den Kopf heben, Bauchspannung erhöhen und den Oberkörper nach hinten neigen. Füße vom Boden lösen und die Unterschenkel anheben, bis sie parallel zum Boden sind.

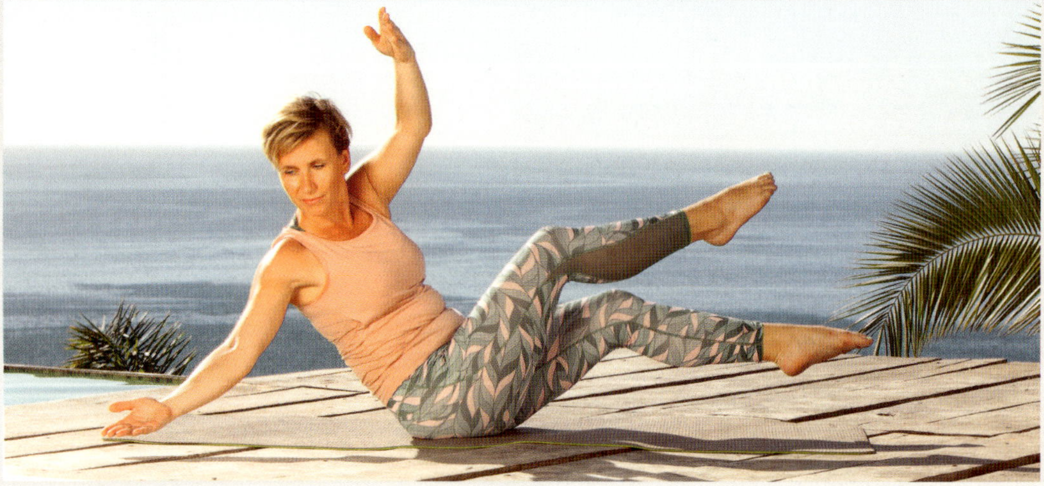

B Tief einatmen. Mit der Ausatmung den Oberkörper nach rechts drehen, den rechten Arm öffnen und den linken Fuß bis knapp über dem Boden absenken. Einatmen, zurück in die Ausgangsposition.

5-mal je Seite, wenn möglich ohne zwischen den beiden Seiten abzusetzen.

VARIANTE

Die Bewegung wird leichter, wenn du dich auf dem Unterarm statt der Hand abstützt.

Skala von 1 bis 5	Ausdauer	Beweglichkeit	Koordination	Kraft	Schnelligkeit
	••	••	••	••••	••

Krieger 1

Schwerpunkte: Kräftigung der Oberschenkel, Dehnung der Hüften

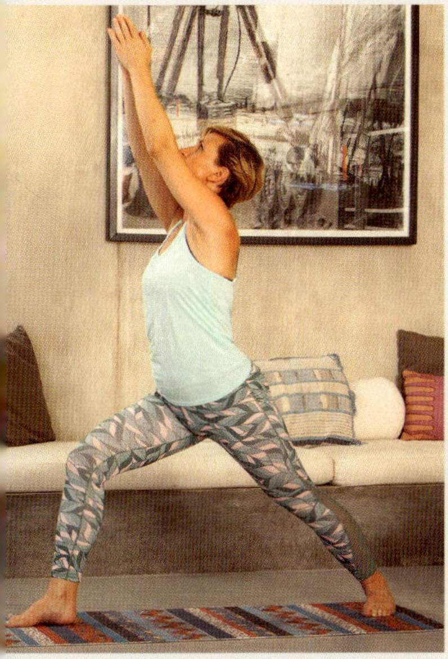

Gerade stehen, die Füße geschlossen halten. Einatmen und mit dem rechten Fuß einen großen Ausfallschritt nach vorn machen und den linken Fuß leicht auswärts drehen. Beide Füße befinden sich auf einer Linie. Die Außenkante des linken Fußes bewusst in den Boden drücken und das linke Bein strecken, das rechte Knie beugen und senkrecht über dem rechten Knöchel ausrichten. Beide Hüftseiten zeigen nach vorn. Beckenboden, Bauch und Rücken anspannen und den Oberkörper mittig ausrichten. Die Arme über die Seiten nach oben ziehen und die Handflächen aneinanderlegen. Arme strecken, die Schultern bewusst von den Ohren wegziehen und den Blick zu den Daumenballen richten.

Die Position für 5 tiefe Atemzüge halten, dann auflösen und auf der anderen Seite wiederholen.

VARIANTE

Je tiefer das vordere Knie gebeugt wird, desto stärker wird der Hüftbeuger gedehnt.

Skala von 1 bis 5	Ausdauer	Beweglichkeit	Koordination	Kraft	Schnelligkeit
	•	•••	••	••	

Krieger 2

Schwerpunkte: Kräftigung der Oberschenkel, Öffnung der Hüften

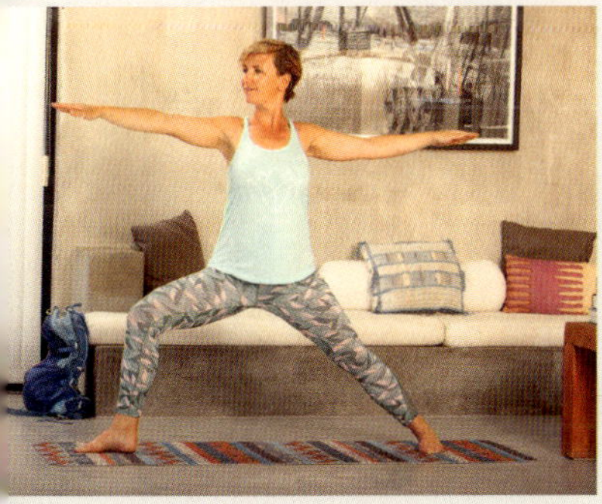

Gerade stehen, die Füße geschlossen halten. Einatmen und mit rechts einen großen Ausfallschritt nach vorn machen, den linken Fuß leicht auswärts drehen. Beide Füße befinden sich auf einer Linie. Einatmend die Arme über die Seiten nach oben über den Kopf ziehen und die Handflächen aneinanderlegen, mit der Ausatmung die Arme, Schultern und Hüften öffnen. Die Arme sind jetzt in Schulterhöhe auf einer Ebene mit den Beinen, der Oberkörper befindet sich mittig über dem Becken.

Die Position für 5 tiefe Atemzüge halten, dann auflösen und auf der anderen Seite wiederholen.

VARIANTE

Die Dehnung wird intensiver, je besser das Becken aufgerichtet ist, je mittiger der Oberkörper gehalten wird: Übe ab und zu vor dem Spiegel, um die Haltung zu korrigieren!

Skala von 1 bis 5	Ausdauer	Beweglichkeit	Koordination	Kraft	Schnelligkeit
	•	••	••	••	

Halbmond

Schwerpunkte: Schulung des Gleichgewichts, Kräftigung der Oberschenkel und der Core-Muskulatur

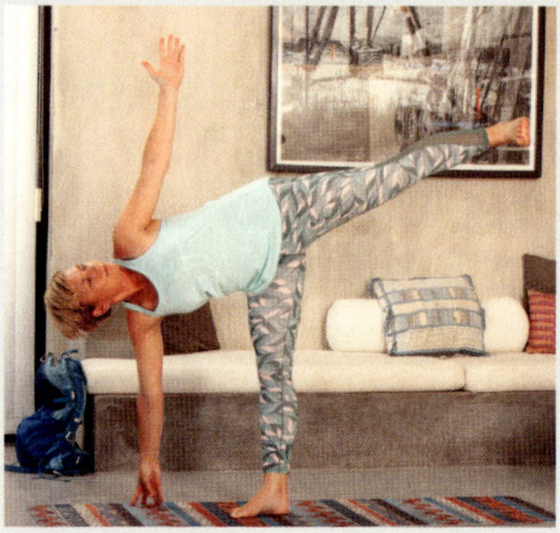

Diese Haltung entwickelt sich aus der vorhergehenden Haltung. Du startest demnach in der Endposition des Krieger 2 (siehe Seite 133). Jetzt das Gewicht komplett auf den rechten Fuß verlagern und die rechte Hand vor dem Fuß aufsetzen. Die linke Hand kommt zunächst an die Hüfte, den Blick zum Boden richten. Das linke Bein anheben, das rechte Bein vollständig strecken. Das linke Bein in einer Ebene mit dem Oberkörper ausrichten, den Fuß flexen und die Zehenspitzen dabei nach vorn zeigen lassen. Auf der rechten Hand ruht minimales Gewicht. Den linken Arm nach oben, den Blick zur linken Hand richten.

Die Position für 5 tiefe Atemzüge halten, dann langsam und kontrolliert auflösen: Den Blick zum Boden richten, beide Beine schließen und den Oberkörper wieder aufrichten. Dann die Haltung auf der anderen Seite wiederholen.

VARIANTE

Wenn dir die Haltung schwer fällt, lege einen Stapel Bücher unter die vordere Hand, um die Streckung beider Beine zu erleichtern.

Skala von 1 bis 5	Ausdauer	Beweglichkeit	Koordination	Kraft	Schnelligkeit
	•	•••	••	••	

Balancestand

Schwerpunkte: Kräftigung der Rücken- und Beinmuskulatur, Schulung der Körperwahrnehmung im Raum

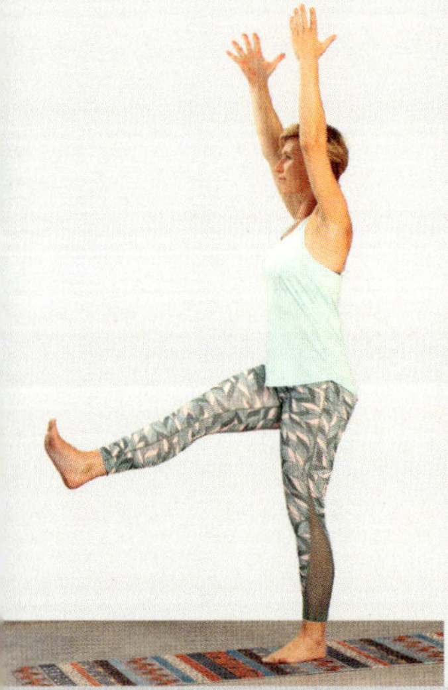

Aufrecht stehen und die Beine geschlossen halten. Dann das Gewicht nach links verlagern. Rechtes Bein entlasten, das Knie beugen und die Kniekehle mit beiden Händen fassen. Den Rücken strecken und aufrecht bleiben, den Beckenboden, Bauch und Rücken aktivieren, das Knie zur Brust ziehen und das rechte Bein nach vorn ausstrecken. Bauch und Rücken fester anspannen. Dann die Hände achtsam vom Bein lösen und nach oben neben dem Kopf halten, Schultern nach unten ziehen, Blick nach vorn.

Die Position für 5 tiefe Atemzüge halten, dann auflösen und auf der anderen Seite wiederholen.

VARIANTE

Je höher du das Spielbein hältst, desto intensiver wird die Haltung. Aber Achtung: Der Rücken darf nicht nach hinten kippen!

Skala von 1 bis 5	Ausdauer	Beweglichkeit	Koordination	Kraft	Schnelligkeit
	•	•••	••	••	

Weite Grätsche

Schwerpunkte: Beweglichkeit der Hüften, Dehnung der Innenschenkel

A Stehend beginnen. Die Beine mattenbreit grätschen: Die Fersen bleiben auf der Matte, die Zehenspitzen leicht auswärts drehen und neben der Matte aufsetzen, Knie ebenfalls auswärts drehen. Beckenboden und Bauch anspannen, den Oberkörper aufrichten und den Kopf in Verlängerung der Wirbelsäule halten. Den Rücken bewusst aufrichten. Die Handflächen vor der Brust aneinanderlegen, die Schultern nach hinten und unten ziehen. Oberschenkel und Gesäß leicht anspannen.

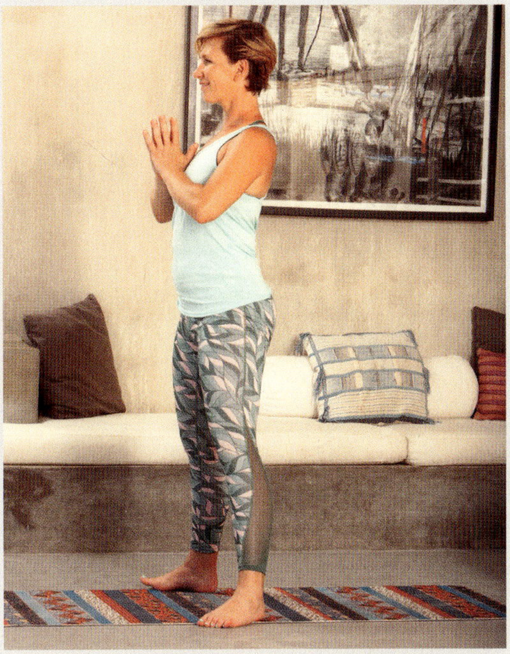

B Beide Knie gleichzeitig beugen und das Becken so tief wie möglich sinken lassen, dabei den Oberkörper möglichst aufrecht halten. Die Knie dabei tendenziell nach außen drücken, das Gewicht ruht zu großen Teilen auf den Fußkanten. In der tiefsten Position die Ellbogen von innen gegen die Oberschenkel knapp oberhalb der Knie drücken, um das Brustbein noch mehr zu heben und das Becken noch tiefer sinken zu lassen. Die Fersen bleiben auf dem Boden.

Die Position für 5 tiefe Atemzüge halten, dann auflösen. 2-mal wiederholen.

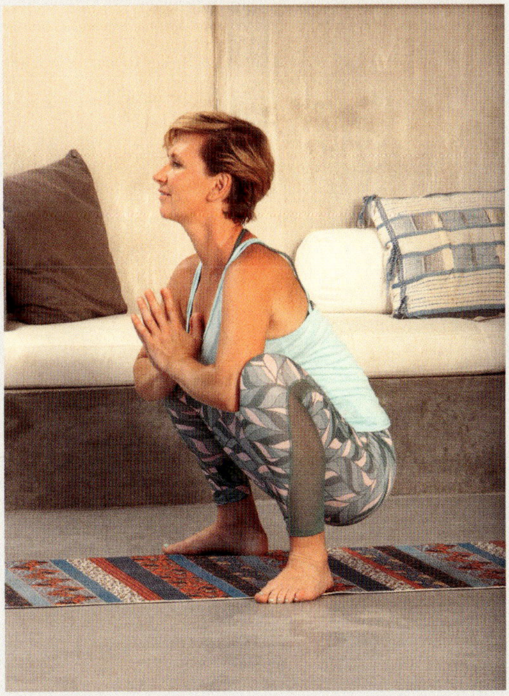

VARIANTE

Wenn die Beweglichkeit der Hüften die tiefe Grätsche verhindert, hilft es, die Matte unter den Fersen zusammenzurollen – oder setze dich auf einen hohen Block.

Skala von 1 bis 5	Ausdauer	Beweglichkeit	Koordination	Kraft	Schnelligkeit
	•	•••	••	••	

Heuschrecke

Schwerpunkte: Kräftigung der Rückenmuskulatur, Beweglichkeit des Brust-Schulter-Bereichs

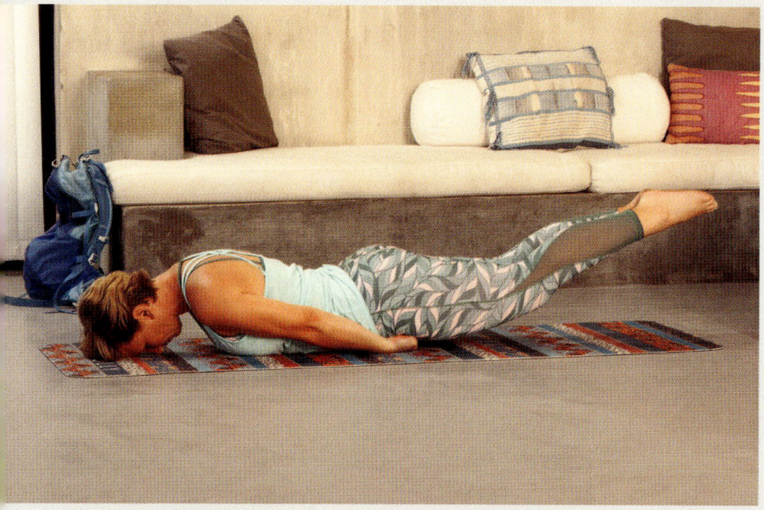

A Auf den Bauch legen, die Stirn entspannt auf dem Boden ablegen. Beine geschlossen halten. Beide Hände zu lockeren Fäusten ballen und unter die Hüften in die Leisten legen. Spannung in Rücken, Gesäß und den hinteren Oberschenkeln aufbauen und die Beine gestreckt anheben, die Fersen aneinander drücken.

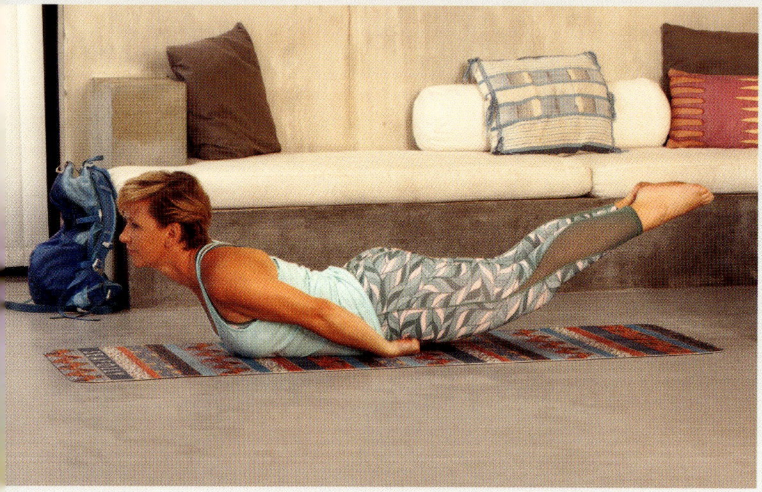

B Mit einer Einatmung die Spannung im Rücken maximieren und den Oberkörper und den Kopf anheben. Auch die Beine nun anheben, so hoch es möglich ist.

Die Position für 5 tiefe Atemzüge halten, dann auflösen. Insgesamt 2 Wiederholungen.

VARIANTE

Wer geübt ist, kann die Arme neben dem Körper ablegen und ohne die Hebelwirkung der Fäuste anheben. Intensiver wird's, wenn die Arme neben dem Körper mit den Beinen angehoben werden.

Skala von 1 bis 5	Ausdauer	Beweglichkeit	Koordination	Kraft	Schnelligkeit
	•	••	••	••	

Zehenbalance

Schwerpunkte: Kräftigung der Core-Muskulatur, Schulung der Balance

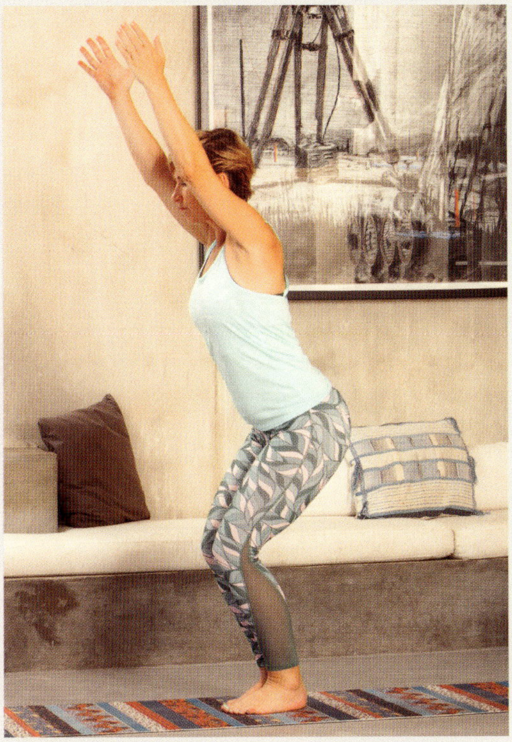

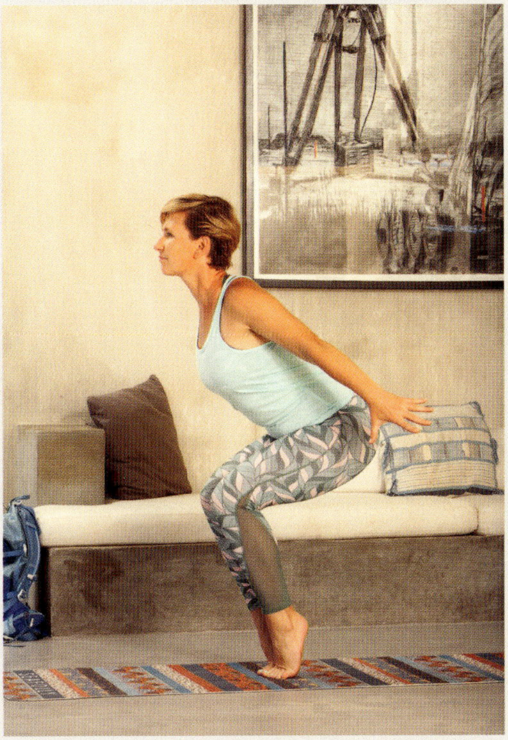

A Aufrecht stehen und den Rücken Wirbel für Wirbel aufrichten. Auch Bauch, Beckenboden und Beine aktivieren. Beide Knie beugen, bis die Knie senkrecht über den Fußballen sind, die Knöchel und Schultern sind auf einer Linie. Den Po nach hinten sinken lassen; das Gewicht ruht überwiegend auf den Fersen. Die Arme seitlich anheben, bis sie neben den Ohren sind, die Schultern sinken lassen. Die Handflächen zeigen zueinander. Den Kopf in Verlängerung der Wirbelsäule halten.

B Das Gewicht komplett auf die Fußballen verlagern und die Fersen anheben, so hoch es möglich ist. Knie und Innenschenkel aneinander pressen. Gleichzeitig die Arme nach vorn sinken lassen und gestreckt nach hinten ziehen, dabei das Brustbein betont anheben.

Die Position für 5 tiefe Atemzüge halten, dann auflösen. Insgesamt 2 Wiederholungen.

VARIANTE

Die Haltung ist deutlich leichter, wenn die Fersen am Boden bleiben – allerdings geht der Balance-Effekt dadurch nahezu vollständig verloren.

Skala von 1 bis 5	Ausdauer	Beweglichkeit	Koordination	Kraft	Schnelligkeit
	•	••	•••	•••	

Krieger 3

Schwerpunkte: Schulung des Gleichgewichts, Kräftigung der Oberschenkel und der Rückenmuskulatur

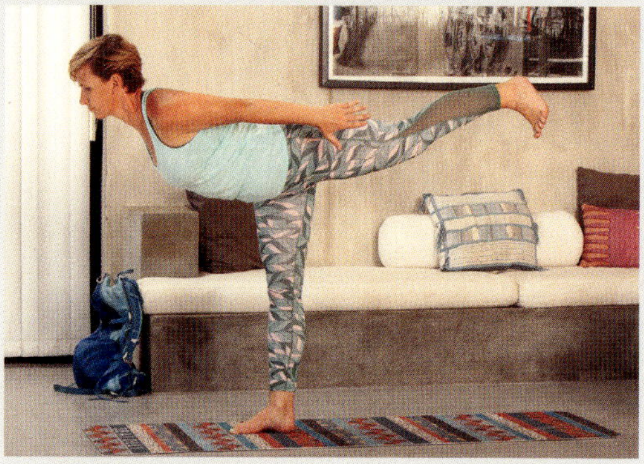

Im Stehen beginnen. Den Rücken aufrichten, die Wirbelsäule strecken. Bauch, Beckenboden- und Rückenmuskulatur anspannen. Die Arme eng neben dem Körper ausstrecken, die Handflächen zum Körper drehen. Die Schultern nach hinten und unten ziehen. Bauch und Rücken anspannen, dann das Gewicht auf den rechten Fuß verlagern. Das rechte Bein durchgestreckt halten, dazu den rechten Oberschenkel betont anspannen und auch das Gesäß stärker anspannen. Dann den Oberkörper langsam nach vorn absenken und gleichzeitig das linke Bein anheben, bis Oberkörper und Bein parallel zum Boden sind. Beide Hüften auf gleicher Höhe und parallel halten, die linken Fußspitzen zeigen zum Boden.

Die Position für 5 tiefe Atemzüge halten, dann auflösen und auf der anderen Seite wiederholen.

VARIANTE

Die Übung wird leichter, wenn Oberkörper und Bein nicht so weit abgesenkt werden, sich aber trotzdem auf einer Linie befinden.

Skala von 1 bis 5	Ausdauer	Beweglichkeit	Koordination	Kraft	Schnelligkeit
	•	•••	••	•••	

Einbeinige Dehnung

Schwerpunkte: Dehnung von Gesäß und Hüften, Kräftigung von Gesäß und Beinen

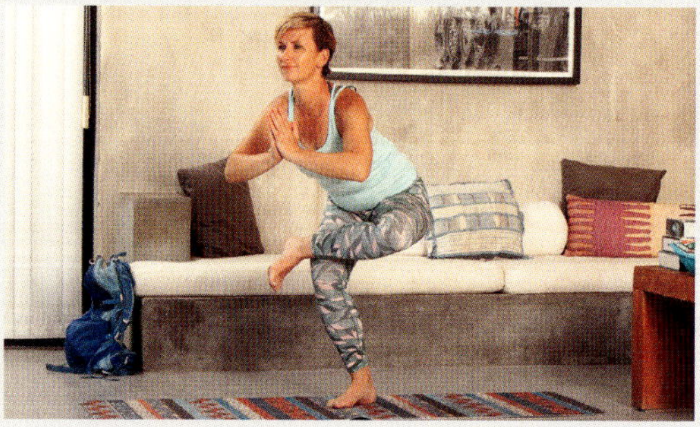

Aufrecht stehen, Rücken strecken, die Wirbelsäule Wirbel für Wirbel aufrichten. Schultern nach hinten und unten ziehen. Bauch- und Rückenmuskeln aktivieren, Hände vor der Brust aneinanderlegen. Das Gewicht komplett nach rechts verlagern und den linken Knöchel auf dem rechten Oberschenkel knapp oberhalb des Knies auflegen. Das linke Knie sinkt nach unten, der linke Fuß ist angewinkelt. Dann das rechte Bein beugen und den Oberkörper nach vorn neigen, bis eine deutliche Dehnung im linken Gesäßbereich und der Hüfte zu spüren ist. Das Gewicht ruht überwiegend auf der rechten Ferse, das rechte Knie steht stabil und senkrecht über dem linken Mittelfuß. Der Blick geht nach vorn.

Die Position für 5 tiefe Atemzüge halten, dann auflösen und auf der anderen Seite wiederholen.

VARIANTE

Wer unsicher ist, kann sich beim Üben an einer Stuhllehne oder einer Wand festhalten.

Skala von 1 bis 5	Ausdauer	Beweglichkeit	Koordination	Kraft	Schnelligkeit
	•	••	••	•••	

Hüft-Stretch

Schwerpunkte: Dehnung der Hüftbeugemuskulatur und der vorderen Oberschenkel

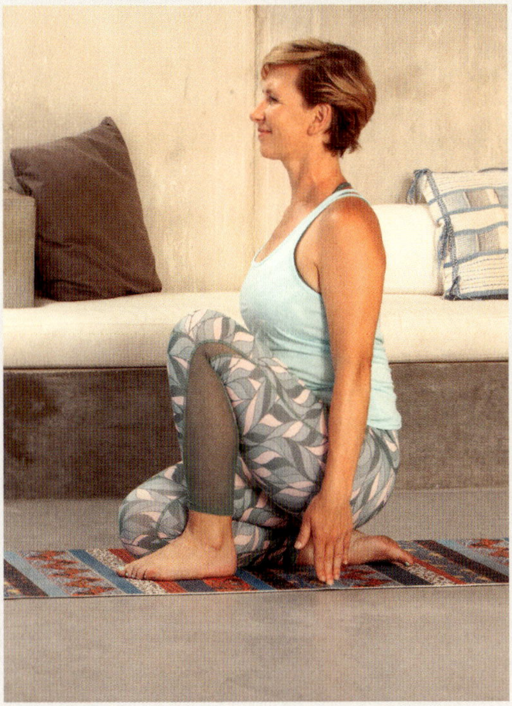

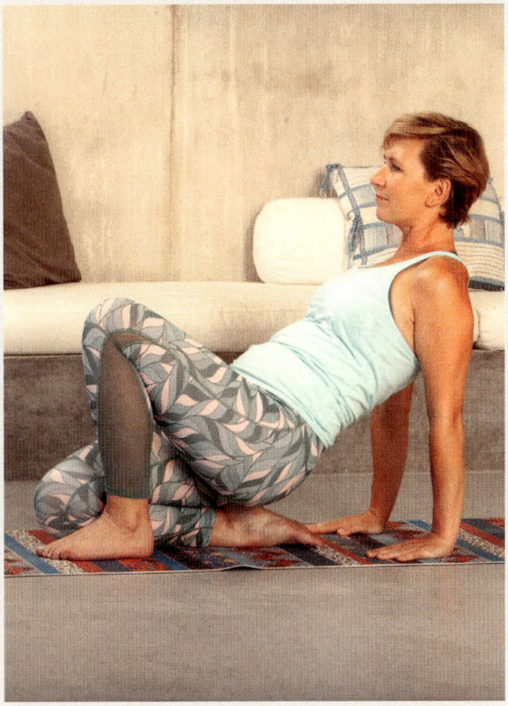

A Im Sitzen beginnen. Auf die Fersen setzen, beide Knie nebeneinander und geschlossen halten. Den Oberkörper aufrichten: Rücken-, Bauch- und Beckenbodenmuskulatur anspannen. Dann den linken Fuß nach vorn setzen. Das rechte Knie neben dem linken Fuß halten. Die Arme zu den Seiten herabhängen lassen; das Gewicht ruht auf der rechten Ferse. Den Beckenboden und den Bauch fester anspannen, den Blick nach vorn richten.

B Die Hände knapp hinter dem Körper auf den Boden setzen, die Fingerspitzen dabei zum Körper zeigen lassen und die Schultern nach hinten und unten ziehen. Dann den Beckenboden fester anspannen und das Becken anheben, bis im rechten Hüftbeuger und dem rechten Oberschenkel eine deutliche Dehnung zu spüren ist.

Die Position für 5 tiefe Atemzüge halten, dann kontrolliert auflösen und auf der anderen Seite wiederholen.

VARIANTE

Je höher das Becken, desto intensiver wird die Dehnung im Oberschenkel und im Hüftbeuger.

Skala von 1 bis 5	Ausdauer	Beweglichkeit	Koordination	Kraft	Schnelligkeit
	•	•••	•••	••	

Boot

Schwerpunkte: Kräftigung der Bauchmuskulatur

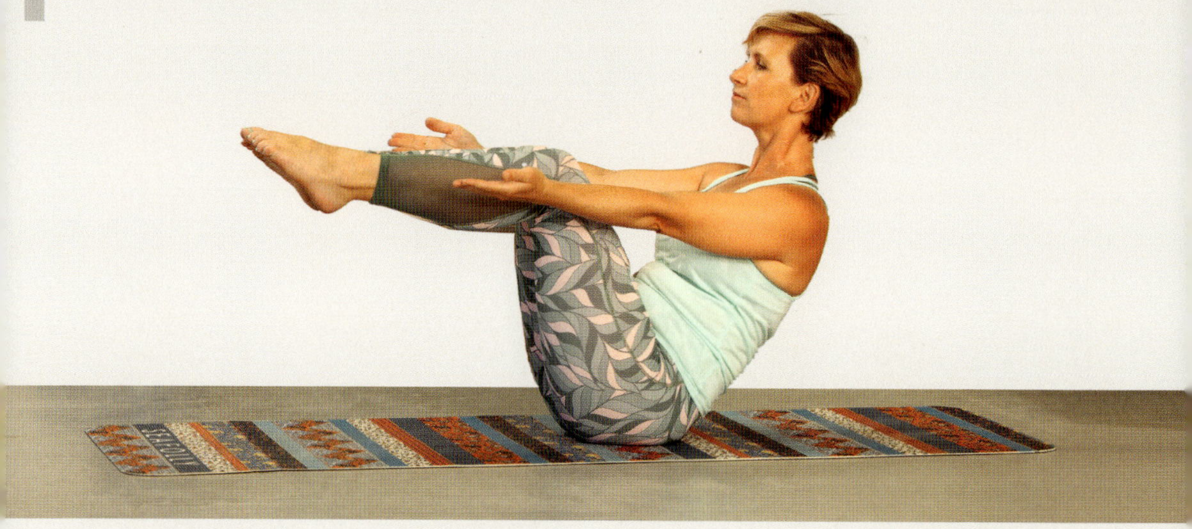

A Im Sitzen beginnen. Die Füße flach auf den Boden stellen und die Kniekehlen greifen, den Rücken gerade. Den Kopf in Verlängerung der Wirbelsäule halten, den Bauch, den Beckenboden und den Rücken leicht anspannen. Gleichgewicht nach hinten verlagern, bis die Füße sich fast von allein vom Boden lösen. Unterschenkel sind parallel zum Boden. Bauch- und Beckenspannung erhöhen, die Hände von den Beinen lösen und ebenfalls parallel zum Boden halten.

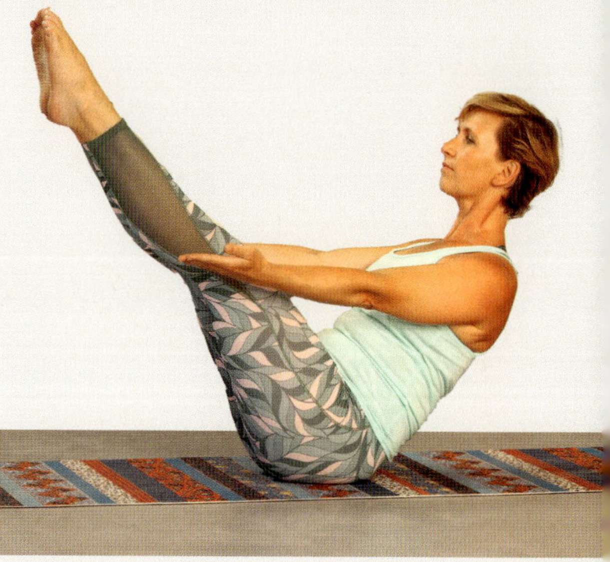

B Dann die Bauch- und Beckenbodenspannung deutlich erhöhen und die Beine ausstrecken, bis sich die Knöchel auf Augenhöhe befinden. Die Atmung fließt weiterhin ruhig und gleichmäßig.

Die Position für 5 tiefe Atemzüge halten, dann auflösen. Insgesamt 3-mal wiederholen.

VARIANTE

Mit gebeugten Beinen ist die Durchführung deutlich einfacher. Wenn auch das zu anstrengend ist, können die Füße am Boden bleiben, wenn der Oberkörper nach hinten geneigt wird.

Skala von 1 bis 5	Ausdauer	Beweglichkeit	Koordination	Kraft	Schnelligkeit
	•	••	•••	••••	

Bogen

Schwerpunkte: Dehnung der Brust- und Bauchmuskulatur

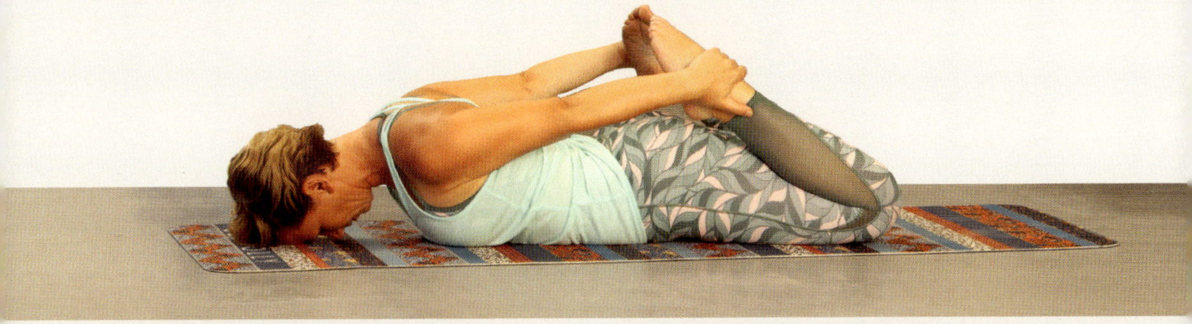

A In der Bauchlage beginnen. Die Beine geschlossen halten und die Beckenbodenmuskulatur leicht anspannen. Stirn zunächst locker auf dem Boden ablegen. Beine beugen und die Fußgelenke mit den Händen von außen greifen.

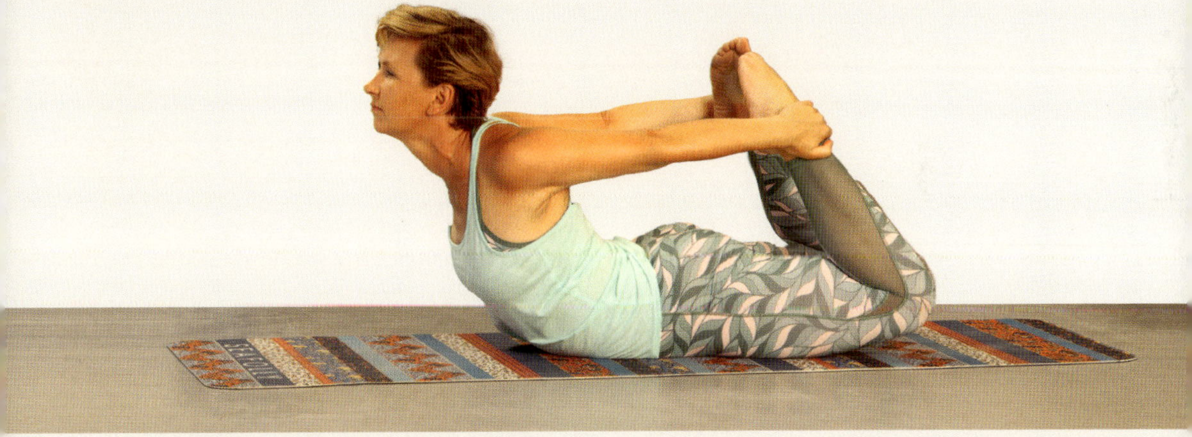

B Mit beiden Beinen Druck gegen die Hände aufbauen. Den Oberkörper, die Knie und die Oberschenkel vom Boden lösen, so gut es geht.

Die Position für 5 tiefe Atemzüge halten, dann auflösen und insgesamt 3-mal wiederholen.

VARIANTE

Die Haltung wird deutlich intensiver, wenn du die Fußgelenke von innen greifst. Achte bei dieser Variante unbedingt darauf, die Knie eng zu halten: Das schont deinen Rücken.

Skala von 1 bis 5	Ausdauer	Beweglichkeit	Koordination	Kraft	Schnelligkeit
	•	••••	••	•••	

Tiefer Sitz

Schwerpunkte: Stärkung von Bein- und Gesäßmuskulatur

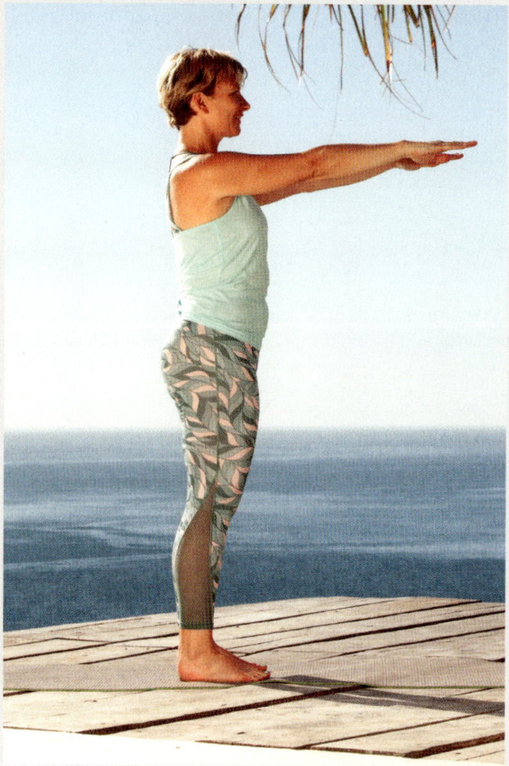

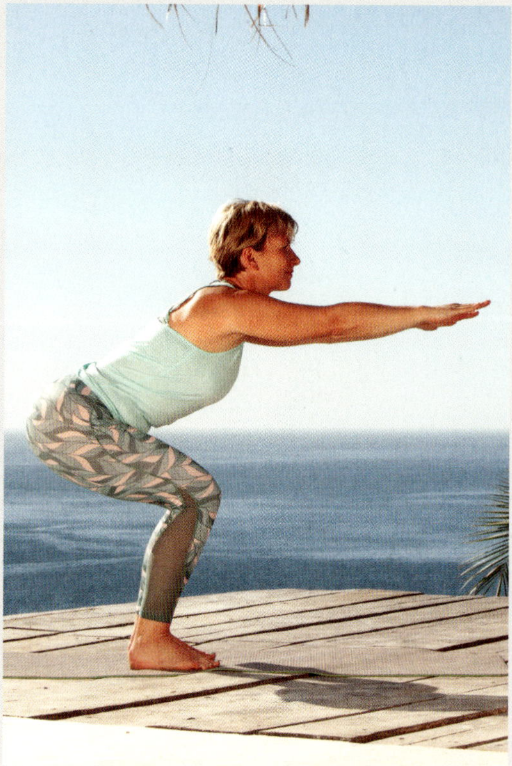

A Aufrecht stehend beginnen. Die Füße geschlossen halten, Oberschenkel anspannen und den Rücken aufrichten. Der Kopf bildet die Verlängerung der Wirbelsäule, den Blick nach vorn richten. Fußgelenke, Hüften und Schultern befinden sich auf einer Linie. Das Gewicht auf den kompletten Fuß verteilen, auch die Fußkanten belasten. Knöchel berühren sich nicht. Die Arme gestreckt nach vorn bis auf Schulterhöhe anheben, die Handflächen zeigen nach unten, dabei die Finger geschlossen halten und den Bauch aktivieren.

B Dann die Knie beugen und das Gesäß nach hinten absenken, bis in Ober- und Unterschenkeln ungefähr ein 90-Grad-Winkel entsteht. Gleichzeitig den Oberkörper leicht nach vorn neigen. Der Rücken bleibt weiterhin gestreckt, die Arme befinden sich parallel zum Boden.

Die Position für 5 tiefe Atemzüge halten, dann auflösen und nach einer kurzen Pause nochmals wiederholen.

VARIANTE

Je tiefer der Po abgesenkt wird, desto intensiver wird die Übung. Gewicht auf den Fersen halten.

Skala von 1 bis 5	Ausdauer	Beweglichkeit	Koordination	Kraft	Schnelligkeit
	•	••	••	•••	

Zehenstand

Schwerpunkte: Stärkung der Core-Muskulatur, Schulung der Balance

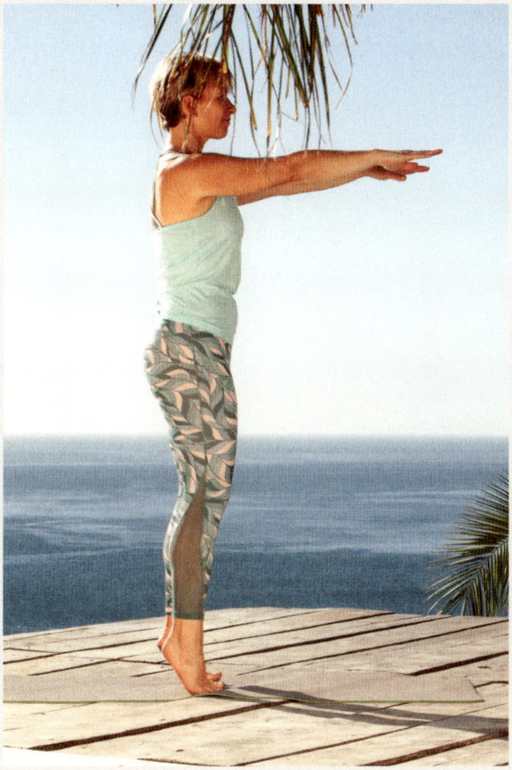

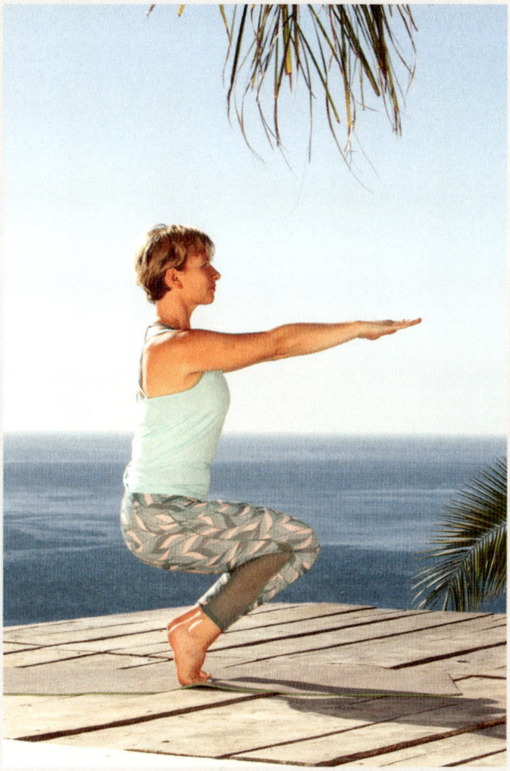

A Die Füße geschlossen halten, den Rücken anspannen. Bauchmuskulatur und Beckenboden anspannen. Beide Fersen vom Boden lösen und so hoch wie möglich auf die Fußballen nach oben drücken. Fersen maximal anheben und auch auf die Großzehen Gewicht geben. Zehen dabei betont auffächern und spreizen. Gleichzeitig die Arme bis auf Schulterhöhe anheben, die Handflächen zeigen nach unten. Innenschenkel zueinander drücken und die vorderen Oberschenkel fest anspannen.

B Dann die Knie beugen und den Rücken weiterhin aufrecht halten. Beide Knie so weit beugen, wie es ohne Kippung des Oberkörpers möglich ist. Die Haltung knapp über den Fersen stoppen; die Knie sollten immer noch tiefer sein als die Hüfte.

Die Position für 5 tiefe Atemzüge halten, dann wieder langsam und kontrolliert nach oben drücken. Nach einer kurzen Pause wiederholen.

VARIANTE

Je höher die Fersen, je gestreckter der Rücken bleibt, desto intensiver ist die Haltung.

Skala von 1 bis 5	Ausdauer	Beweglichkeit	Koordination	Kraft	Schnelligkeit
	•	••	•••	••••	

Reverse Warrior

Schwerpunkte: Dehnung der Flanken, Kräftigung der Oberschenkel

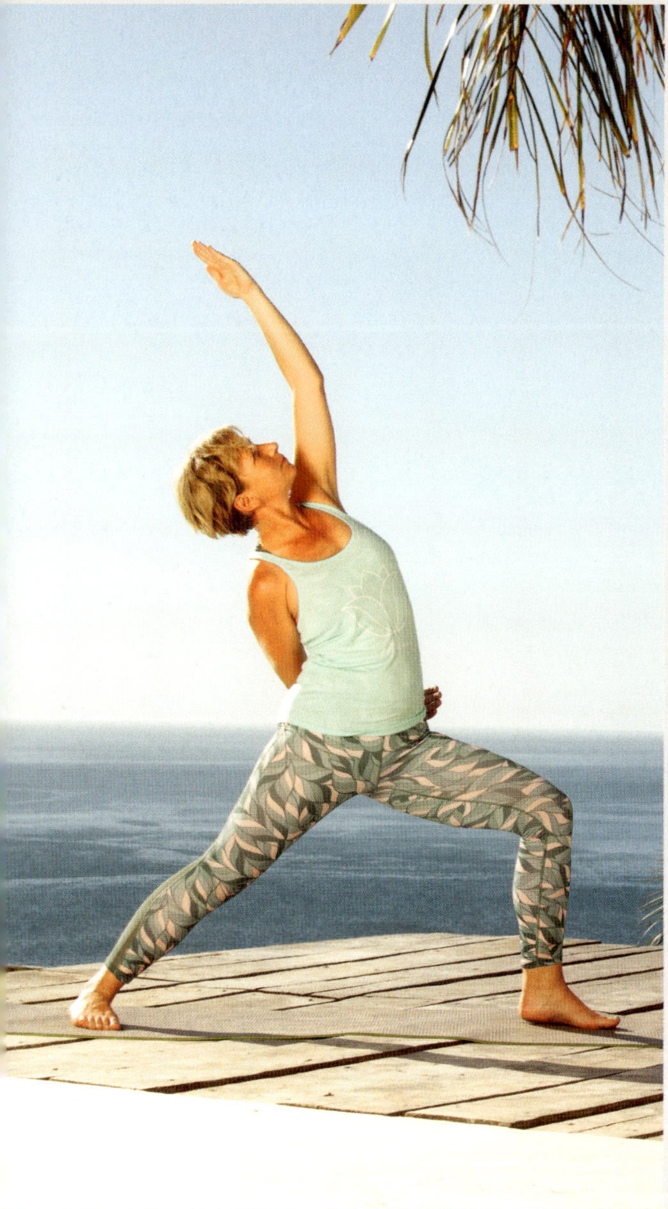

Gerade stehen, die Füße geschlossen halten. Einatmen und mit dem linken Fuß einen großen Ausfallschritt nach vorn machen, den rechten Fuß leicht auswärts drehen. Beide Füße befinden sich auf einer Linie. Die Außenkante des rechten Fußes bewusst in den Boden drücken und das rechte Bein strecken, das linke Knie beugen und senkrecht über dem linken Knöchel ausrichten. Mit einer Einatmung die Arme über die Seiten nach oben über den Kopf ziehen und die Handflächen aneinanderlegen, mit der Ausatmung die Arme, Schultern und Hüften öffnen. Die Arme sind jetzt in Schulterhöhe auf einer Ebene mit den Beinen, die Handflächen zeigen nach unten, die Finger sind geschlossen. Die Schultern und die Hüften befinden sich ebenfalls auf einer Ebene mit den Beinen, der Oberkörper ist mittig über dem Becken. Dann die linke Handfläche nach oben drehen und den Oberkörper nach vorn ziehen, gleichzeitig den rechten Arm beugen und um den unteren Rücken legen. Mit dem linken Arm einen großen Bogen beschreiben und den Arm über den Kopf ziehen, gleichzeitig den Oberkörper in einer bogenförmigen Bewegung nach hinten neigen. Den Kopf dabei sanft in den Nacken ziehen, den Blick nach oben richten.

Die Position für 5 tiefe Atemzüge halten, dann auflösen und auf der anderen Seite wiederholen.

VARIANTE

Die Haltung kann noch um einiges intensiver gestaltet werden, wenn das vordere Knie stärker gebeugt wird.

Skala von 1 bis 5	Ausdauer	Beweglichkeit	Koordination	Kraft	Schnelligkeit
	•	•••	•••	••	

Corecrunch

Schwerpunkte: Stärkung der Schultermuskulatur und der Core-Muskulatur, Schulung der Körperwahrnehmung

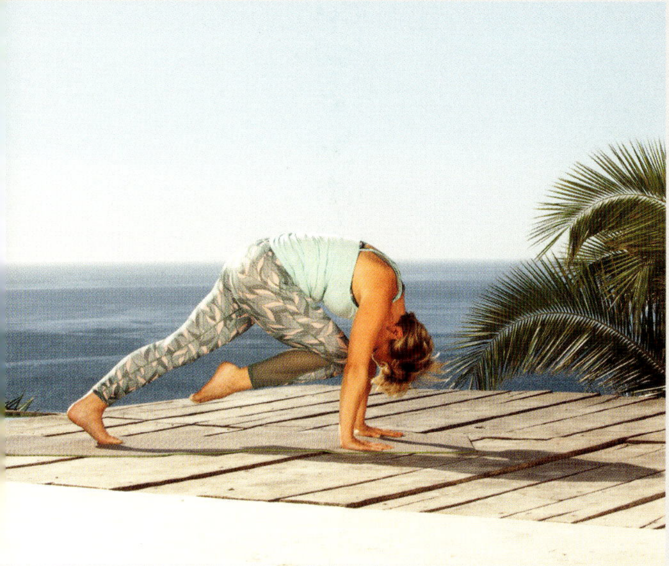

A In der Liegestützposition beginnen: Die Handgelenke unter den Schultern, die Knie unter den Hüften platzieren. Bauch, Rücken und Beckenboden fest anspannen, um Rücken und Beine auf einer Ebene zu halten. Dann das Gewicht nach links verlagern und das rechte Knie unter dem Körper heranziehen, gleichzeitig den Oberkörper runden und die Nase zum Knie bringen.

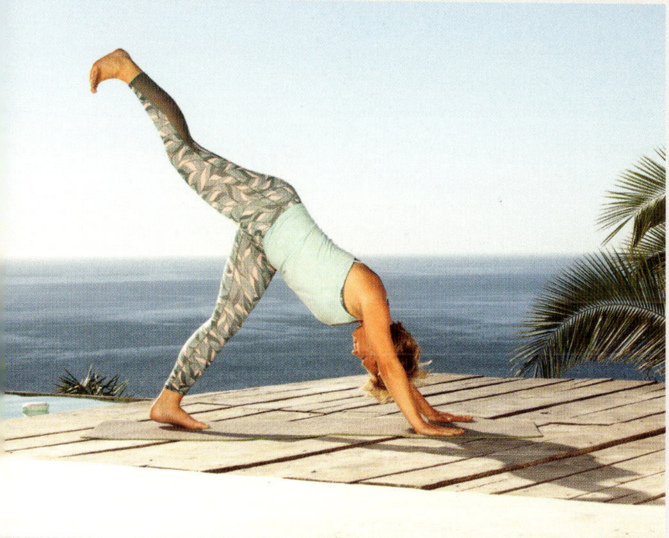

B Dann das rechte Bein nach hinten strecken, die Hüften heben und die linke Ferse Richtung Boden drücken. Das Becken ist mittig, die Arme und der Rücken befinden sich auf einer Linie.

Die Position für 5 tiefe Atemzüge halten, dann auflösen und auf der anderen Seite wiederholen.

VARIANTE

Die Übung wird noch intensiver, wenn die Knie zuerst zum rechten, in der nächsten Wiederholung zum linken Ellbogen geführt werden.

Skala von 1 bis 5	Ausdauer	Beweglichkeit	Koordination	Kraft	Schnelligkeit
	•	••	•••	••••	

Dreieckstütz

Schwerpunkte: Stärkung der Schultermuskulatur und der Core-Muskulatur, Schulung der Körperwahrnehmung

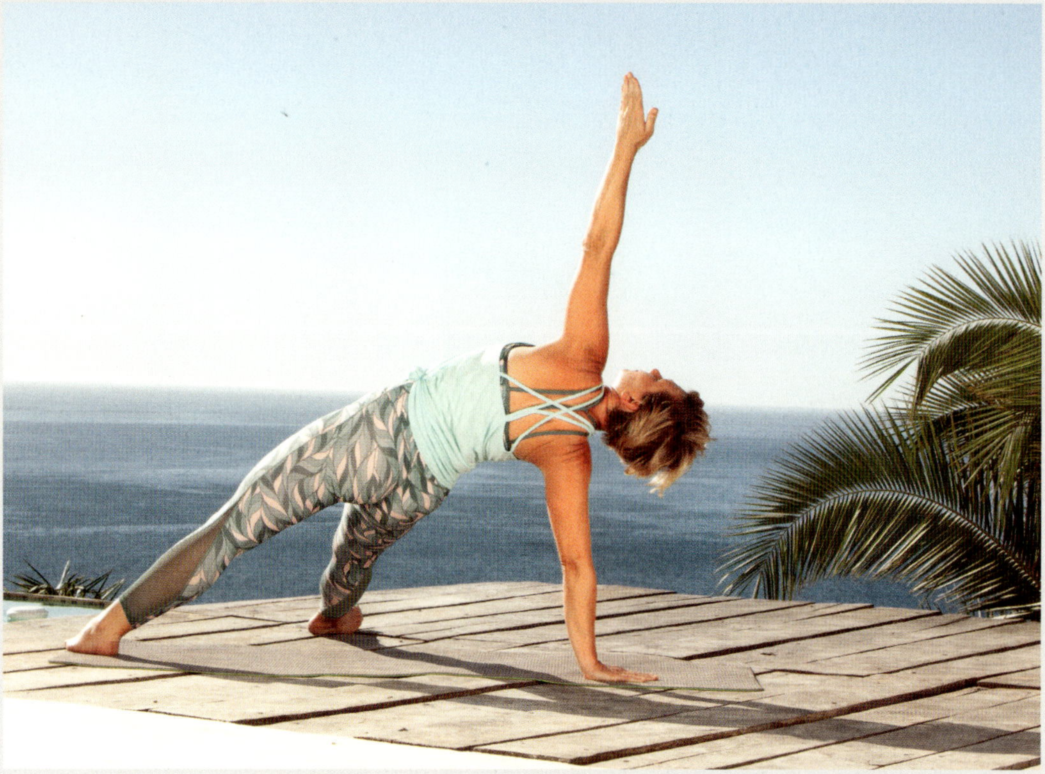

Seitlich absetzen und die rechte Hand unter der rechten Schulter aufstützen, die Finger zeigen vom Körper weg. Das linke Bein in Verlängerung des Oberkörpers ausstrecken, das rechte Bein eine Schrittlänge vor dem linken Bein ablegen. Mit einer Einatmung die Hüfte anheben und den linken Arm senkrecht nach oben ausstrecken. Das linke Bein und der Rücken befinden sich auf einer Linie.

Die Position für 5 tiefe Atemzüge halten, dann auflösen und auf der anderen Seite wiederholen.

VARIANTEN

Die Haltung wird leichter oder schwerer, wenn sie kürzer oder länger gehalten wird: Einsteiger starten mit 3, Fortgeschrittene versuchen 8 Atemzüge.

Skala von 1 bis 5	Ausdauer	Beweglichkeit	Koordination	Kraft	Schnelligkeit
	•	••	•••	••••	

Liegestütz

Schwerpunkte: Kräftigung des gesamten Körpers, vor allem von Bauch und Rücken, Erlernen von Körperbewusstsein und Verbesserung der Haltung

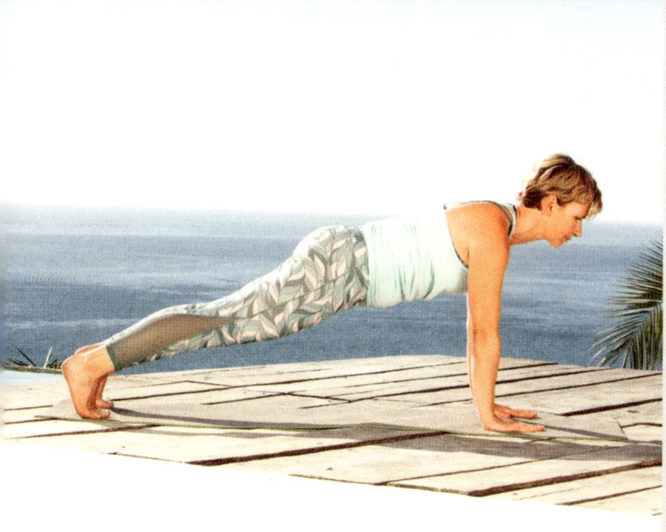

A Im Vierfüßlerstand beginnen: Die Handgelenke unter den Schultern und die Knie unter den Hüften platzieren, den Beckenboden aktivieren und den Nabel nach innen ziehen. Bauchmuskulatur und Rücken anspannen, die Zehen aufstellen, Knie vom Boden lösen und die Beine ausstrecken. Schulterblätter zusammenziehen. Rücken und Beine auf einer Ebene halten, der Blick geht zum Boden.

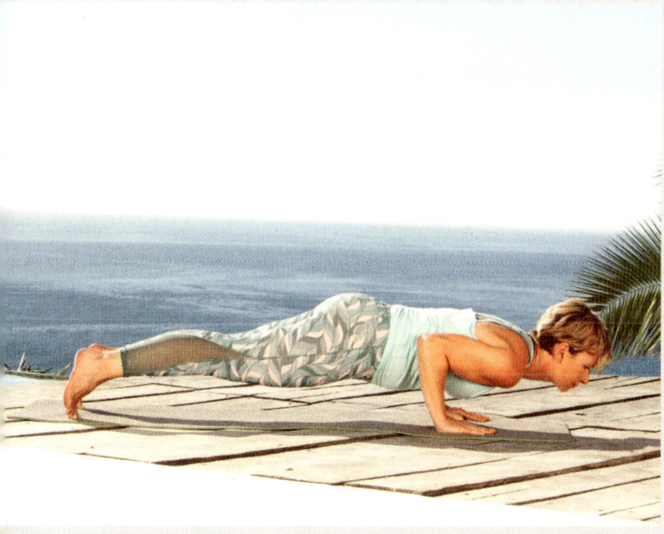

B Die Ellbogen eng am Körper halten und dann die Arme beugen, bis die Oberarme neben den Rippen sind. Oberkörper und Beine bleiben in einer Ebene. Dann langsam und kontrolliert wieder hochdrücken und in die Ausgangsposition zurückkehren.

Die nächste Wiederholung ohne Pause anschließen. 5-mal wiederholen.

VARIANTEN

Mit abgelegten Knie wird die Übung um einiges leichter. Stellst du die Füße auf einer Stufe ab, wird sie deutlich schwieriger.

Skala von 1 bis 5	Ausdauer	Beweglichkeit	Koordination	Kraft	Schnelligkeit
	•	••	•••	••••	

ALLTAGS-WORKOUTS

Unterwegs sein ist toll, reisen auch – aber es gibt immer wieder diese Momente, in denen dein Körper nach Unterbrechung ruft. Sei es stundenlanges Stillsitzen im Zug oder im Flugzeug, eine unbequem lange Videokonferenz, zehrende Überstunden im Büro: Nimm dir eine kleine Auszeit für Bewegung, nutze die Zeit am Telefon und bring deine müden Muskeln ein klein wenig auf Trab. Jedes kleine Workout zählt! Drei Mikro-Workouts zeigen dir auf den folgenden Seiten, wie du ohne großen Aufwand wie im Vorübergehen etwas Raum für Fitness schaffen kannst: Mit Sicherheit werden das nicht deine intensivsten Workouts, aber du weißt ja: Jede kleine Bewegung zählt! Und während der Telefonkonferenz ein paar Aktivitätspunkte einheimsen – das hat doch was, findest du nicht? Ganz zu schweigen von den Momenten, in denen du einfach keinen Nerv mehr für intensive, schweißtreibende Trainings-Sessions hast: Nutze die Gunst der Stunde, bewege dich und deine Motivation, gönne dir ein Mikro-Workout im Alltag!

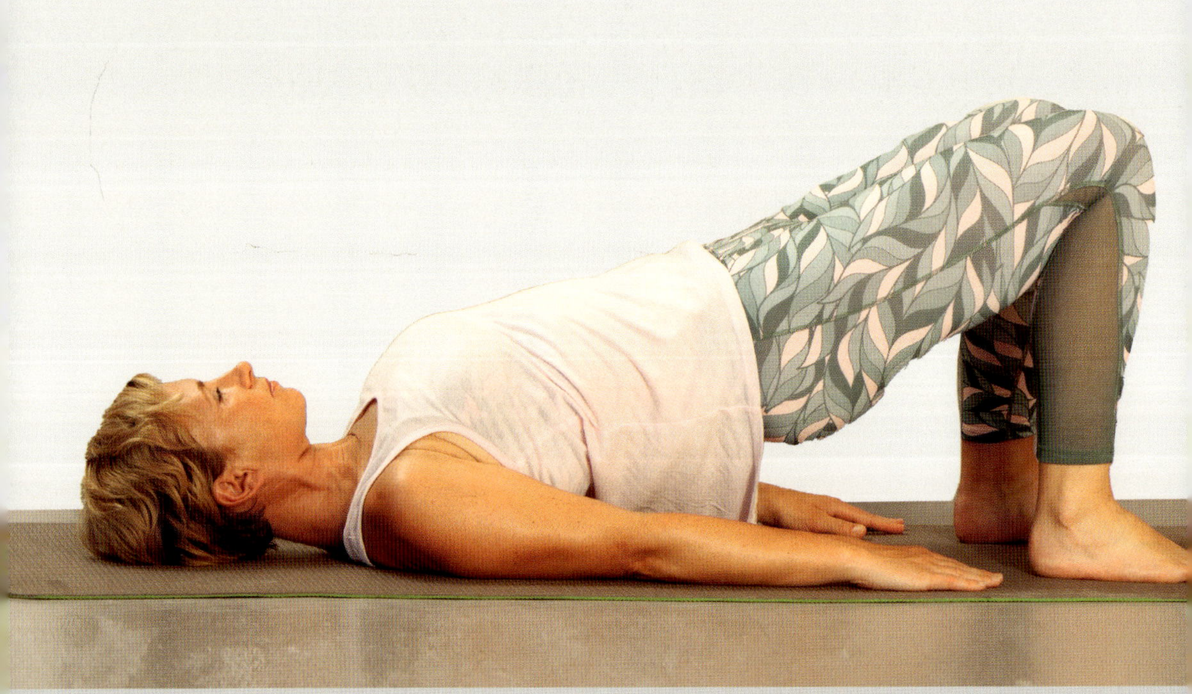

Flankendehnung

Schwerpunkte: Dehnung der Flanken, Verbesserung der Haltung

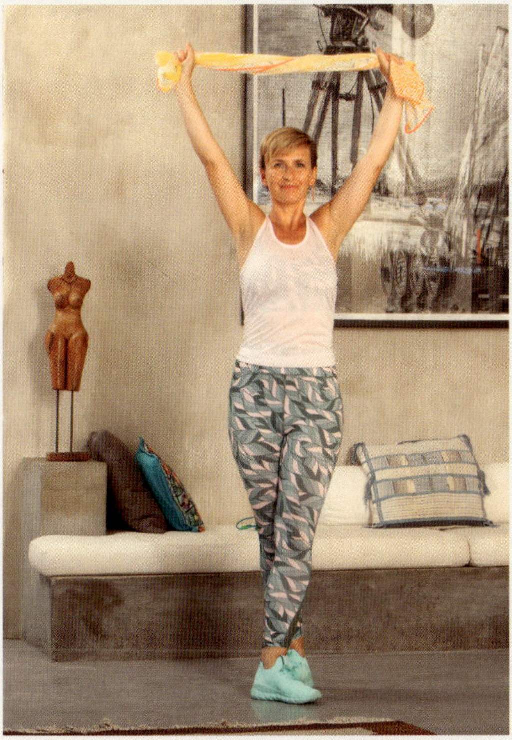

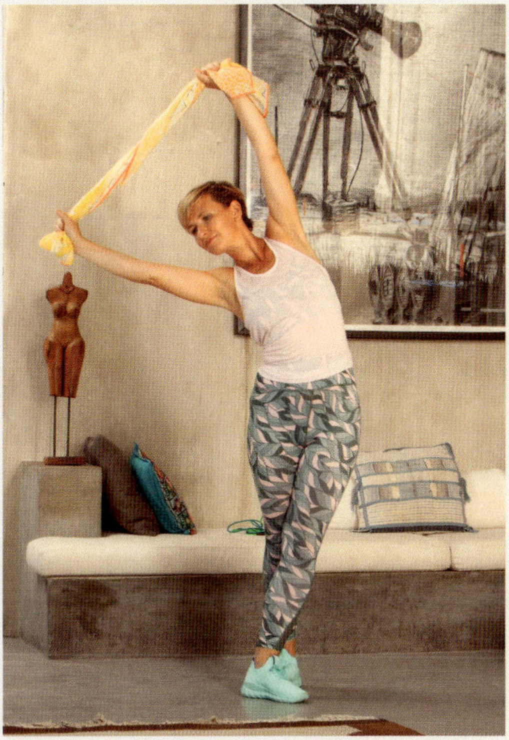

A Aufrecht stehen, Bauch und Rücken leicht anspannen. Aktiviere den Beckenboden. Das Tuch schulterbreit greifen und die Arme nach oben ausstrecken. Linkes vor dem rechten Bein kreuzen und beide Beine strecken, der linke Fuß zeigt leicht nach rechts. Rücken gerade halten.

B Die Rückenspannung erhöhen und den Oberkörper aus der Taille heraus nach rechts neigen, so weit es möglich ist. Oberkörper und Beine befinden sich auf einer Ebene.

5 Atemzüge lang halten, dann langsam lösen und zur anderen Seite wiederholen.

TIPP

Für dieses Workout benötigst du einen Bademantelgürtel, einen Schal oder ein Tuch.

VARIANTE

Die Übung wird noch einfacher, wenn die Füße geöffnet sind und parallel stehen.

Skala von 1 bis 5	Ausdauer	Beweglichkeit	Koordination	Kraft	Schnelligkeit
		••	••	•	

Rücken-Power

Schwerpunkte: Sanfte Kräftigung der Rückenmuskulatur

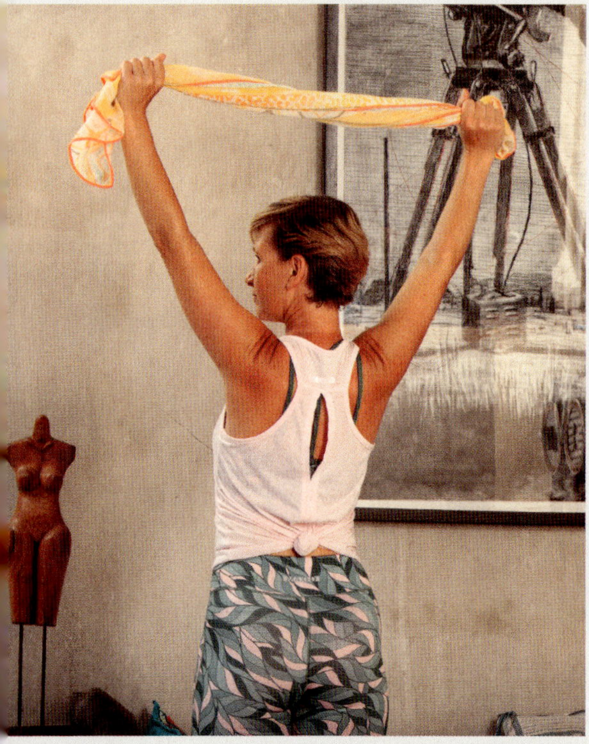

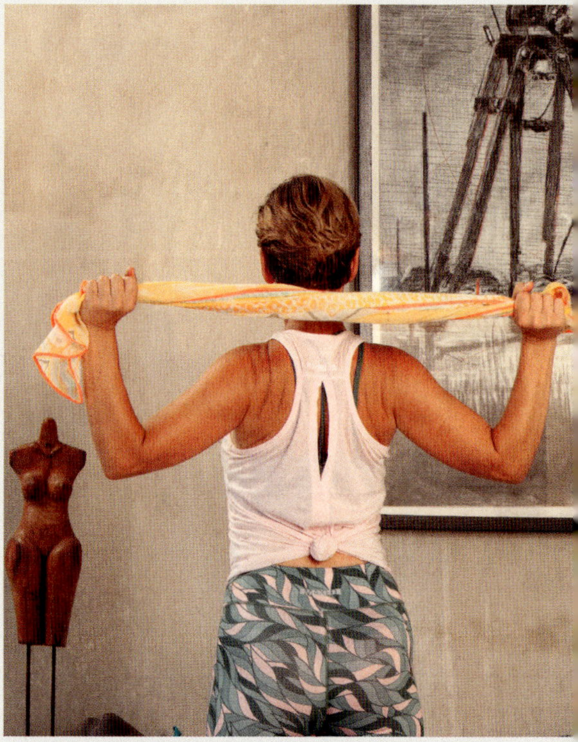

A Rücken, Bauch und Beckenboden anspannen und die Füße hüftbreit öffnen. Das Gewicht gleichmäßig verteilen. Aufrecht stehen, den Rücken Wirbel für Wirbel aufrichten. Das Tuch greifen, Arme deutlich weiter als schulterbreit auseinander ziehen und die Arme nach oben ausstrecken. Die Handgelenke strecken und die Schultern nach hinten und unten setzen.

B Dann beide Ellbogen gleichzeitig beugen, Schultern nach hinten und unten und das Tuch hinter den Körper ziehen, dabei die Ellbogen nach hinten drücken und die Schulterblätter zueinander ziehen. Der Rücken bleibt gestreckt.

10-mal ohne Pause wiederholen.

TIPP

Auch auf dem Bürostuhl sitzend kannst du diese Übung durchführen! Du kannst auch einen Besenstiel nehmen.

Skala von 1 bis 5	Ausdauer	Beweglichkeit	Koordination	Kraft	Schnelligkeit
	•	•	••	••	

Sidejump

Schwerpunkte: Anregung des Stoffwechsels, Schulung der Koordination

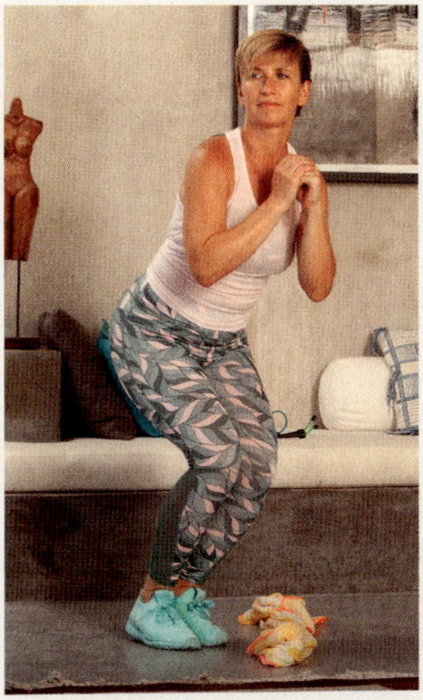

Diese Übung wird dynamisch ausgeführt und bringt deinen Kreislauf wieder in Schwung! Lege dir den Schal in einer Linie auf den Boden und stelle dich links davon hin, die Beine geschlossen halten. Mit den Armen von hinten nach vorn schwingen. Arme vor den Körper ziehen und mit beiden Beinen nach rechts über den Schal hüpfen. Gleich einen Hüpfer nach links anschließen und so weitermachen, bis der Schal zu Ende ist. Umdrehen und genauso zurück hüpfen.

Insgesamt 2 Minuten in zügigem Tempo ohne Pause.

TIPP

Mach die Übung zwischen zwei Zoom-Calls statt einer Kaffeepause!

VARIANTE

Das ist dir zu lahm? Leg dir Bücher hin: Die kannst du auch auf die hohe Kante stellen und darüber hüpfen, wenn du mal etwas mehr Energie übrig hast.

Skala von 1 bis 5	Ausdauer	Beweglichkeit	Koordination	Kraft	Schnelligkeit
	••	•	••	••	•

Pick-up

Schwerpunkte: Verbesserung des Gleichgewichts, Schulung der Koordination

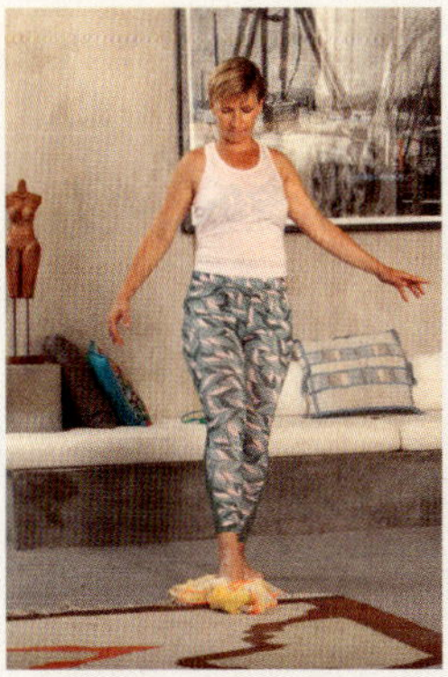

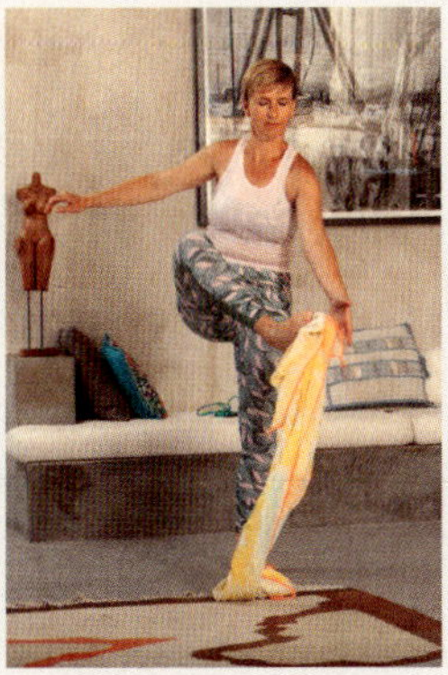

A Gerade hinstellen und den Schal vor den Füßen auf den Boden legen. Rücken und Bauchmuskeln anspannen, Beckenboden aktivieren. Das Gewicht nach links verlagern, beide Arme locker seitlich halten und mit dem rechten Fuß den Schal greifen.

B Dann das rechte Knie beugen und den Schal anheben, linken Arm nach vorn senken und den Schal vom Fuß in die Hand übergeben. Dann den Schal mit der Hand wieder auf dem Boden ablegen und mit dem anderen Fuß aufheben.

Je Seite 5-mal.

VARIANTE

Wenn du es intensiver willst: Leg den Schal mit angehobenem rechten Bein auf den Boden zurück!

Skala von 1 bis 5	Ausdauer	Beweglichkeit	Koordination	Kraft	Schnelligkeit
	•	••	•••	••	

Body-Wippe

Schwerpunkte: Kräftigung der Rückenmuskulatur, Training der Balance

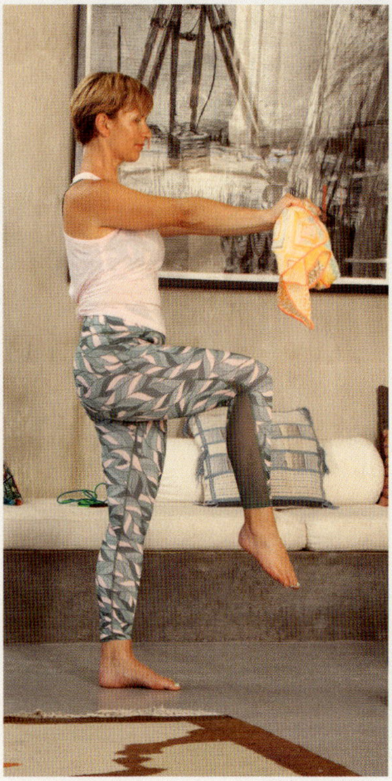

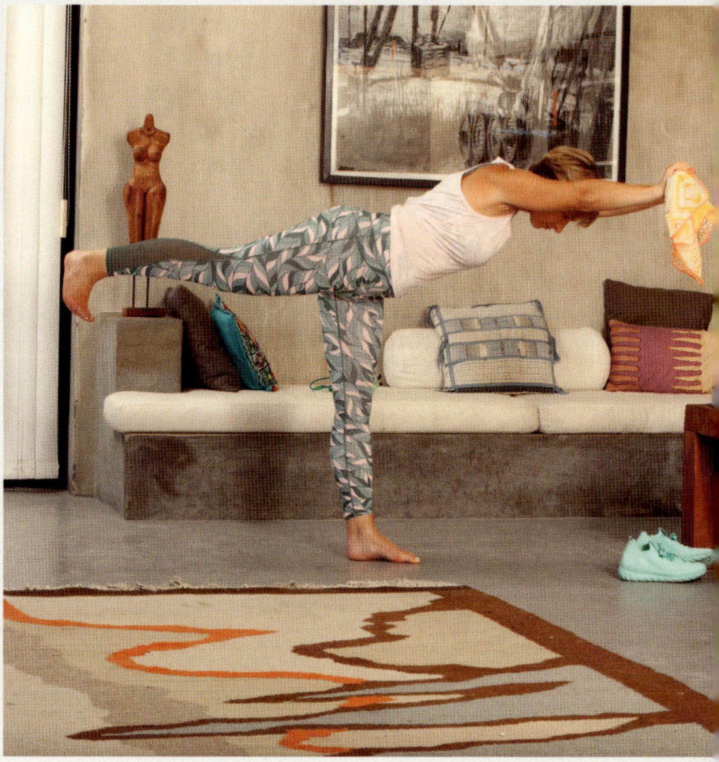

A Im Stehen beginnen. Bauch, Beckenboden und Rücken fest anspannen. Den Schal vor dem Körper auf Schulterhöhe spannen, die Schulterblätter nach hinten und unten setzen. Das Gewicht auf das linke Bein verlagern, den rechten Fuß vom Boden lösen und das rechte Knie bis auf Hüfthöhe anheben, dabei die Hüften parallel halten.

B Dann das Knie gebeugt neben das linke Knie sinken lassen, gleichzeitig mit dem Oberkörper nach vorn kippen. Den Rücken dabei gestreckt halten. Das rechte Bein nach hinten ziehen und ausstrecken, dann auch den Oberkörper und die Arme parallel zum Boden ausstrecken.

5 Atemzüge lang halten, dann lösen und auf der anderen Seite wiederholen.

TIPP

Mach diese Übung vor einem Meeting, um deinen Geist zu beruhigen und dich besser konzentrieren zu können.

Skala von 1 bis 5	Ausdauer	Beweglichkeit	Koordination	Kraft	Schnelligkeit
	•	••	••	•••	

Brust-Push

Schwerpunkte: Kräftigung der Brustmuskulatur

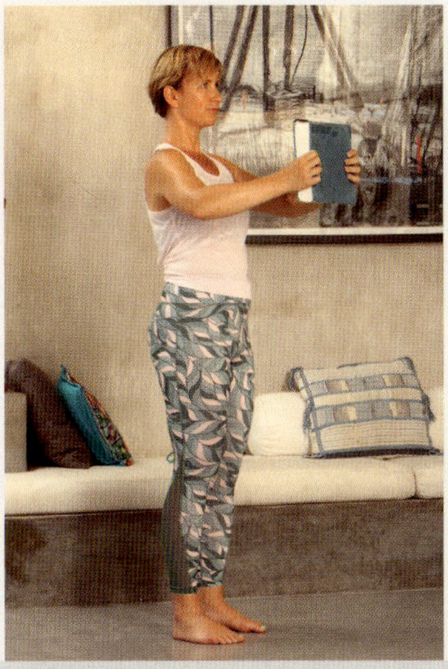

Ein dickes Buch mit beiden Händen greifen und aufrecht hinstellen. Bauch, Beckenboden und Rücken aktivieren und die Schultern nach hinten und unten setzen. Nabel nach innen und oben ziehen und die Wirbelsäule Wirbel für Wirbel aufrichten. Das Buch vor der Brust halten, die Ellbogen seitlich anheben und für 40 Sekunden fest zusammendrücken.

20 Sekunden Pause, insgesamt 3 Wiederholungen.

TIPP

Diese Übung kannst du machen, während du ein Telefonat führst oder in einem Meeting bist: Lautsprecher an und los geht's!

Skala von 1 bis 5	Ausdauer	Beweglichkeit	Koordination	Kraft	Schnelligkeit
		•	•	••	

Zehen-Walk

Schwerpunkte: Kräftigung der Beinmuskulatur, Schulung der Balance

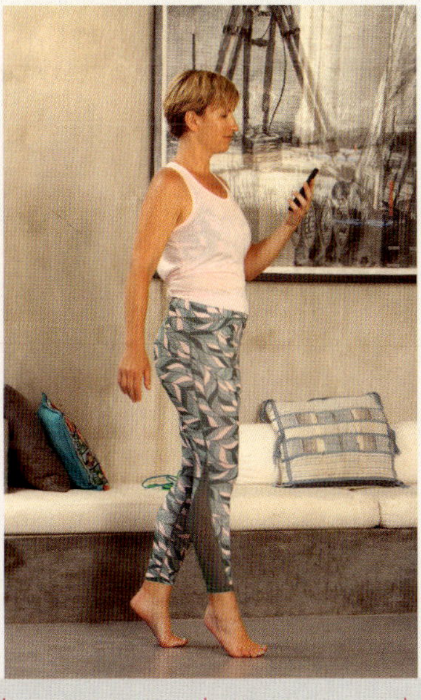

Gerade stehen, dabei Beckenboden, Bauch und Rücken anspannen. Dann die Fersen anheben, so hoch es geht. Mit kleinen Schritten wie auf einer Linie durch den Raum laufen:

Mindestens 2 Minuten lang, ohne die Fersen abzusetzen.

VARIANTE

Je langsamer du gehst, desto intensiver wird deine Balance trainiert.

Skala von 1 bis 5	Ausdauer	Beweglichkeit	Koordination	Kraft	Schnelligkeit
	•	••	••	••	

Wadenheben

Schwerpunkte: Kräftigung der Wadenmuskulatur

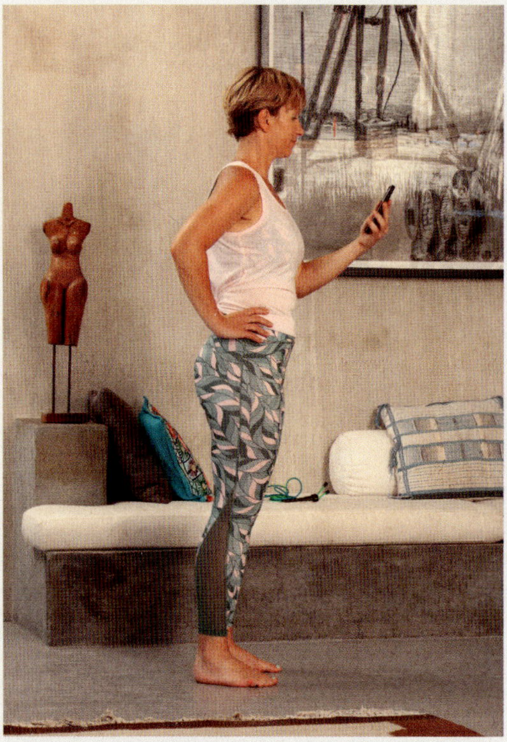

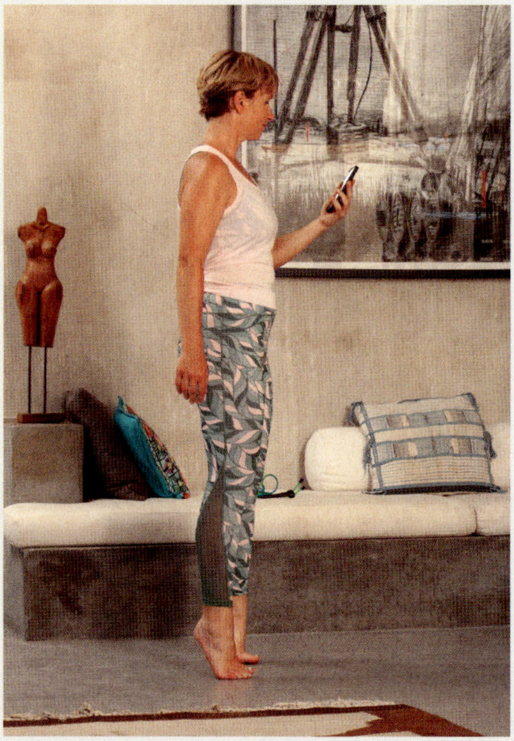

A Die Füße hüftbreit öffnen und den Rücken bewusst strecken. Steißbein nach unten ziehen, das Schambein nach oben kippen. Bauch und Rücken leicht anspannen, den Kopf in Verlängerung der Wirbelsäule halten.

B Dann beide Fersen gleichzeitig langsam anheben, so hoch es möglich ist. Wieder absenken, aber nicht ganz absetzen und das Gleichgewicht halten.

20-mal, insgesamt 3 Durchgänge.

TIPP

Diese Übung kannst du beispielsweise beim Arbeiten an einem Stehpult bestens nebenher machen.

Skala von 1 bis 5	Ausdauer	Beweglichkeit	Koordination	Kraft	Schnelligkeit
	•	••	••	••	

Rücken-Push

Schwerpunkte: Stärkung des oberen Rückens und des Trizeps

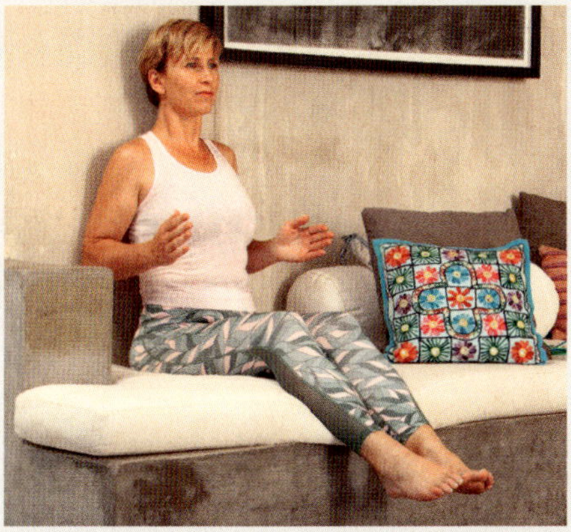

Mit geradem Rücken an eine Wand setzen. Die Arme eng neben dem Körper halten und im 90-Grad-Winkel beugen, die Handflächen zeigen zueinander. Auch den Hinterkopf an die Wand drücken. Schultern von den Ohren wegziehen. Mit den Ellbogen für 40 Sekunden fest gegen die Wand drücken und die Schulterblätter zusammenziehen, ohne den Rücken von der Wand zu lösen. Bauch und Beckenboden müssen dabei fest angespannt werden.

20 Sekunden Pause, insgesamt 3 Durchgänge.

TIPP
Vor oder nach einem langen Arbeitstag hilft die Übung, Körperspannung aufzubauen und die Durchblutung im Nacken zu verbessern.

Skala von 1 bis 5	Ausdauer	Beweglichkeit	Koordination	Kraft	Schnelligkeit
		••	••	••	

Haltungs-Check

Schwerpunkte: Aufrichtung des Rückens, Bewusstseinsschulung für die aufrechte Haltung

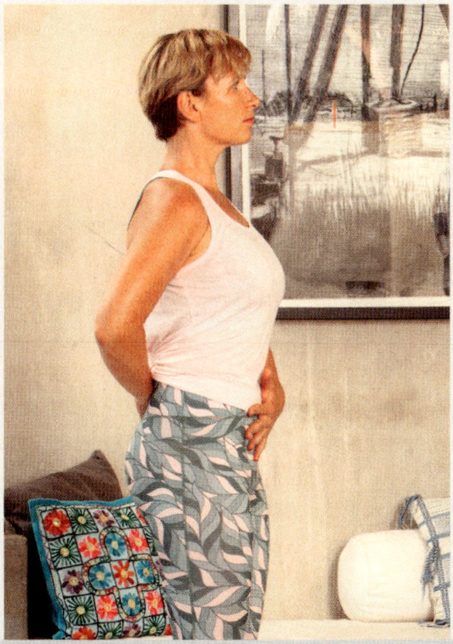

Gerade stehen. Eine Hand auf den Bauch, die andere auf den unteren Rücken legen. Das Steißbein nach unten und das Schambein nach oben ziehen, gleichzeitig Bauch, Beckenboden und Rücken leicht anspannen. Fühle die Aufrichtung des Beckens mit den Händen und präge dir die Streckung des unteren Rückens gut ein: Wenn du dich seitlich im Spiegel betrachtest, sollten Knöchel, Becken, Schultern und Kopf nun auf einer Linie liegen. Mache dir die Haltung während des Tages immer wieder bewusst, um dauerhaft aufrechter durchs Leben zu gehen.

TIPP
Probiere die Haltung an einer Wand aus – oder im Liegen! Das verbessert dein Körpergefühl.

Skala von 1 bis 5	Ausdauer	Beweglichkeit	Koordination	Kraft	Schnelligkeit
		••	••	•	

Bauchwippe

Schwerpunkte: Kräftigung der Bauchmuskulatur

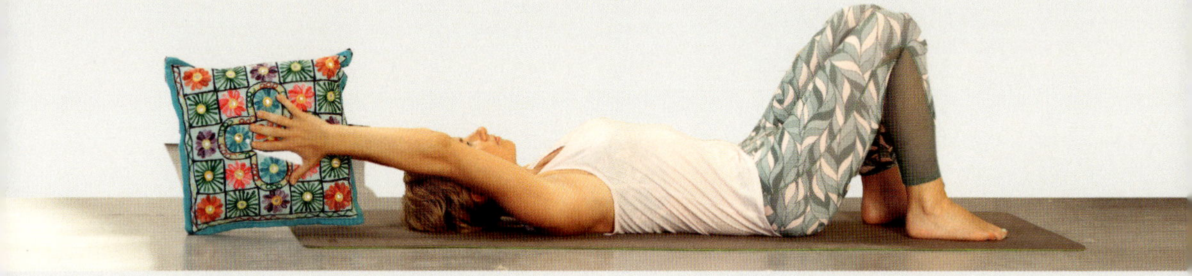

A Auf den Rücken legen und ein kleines Kissen oder eine gefaltete Decke in die Hände nehmen. Füße flach auf den Boden setzen und die Arme hinter dem Kopf ausstrecken.

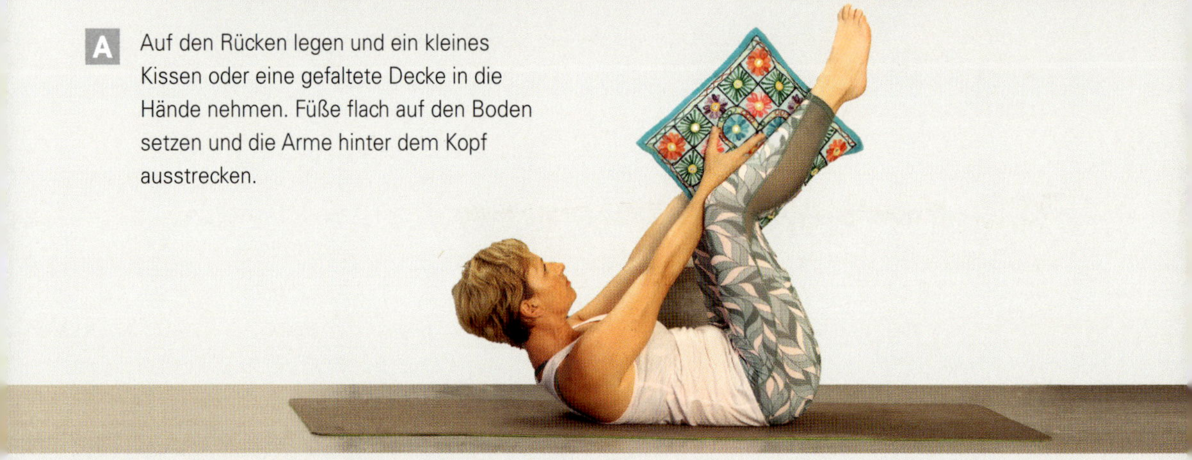

B Bauchspannung aufbauen und den Oberkörper anheben, gleichzeitig auch die Füße vom Boden lösen und Knie zum Körper ziehen. Die Arme nach vorn ziehen und das Kissen zwischen die Unterschenkel klemmen.

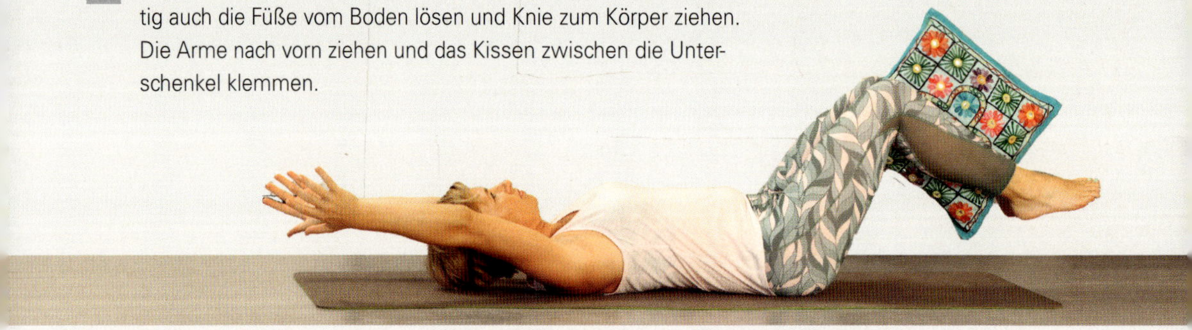

C Dann die Beine ausstrecken, gleichzeitig die Arme wieder über den Kopf nach hinten ziehen, aber den Oberkörper nicht mehr ablegen. Beine wieder beugen und die Übung umkehren, nicht mehr ablegen.

5 Wiederholungen ohne Pause.

TIPP
Die Übung ist super geeignet, wenn du lange im Auto, im Zug oder im Flugzeug sitzen musstest und hilft dir, Rückenbeschwerden zu lindern.

Skala von 1 bis 5	Ausdauer	Beweglichkeit	Koordination	Kraft	Schnelligkeit
	•	••	••	••	

Beckenbrücke

Schwerpunkte: Stärkung der Beinrückseiten und des Gesäßes

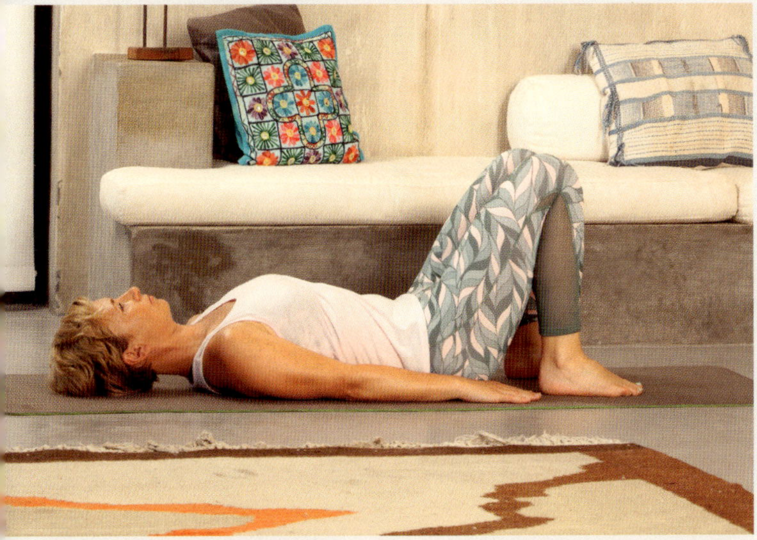

A In der Rückenlage beginnen, die Füße und Knie hüftbreit öffnen. Beide Füße flach auf den Boden setzen, die Arme neben dem Körper ablegen. Schultern locker lassen, Blick nach oben richten. Den Nabel nach innen sinken lassen.

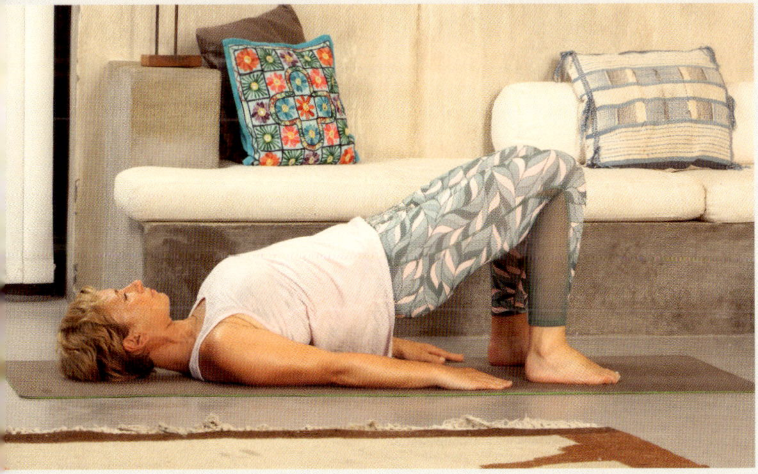

B Beckenboden und Bauch aktivieren und das Becken anheben, bis Oberschenkel und Oberkörper sich auf einer Ebene befinden. Becken wieder senken, aber nicht mehr ablegen.

10 Wiederholungen.

TIPP

Wer Probleme mit dem Rücken hat, kann sich Wirbel für Wirbel abrollen, statt das Becken wieder abzusenken.

Skala von 1 bis 5	Ausdauer	Beweglichkeit	Koordination	Kraft	Schnelligkeit
	•	••	••	••	

Beindehnung

Schwerpunkte: Dehnung der Beinrückseiten

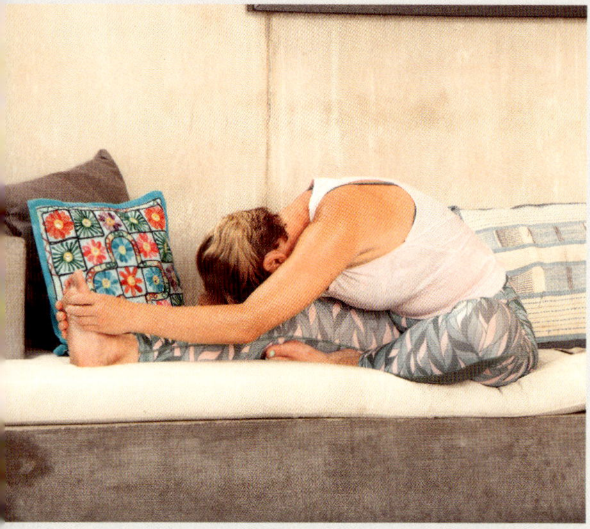

Gerade hinsetzen und den linken Fuß an den rechten Innenschenkel legen. Das linke Knie kippt locker zur Seite; wenn das unangenehm ist, einfach ein Kissen unterlegen. Den Rücken aufrichten, das Becken nach vorn kippen und mit geradem Rücken über das gestreckte rechte Bein beugen. Zum Schluss den Oberkörper runden und sinken lassen, so tief es möglich ist. Wenn möglich den Fuß greifen und die Stirn auf dem Schienbein ablegen.

40 Sekunden lang halten und dabei tief durchatmen. Dann lösen und auf der anderen Seite wiederholen.

TIPP

Nach einem langen Meeting hilft die Haltung, sich zu sammeln und Stress zu reduzieren.

Skala von 1 bis 5	Ausdauer	Beweglichkeit	Koordination	Kraft	Schnelligkeit
	•	•••	••		

Flanken-Stretch

Schwerpunkte: Dehnt die Körperseiten, sorgt für eine tiefere Atmung

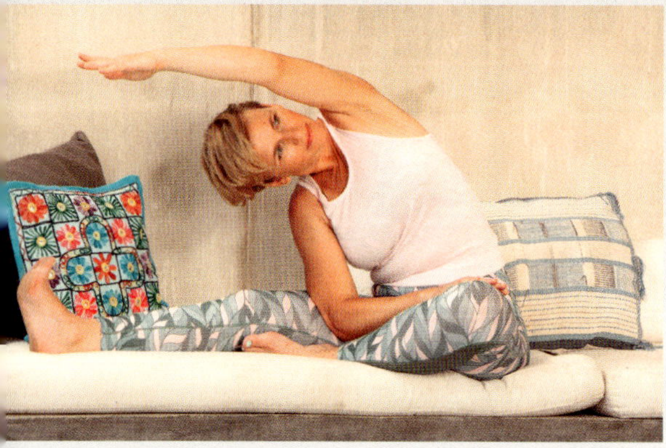

Gerade hinsetzen. Den Rücken Wirbel für Wirbel aufrichten, Bauch und Beckenboden leicht anspannen. Das rechte Bein ausstrecken und den linken Fuß an den Innenschenkel des rechten Beins legen. Den linken Arm zuerst zur linken Seite, dann über den Kopf und in Richtung rechten Fuß ziehen. Die rechte Hand locker auf dem linken Oberschenkel ablegen. Den Oberkörper maximal nach rechts beugen.

40 Sekunden halten und sehr bewusste, tiefe Atemzüge nehmen. Dann lösen und zur anderen Seite wiederholen.

TIPP

Wenn du lange Zeit in vorgeformten Sitzen beispielsweise im Flugzeug oder in der Bahn sitzen musst, wird deine Atmung flacher. Diese Übung ist der perfekte Reset und sorgt schnell wieder für tiefe, volle Atemzüge!

Skala von 1 bis 5	Ausdauer	Beweglichkeit	Koordination	Kraft	Schnelligkeit
		••	••	••	

Augentrainer

Schwerpunkte: Entspannt müde Augen, mindert Spannungskopfschmerzen

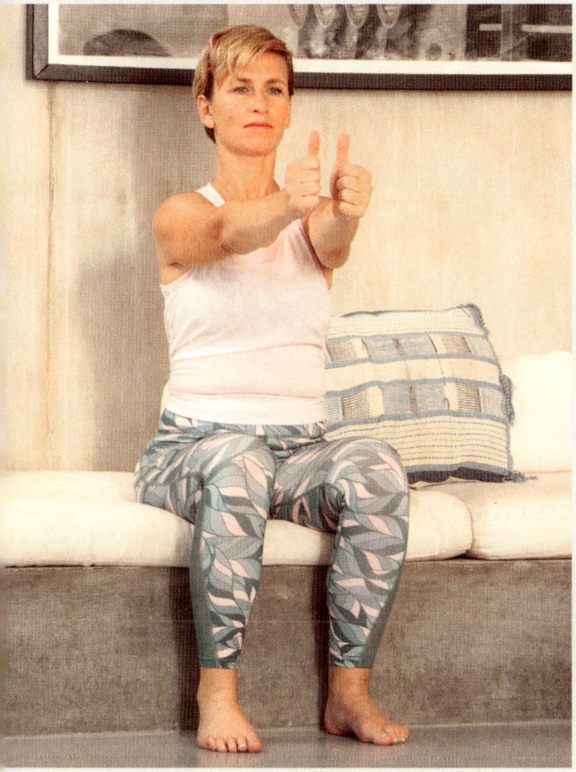

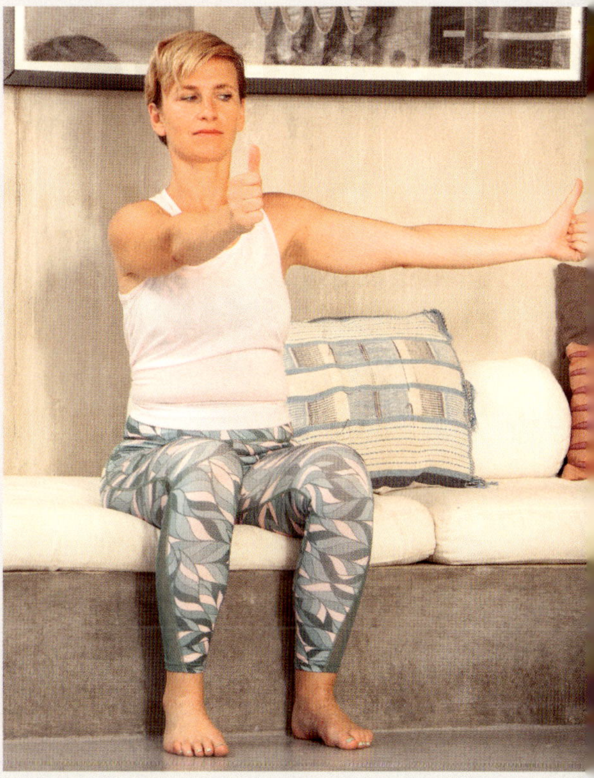

A Gerade hinsetzen, Bauch, Beckenboden und Rücken leicht anspannen. Die Arme auf Schulterhöhe nach vorn ausstrecken, Hände zu Fäusten ballen. Die Daumen nach oben ausstrecken und den Blick zu den Daumen richten, Fersen aktiv in den Boden drücken.

B Den linken Arm zur Seite führen, bis er einen 90-Grad-Winkel zum rechten Arm bildet, dabei den Blick folgen lassen, aber den Kopf weiterhin gerade nach vorn ausrichten.

5-mal zu jeder Seite wiederholen, dann die Augen einen Moment schließen.

TIPP

Stundenlanges Arbeiten am Rechner und das Starren auf Monitore kann deine Augen ermüden. Diese Übung hilft, die Augenmuskulatur zu entspannen und Spannungen zu reduzieren.

Skala von 1 bis 5	Ausdauer	Beweglichkeit	Koordination	Kraft	Schnelligkeit
		•	•	•	

STRETCHING-WORKOUTS

Langes Stehen, stundenlanges Warten oder ein Sitzmarathon im Büro: Dein Rücken und auch deine Hüften freuen sich, wenn du sie mit einem der folgenden Stretching-Programme wieder in ihre ursprüngliche Form zurückziehst. Netter Nebeneffekt: Stresshormone wie Cortisol und Adrenalin werden reduziert, wenn du während der Übungen tief atmest und vor allem die Ausatmung langsam und lange genießt. Probier's aus! Ideal wäre, wenn du die Dehnungen gelegentlich länger als angegeben hältst: Mit drei Minuten pro Seite machst du ein echtes Entspannungsprogramm aus deinem Stretching! Und jetzt: Augen zu, Entspannung an ...

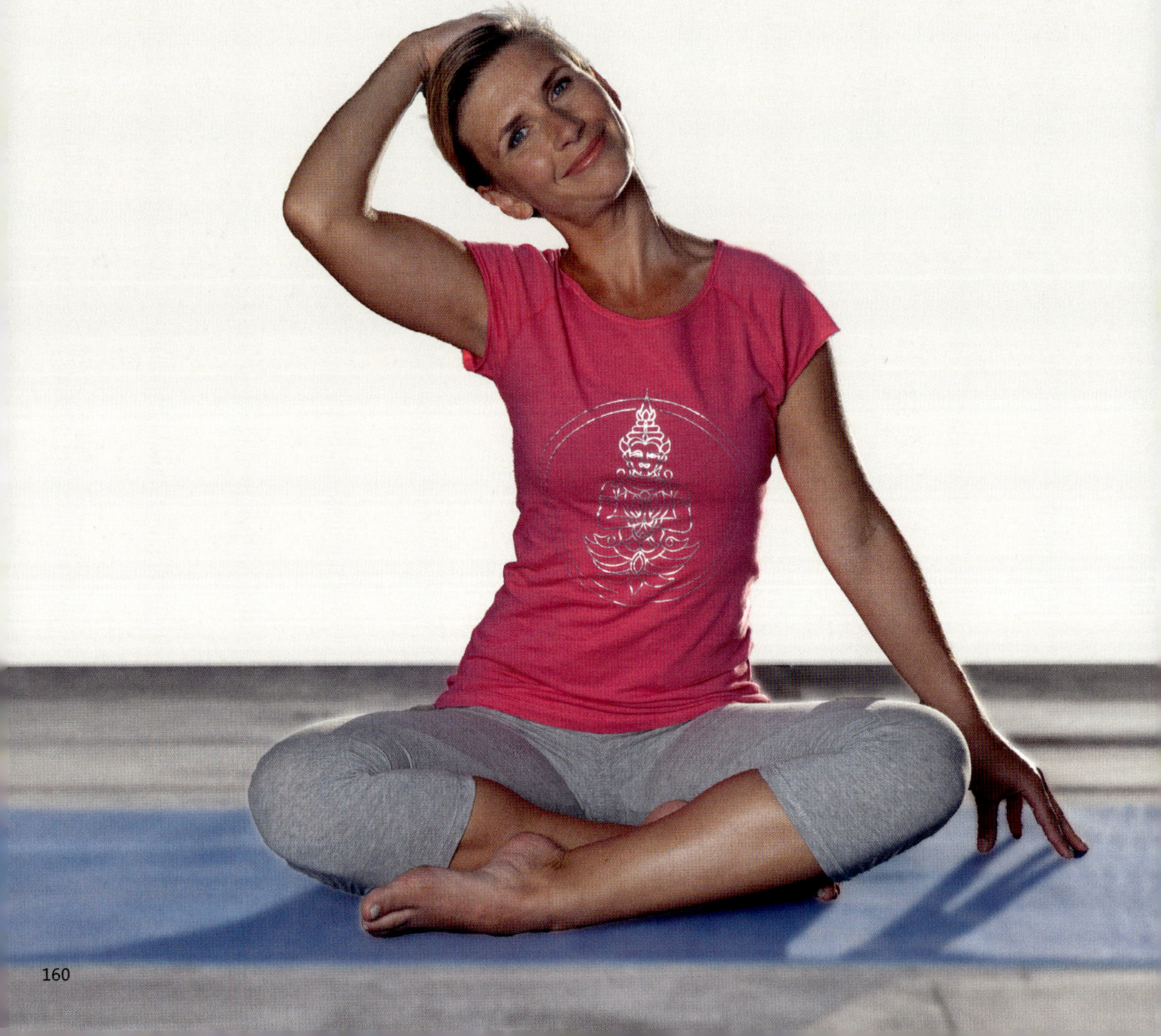

Armdehnung

Schwerpunkte: Dehnung der Armmuskulatur

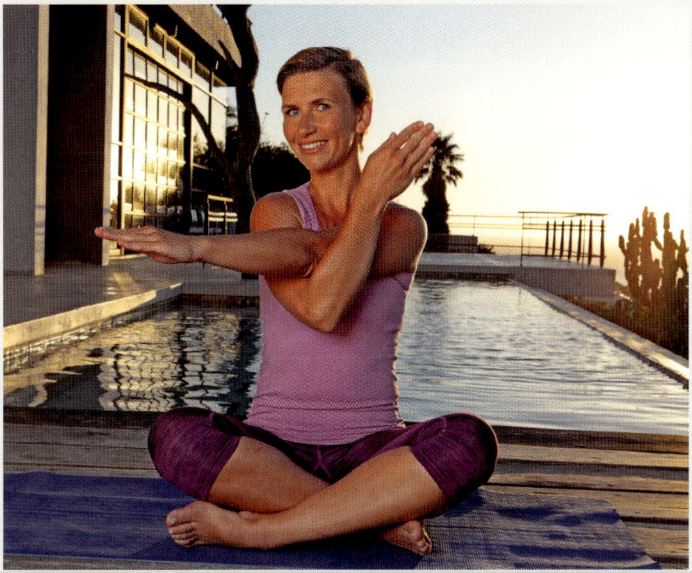

Gerade sitzen, entweder mit gekreuzten Beinen oder bequem auf einem Stuhl. Rücken gerade halten. Den linken Arm vor dem Körper nach rechts strecken und den Oberarm dabei mit der rechten Hand unterstützen, bis sich ein Dehngefühl einstellt.

40 Sekunden lang halten, dann die Seite wechseln. 2 Durchgänge.

VARIANTE

Für eine intensivere Dehnung den linken Unterarm greifen.

Skala von 1 bis 5	Ausdauer	Beweglichkeit	Koordination	Kraft	Schnelligkeit
		••	••		

Nackenlöser

Schwerpunkte: Dehnung der Schulter- und Nackenmuskulatur

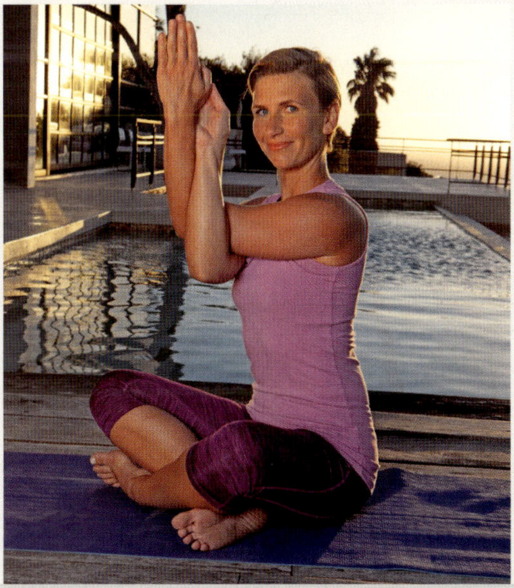

Gerade sitzen, entweder mit gekreuzten Beinen oder bequem auf einem Stuhl. Rücken gerade halten. Den linken Arm vor dem Körper nach rechts strecken und den Oberarm dabei mit der rechten Hand unterstützen, bis sich ein Dehngefühl einstellt.

40 Sekunden lang halten, dann die Seite wechseln. 2 Durchgänge.

VARIANTE

Intensiver wird die Haltung, wenn du den Oberkörper nach vorn neigst und die Unterarme auf dem Boden vor dir ablegst.

Skala von 1 bis 5	Ausdauer	Beweglichkeit	Koordination	Kraft	Schnelligkeit
		••	••	•	

Hüft-Relax

Schwerpunkte: Dehnung der Hüftbeuger und der vorderen Oberschenkel

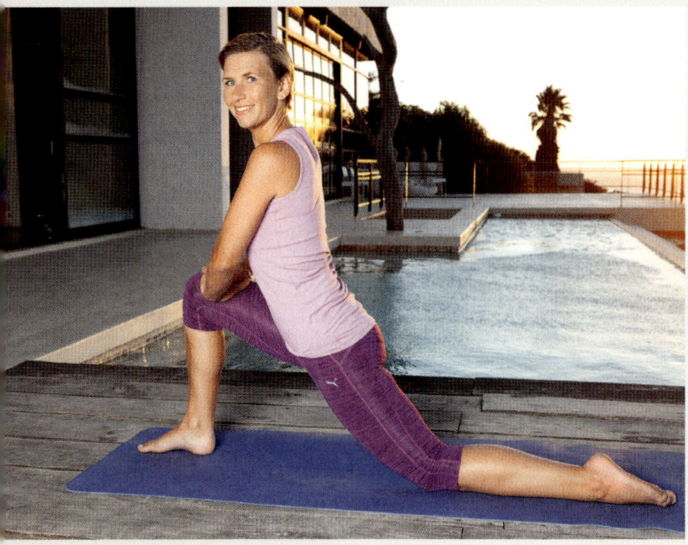

A Mit rechts einen großen Ausfallschritt machen und das linke Knie zum Boden bringen. Hände auf den rechten Oberschenkel legen: Der Winkel zwischen Ober- und Unterschenkel beträgt 90 Grad, das rechte Knie steht senkrecht über dem rechten Knöchel. Oberkörper aktivieren und die Hüfte so weit wie möglich nach vorn schieben.

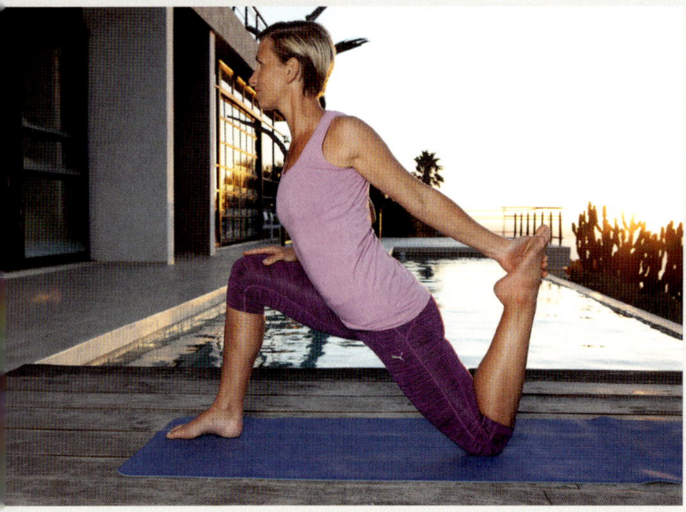

B 40 Sekunden lang halten, dann den linken Unterschenkel beugen und mit der linken Hand den Fuß greifen. Ferse in Richtung Po ziehen, so weit es geht, dabei die Hüften weiterhin parallel halten.

40 Sekunden lang halten, dann lösen. Die gesamte Abfolge auf der anderen Seite wiederholen.

VARIANTE

Die Haltung wird intensiver, wenn du den linken Arm stärker beugst und die Ferse näher zum Po ziehst. Noch intensiver: Fuß mit der rechten Hand greifen.

Skala von 1 bis 5	Ausdauer	Beweglichkeit	Koordination	Kraft	Schnelligkeit
	•	•••	•••	•	

Schenkeldehnung

Schwerpunkte: Stretching der Oberschenkelrückseiten, der Kniesehne und der Waden

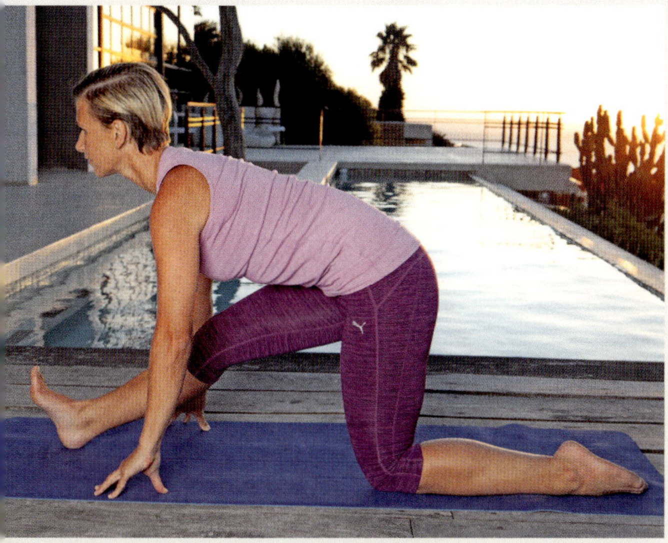

A Mit rechts einen großen Ausfallschritt machen, linkes Knie zum Boden bringen. Dann das Gewicht nach hinten verlagern und das rechte Bein stärker durchstrecken, die Zehen anziehen und mit den Händen neben dem Körper abstützen, Rücken dabei gerade halten.

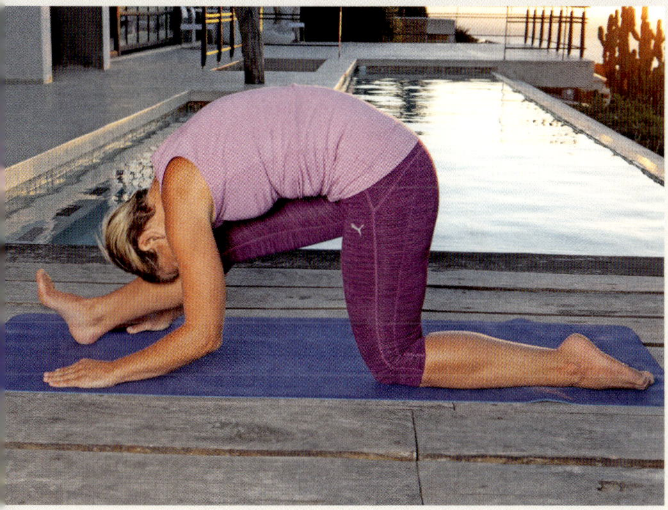

B Den Oberkörper aus der Hüfte heraus so weit wie möglich über das rechte Bein neigen, dabei den Rücken zunächst gestreckt halten. Das rechte Knie durchstrecken, den Oberschenkel anspannen und schließlich den Oberkörper über das Bein sinken lassen und den Rücken runden.

Position 40 Sekunden lang halten, lösen und auf der anderen Seite wiederholen.

VARIANTE

Wer intensiver üben möchte, stellt den linken Fuß auf und streckt beide Beine in einer schulterbreiten Schrittposition aus. Dann den Oberkörper wie beschrieben nach vorn neigen.

Skala von 1 bis 5	Ausdauer	Beweglichkeit	Koordination	Kraft	Schnelligkeit
		••	••	•	

Body-Relax

Schwerpunkte: Dehnung der Beinrückseiten und des Rückens. Vertiefung der Atmung

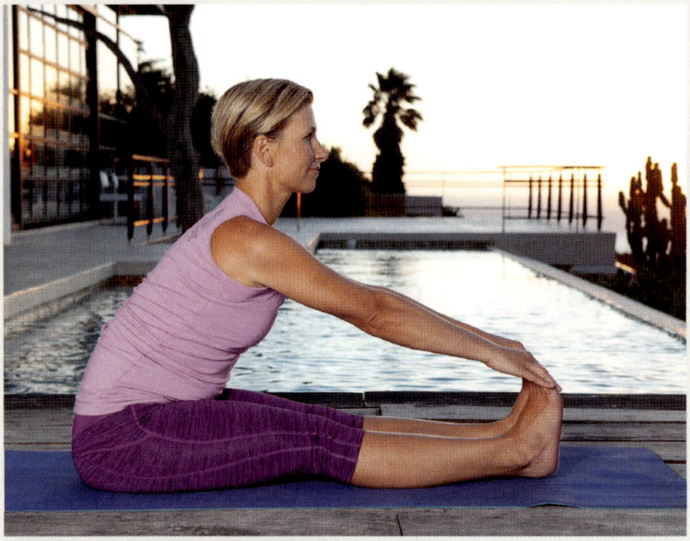

A Gerade hinsetzen und die Beine geschlossen ausstrecken. Den Rücken aufrichten, Bauch und Beckenboden anspannen. Aus der Hüfte heraus so gerade wie möglich nach vorn neigen und die Füße, die Fußgelenke oder die Waden greifen.

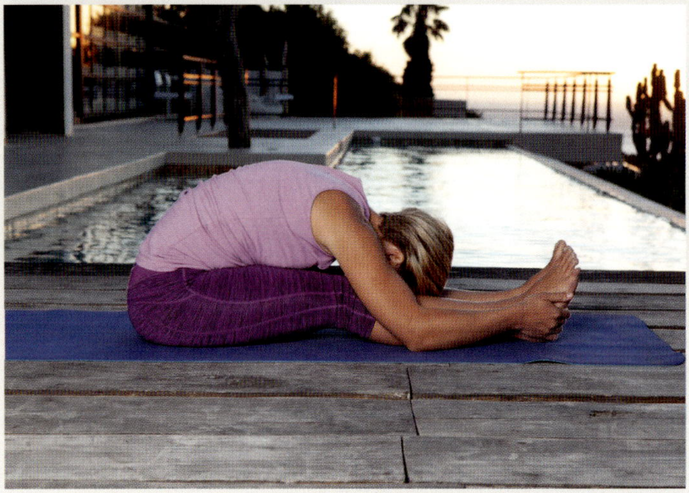

B Dann den Oberkörper zunächst gestreckt so tief wie möglich über die gestreckten Beine nach vorn absenken. Oberschenkel anspannen und Kniescheiben hochziehen. Dann den Oberkörper über die Beine sinken lassen, den Rücken runden und wenn möglich, die Stirn auf den Beinen ablegen. Den Nacken entspannen, Arme locker lassen.

Für 40 Sekunden in der tiefsten Position verweilen.

VARIANTE

Gut gedehnte Sportler können sich ein Buch vor die Füße klemmen, um noch tiefer in die Haltung zu kommen. Ungeübte verwenden einen Bademantelgürtel, um entspannter nach vorn zu kommen.

Skala von 1 bis 5	Ausdauer	Beweglichkeit	Koordination	Kraft	Schnelligkeit
		••	••	••	

Nacken-Relax

Schwerpunkte: Dehnung der Nackenmuskulatur

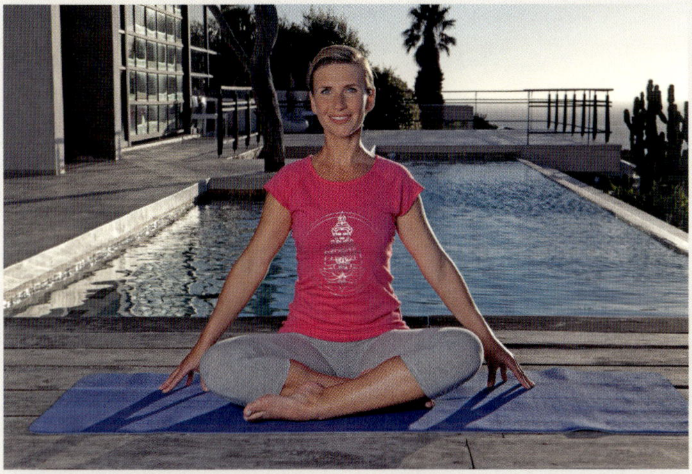

A Aufrecht sitzen: Entweder mit gekreuzten Beinen auf dem Boden oder auf einem Stuhl. Die Arme hängen locker herab, der Rücken ist gestreckt. Die Schultern nach unten setzen.

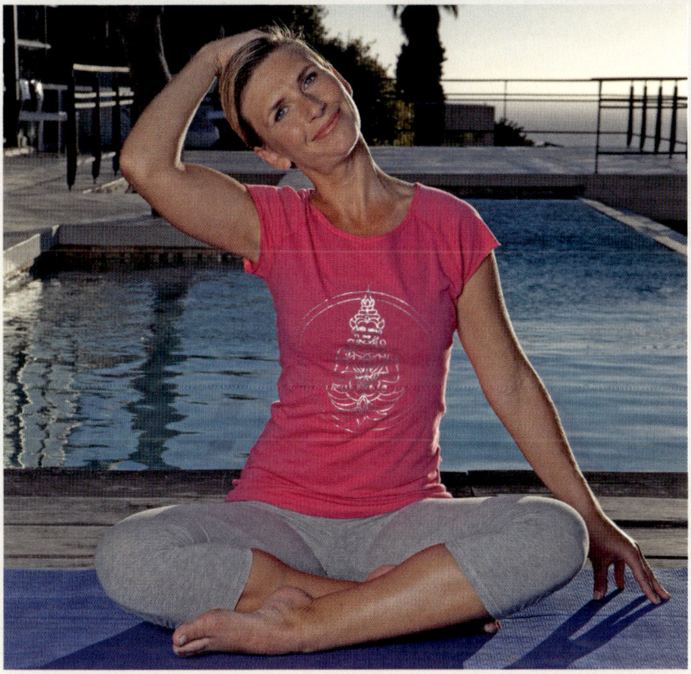

B Den Kopf nach rechts neigen und die rechte Hand als Gewicht auf den Kopf legen. Dehnung für 40 Sekunden halten, dann lösen und auf der anderen Seite wiederholen.

2 Durchgänge je Seite.

VARIANTE

Je sanfter die Übung ausgeführt wird, desto leichter kann der Nacken loslassen: Die Hände auf dem Kopf sind daher optional und können natürlich auch weggelassen werden.

Skala von 1 bis 5	Ausdauer	Beweglichkeit	Koordination	Kraft	Schnelligkeit
		•	•		

Brustöffner

Schwerpunkte: Dehnung des Brustbereichs und des Schultergürtels

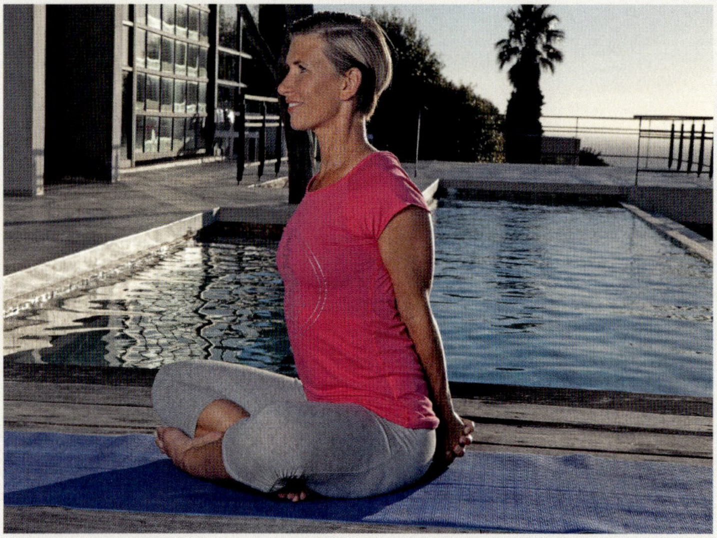

A Gerade hinsetzen, entweder am Boden mit gekreuzten Beinen oder auf einem Stuhl. Die Hände hinter dem Rücken verschränken, Handballen zusammenpressen und Arme strecken. Bauch und Rücken leicht anspannen.

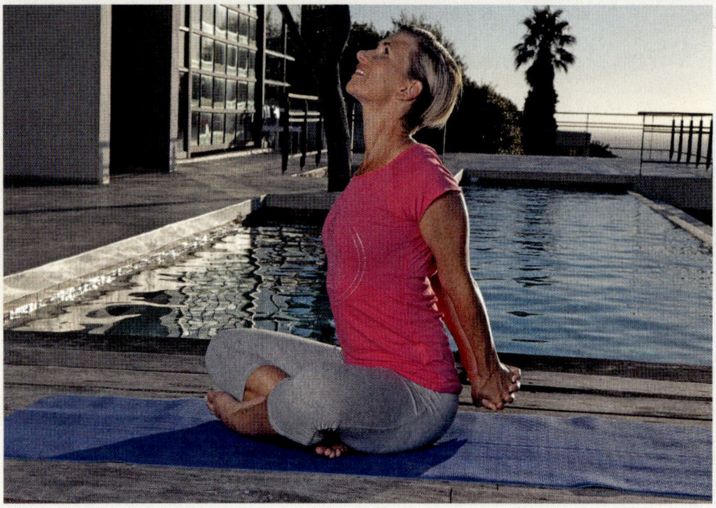

B Dann die Arme gestreckt nach oben ziehen, das Brustbein heben und den Kopf leicht in den Nacken ziehen. 40 Sekunden halten, dann lösen.

Insgesamt 3 Durchgänge.

VARIANTE

Wer die Übung stehend mit gegrätschten Beinen ausführt, kann den Oberkörper zusätzlich nach vorn ziehen. Das macht die Haltung noch intensiver.

Skala von 1 bis 5	Ausdauer	Beweglichkeit	Koordination	Kraft	Schnelligkeit
		••	••		

Brustdehnung

Schwerpunkte: Öffnet den Brustbereich, vertieft die Atmung

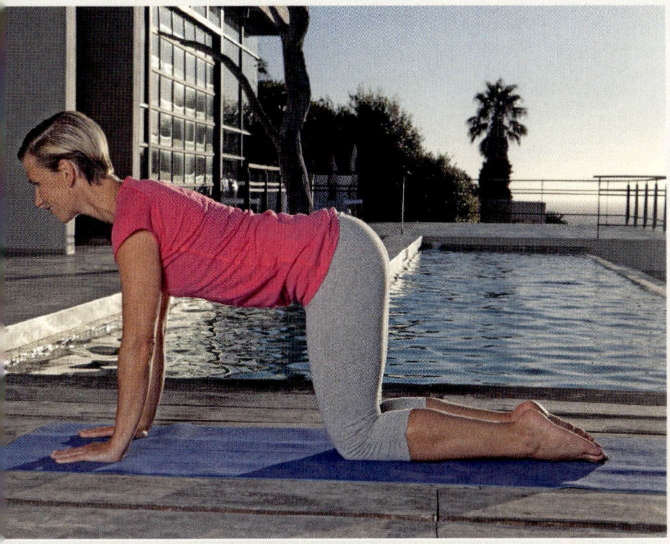

A Im Vierfüßlerstand beginnen: Die Handgelenke unter den Schultern, die Knie unter den Hüftgelenken platzieren. Den Rücken strecken, Kopf in Verlängerung der Wirbelsäule halten. Bauch und Beckenboden aktivieren.

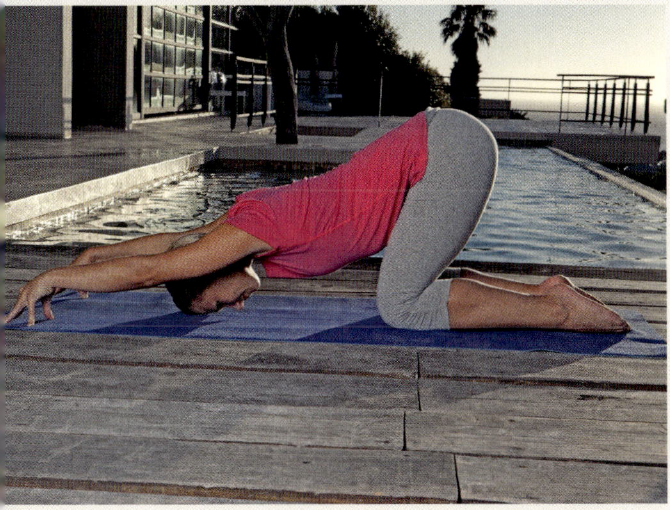

B Dann den Po nach hinten schieben, auf die Fingerspitzen kommen und den Brust-Schulter-Bereich sanft in Richtung Boden drücken, die Stirn eventuell am Boden ablegen.
40 Sekunden lang halten, dann lösen.

Insgesamt 3 Durchgänge.

VARIANTE

Liegen die Hände leicht erhöht auf einem Hocker, wird die Haltung noch intensiver. Beende die Haltung auf den Fersen ruhend, die Stirn am Boden, für noch mehr Entspannung.

Skala von 1 bis 5	Ausdauer	Beweglichkeit	Koordination	Kraft	Schnelligkeit
		●●	●●	●●	

Oberkörperstretch

Schwerpunkte: Dehnung des Schulterbereichs

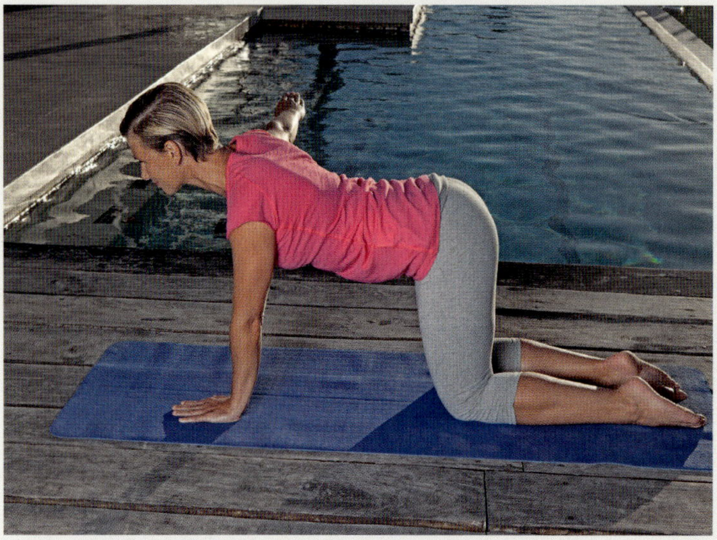

A Im Vierfüßlerstand beginnen: Bauch und Rücken leicht anspannen. Den rechten Arm seitlich ausstrecken, Handflächen zeigen nach unten. Blick zum Boden richten, Kopf in Verlängerung der Wirbelsäule halten.

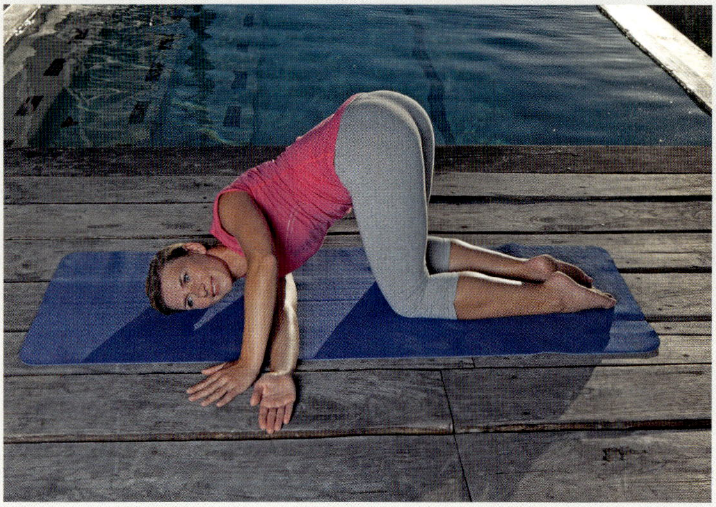

B Den rechten Arm beugen und unter dem linken Arm hindurchschieben, den linken Arm ebenfalls beugen und die rechte Schulter ablegen. Mit der linken Hand sanft vom Körper wegschieben.

Nach 40 Sekunden lösen und die Seite wechseln. 2-mal auf jeder Seite.

VARIANTE

Für eine stärkere Dehnung das linke Bein ausstrecken und den Druck der linken Hand verstärken.

Skala von 1 bis 5	Ausdauer	Beweglichkeit	Koordination	Kraft	Schnelligkeit
		•••	••	••	

Kopfneigung

Schwerpunkte: Dehnt Hals, Nacken und den oberen Rücken

A Bequem und aufrecht hinsetzen, entweder auf einem Stuhl oder auf dem Boden mit gekreuzten Beinen. Arme herabhängen lassen. Rechten Arm beugen und die Hand an den Hinterkopf legen, den Blick nach rechts richten.

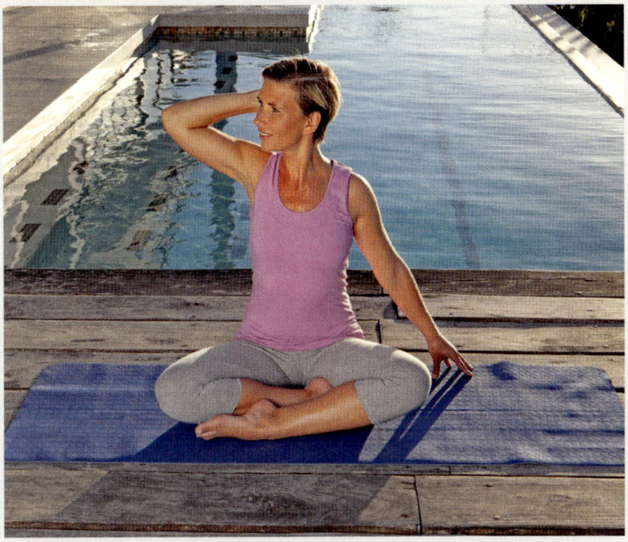

B Den Oberkörper neigen und die Stirn wenn möglich auf das rechte Knie ziehen, den linken Arm gleichzeitig nach hinten ziehen.

40 Sekunden halten, dann lösen und auf der anderen Seite wiederholen. 2-mal auf jeder Seite.

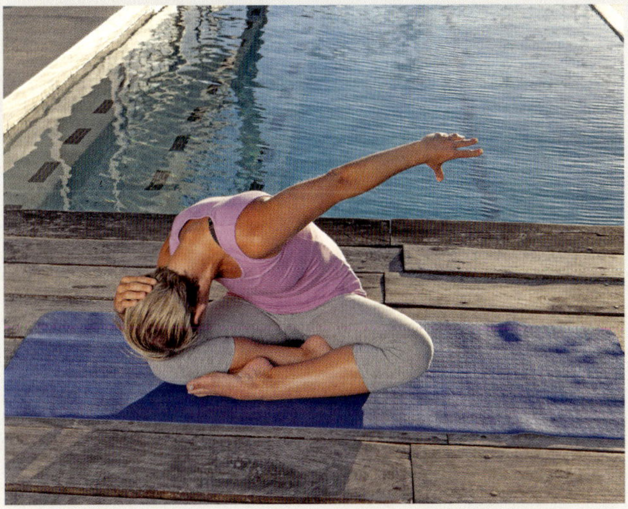

VARIANTE

Intensiver wird die Übung, wenn der Kopf zum linken Knie gezogen wird.

Skala von 1 bis 5	Ausdauer	Beweglichkeit	Koordination	Kraft	Schnelligkeit
		•	•	•	

Hüftöffner

Schwerpunkte: Dehnt die Hüften und die Innenschenkel

A Bequem und aufrecht hinsetzen, entweder auf einem Stuhl oder auf dem Boden mit gekreuzten Beinen. Arme herabhängen lassen. Rechten Arm beugen und die Hand an den Hinterkopf legen, den Blick nach rechts richten.

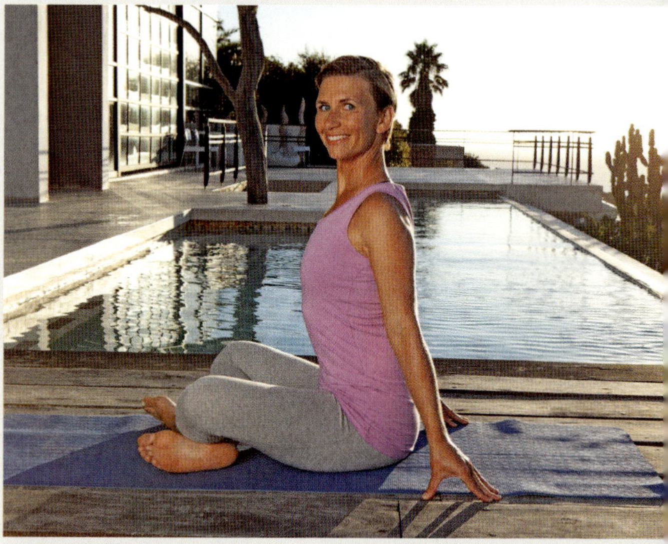

B Den Oberkörper neigen und die Stirn wenn möglich auf das rechte Knie ziehen, den linken Arm gleichzeitig nach hinten ziehen.

40 Sekunden halten, dann lösen und auf der anderen Seite wiederholen. 2-mal auf jeder Seite.

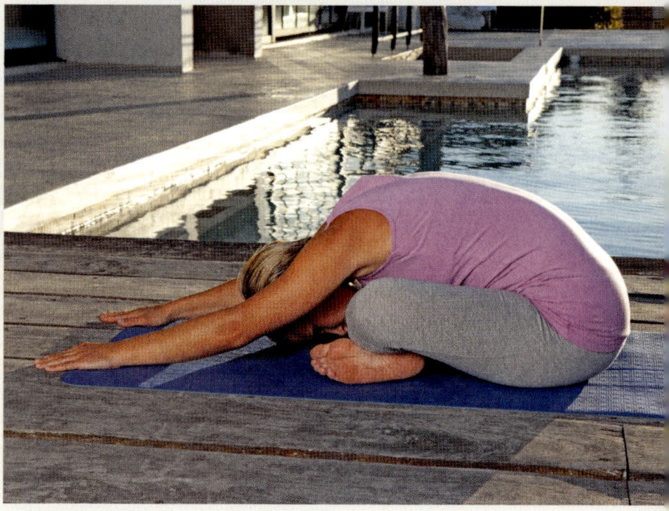

VARIANTE

Liegt der linke Knöchel auf dem rechten Knie und wird der rechte Unterschenkel parallel zur kurzen Mattenkante ausgerichtet, gewinnt die Haltung extrem an Intensität.

Skala von 1 bis 5	Ausdauer	Beweglichkeit	Koordination	Kraft	Schnelligkeit
		•••	••	•	

Schmetterling

Schwerpunkte: Verbesserung der Hüftbeweglichkeit, Dehnung des Rückens

A Aufrecht sitzen, die Fußsohlen eine Unterarmlänge vom Schritt entfernt aneinander legen. Mit den Händen die Fußgelenke fassen und den Rücken strecken.

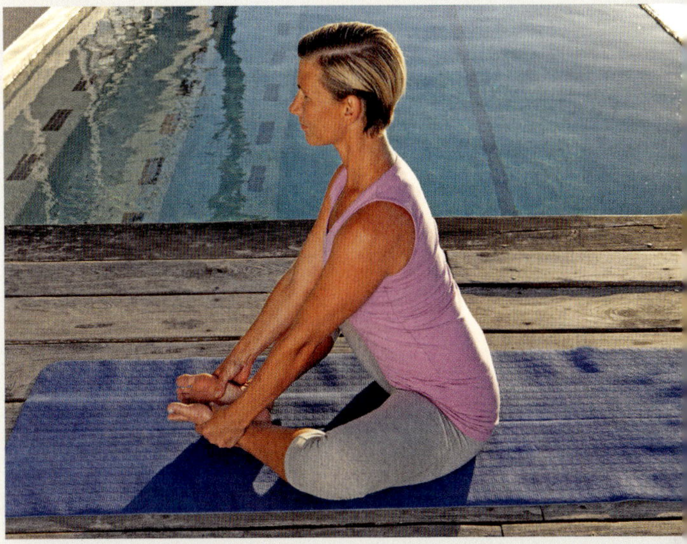

B Aus dem Becken heraus den Rücken nach vorn neigen und die Stirn wenn möglich auf den Füßen ablegen.

40 Sekunden lang halten, dann lösen. 3-mal wiederholen.

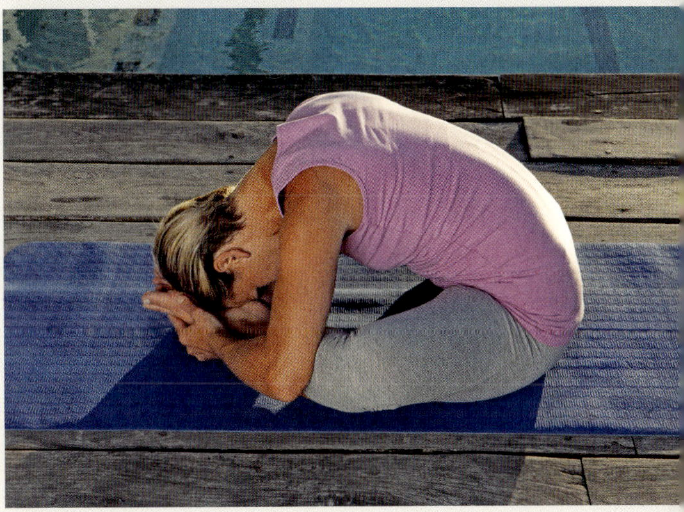

VARIANTE

Wenn die Beweglichkeit noch nicht ausreicht, um den Kopf auf die Füße zu legen, ist ein Kissen oder ein dickes Buch gut geeignet, um den Kopf zu parken.

Skala von 1 bis 5	Ausdauer	Beweglichkeit	Koordination	Kraft	Schnelligkeit
		•••	••	•	

Hürdensitz

Schwerpunkte: Verbesserung der Hüftbeweglichkeit, Dehnung des Rückens

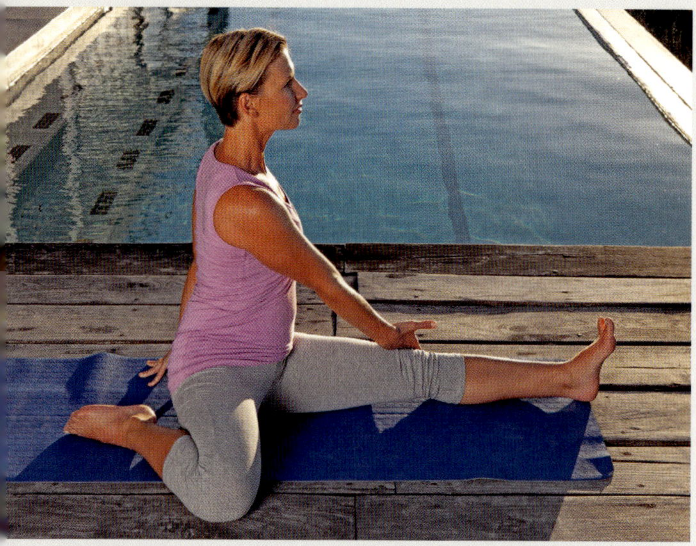

A Gerade auf den Boden setzen und das rechte Bein nach hinten anwinkeln. Der Winkel zwischen linkem und rechtem Oberschenkel beträgt 90 Grad. Den Oberkörper aufrichten und die rechte Hand an die Außenseite des linken Beins legen.

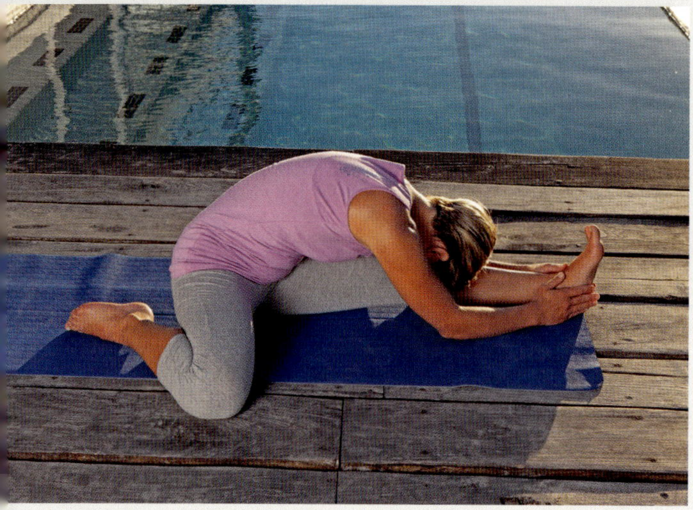

B Den Oberkörper aus der Hüfte heraus so weit wie möglich nach vorn neigen und auf dem linken Bein wenn möglich ablegen.

40 Sekunden halten, lösen und die Seite wechseln. 2-mal je Seite.

VARIANTE

Wer Hüftprobleme hat, kann das Bein auch nach vorn anwinkeln.

Skala von 1 bis 5	Ausdauer	Beweglichkeit	Koordination	Kraft	Schnelligkeit
		•••	••	••	

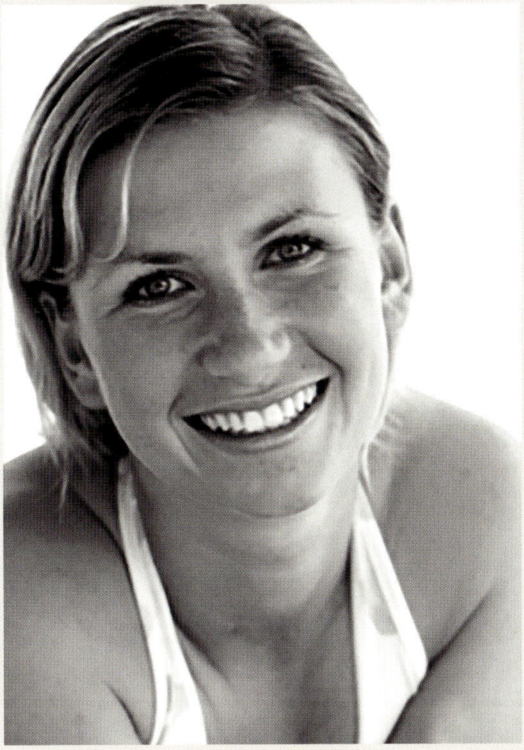

Die Autorin

Nina Winkler ist spezialisiert auf Bewegung: Seit über 20 Jahren ist sie als Redakteurin in diesem Bereich für Magazine und Buchverlage tätig. Mehr als 40 Bücher und zahlreiche Fitness- und Yogakurse auf DVD und online bieten reichlich Gelegenheit, mit der Expertin jederzeit zu üben und sich inspirieren lassen. Privat absolviert die Autorin gern Bergläufe mit ihrem Hund Bruno, übt Wellenreiten oder schwitzt beim Hot Yoga.

Wer Nina Winklers Fitness- und Yogaunterricht live erleben möchte, kann sie auf einem ihrer weltweit angebotenen Retreats treffen: Weitere Infos zur Autorin finden Sie unter **www.ninawinkler.de**

WEITERE INTERESSANTE BÜCHER ZUM THEMA

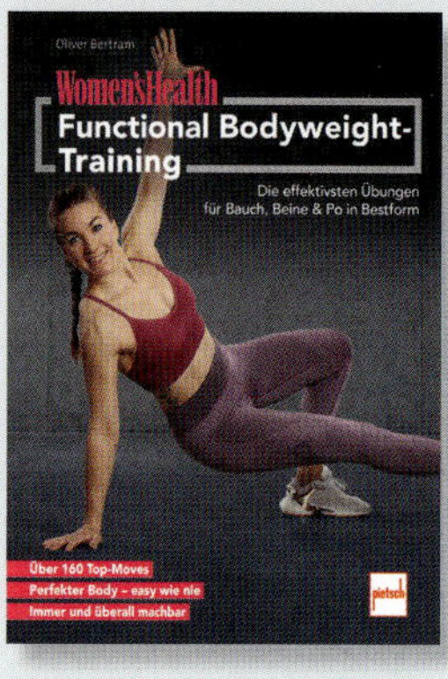

WOMEN'S HEALTH bietet fitnessinteressierten Frauen einen neuen Trainingsansatz mit über 150 Übungen für Muskeln, Faszien und Gelenke, der die ganze Körperstruktur im Blick hat mit dem Ziel, ein ganzheitliches, modernes Training anzubieten!

192 Seiten, 378 Abbildungen, 170 x 240 mm
€ 19,95 / € (A) 20,60 / ISBN 978-3-613-50920-7

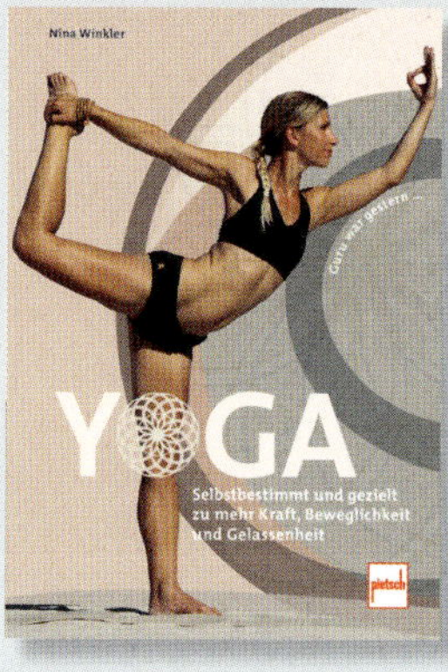

Keine Dogmen, keine vorgefertigten Muster, keine unsinnigen Traditionen: Dieses Yoga-Praxisbuch setzt auf eine moderne Basis, solides Grundwissen, geschulte Intuition und saubere Technik – mit vielen praktischen Übungen und Übungsreihen.

208 Seiten, 220 Abbildungen, 170 x 240 mm
€ 24,90 / € (A) 25,60 / ISBN 978-3-613-50933-7

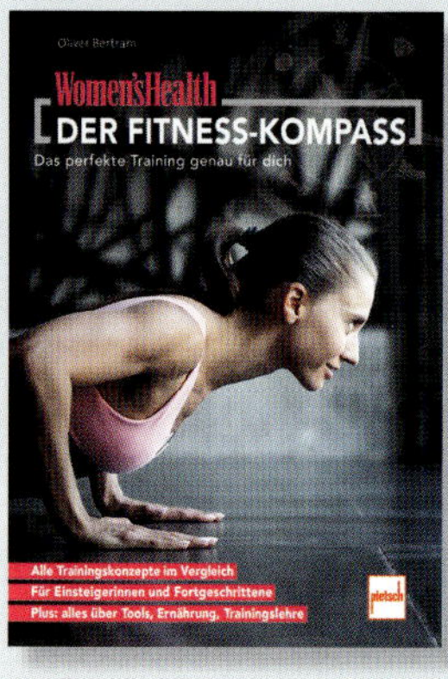

Der Fitness-Kompass von WOMEN'S HEALTH gibt Orientierung welche Trainingsformen am besten zu den eigenen Fitnesszielen passen. Er hilft herauszufinden, welcher Fitnesstyp frau ist und berät bei der Workout-Gestaltung sowie Auswahl eines guten Studios und passender Ausrüstung.

256 Seiten, 181 Abbildungen, 170 x 240 mm
€ 19,95 / € (A) 20,60 / ISBN 978-3-613-50921-4

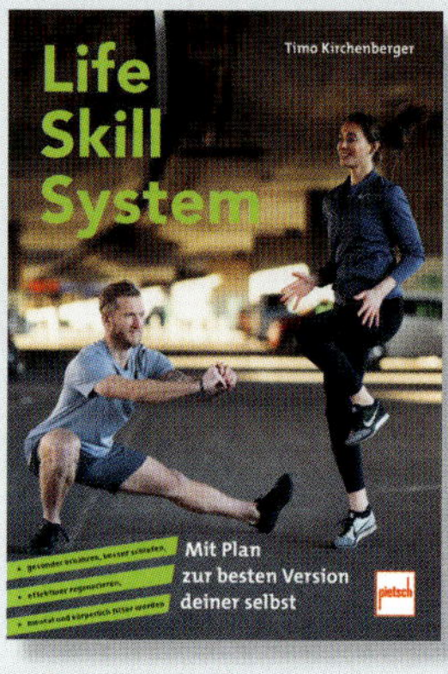

Dieser Ratgeber bietet Selbstoptimierung nach Plan und mit System. Neben vielen Trainings- und Übungstipps geht es beim »Life Skill System« um alle Bausteine, die für einen gesunden Lifestyle wichtig sind: gesunde Ernährung, erholsamer Schlaf, effektives Regenerieren und mentale Stärke.

256 Seiten, 500 Abbildungen, 170 x 240 mm
€ 26,00 / € (A) 26,80 / ISBN 978-3-613-50932-0

Leseproben zu allen Titeln auf unserer Internetseite

Stand September 2022
Änderungen in Preis und Lieferfähigkeit vorbehalten.

Überall, wo es Bücher gibt, oder unter
WWW.MOTORBUCH-VERSAND.DE
Service-Hotline: 0711 / 78 99 21 51

pietsch

WEITERE INTERESSANTE BÜCHER ZUM THEMA

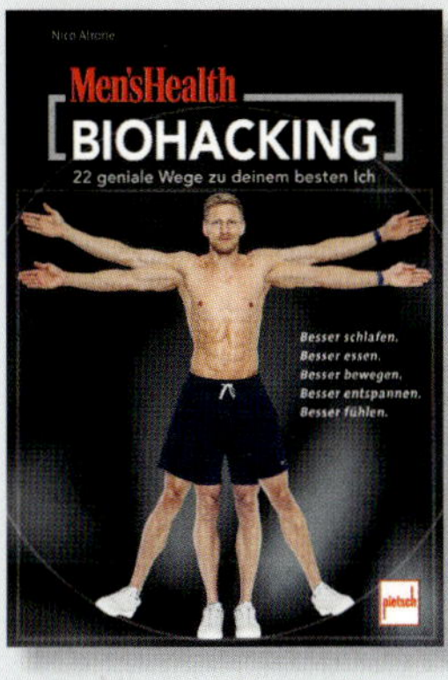

Biohacking-Coach Nico Airone weist dir in diesem Buch den Weg durch das Dickicht der Selbstoptimierung und präsentiert seine 22 effektivsten Maßnahmen auf dem Weg zu maximaler Gesundheit und Leistungsfähigkeit!

192 Seiten, 200 Abbildungen, 170 x 240 mm
€ 19,95 / € (A) 20,60 / ISBN 978-3-613-50931-3

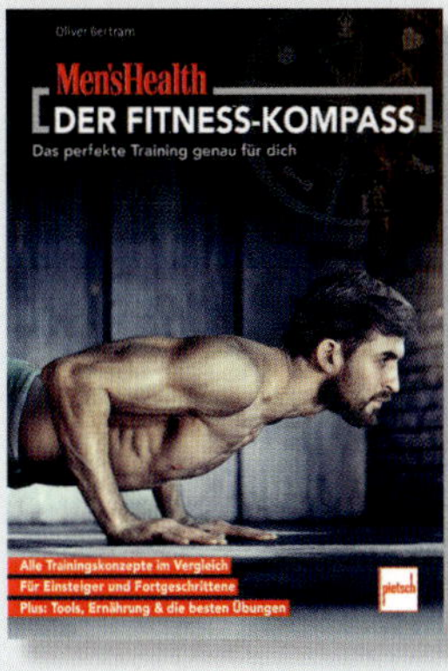

Der MEN'S HEALTH Fitness-Kompass gibt Antworten auf wichtige Fragen wie: Passt mein Training zu meinen Fitness-Zielen? Welche Übungen bringen mich voran? Wo sollte ich trainieren? Habe ich die passenden Tools und wie sieht die richtige Ernährung aus?

256 Seiten, 180 Abbildungen, 170 x 240 mm
€ 19,95 / € (A) 20,60 / ISBN 978-3-613-50918-4

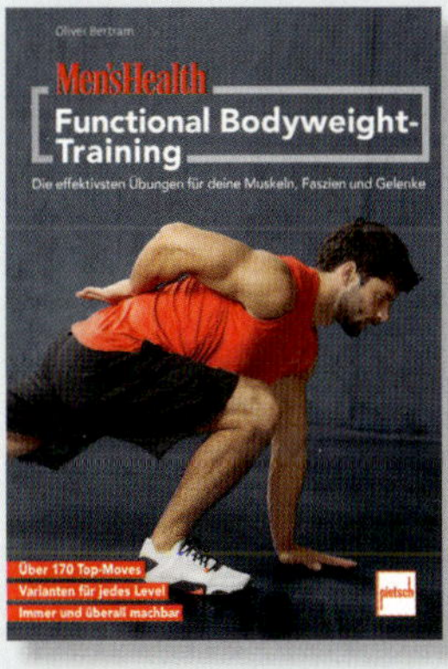

Dein All-inclusive-Paket auf dem Weg zur Bestform deines Lebens: Dieser Band gibt Fitnessinteressierten einen umfassenden Trainingsansatz mit über 170 Top-Moves für Muskeln, Faszien und Gelenke an die Hand – für jedes Fitnesslevel, mit oder ohne Tools, immer und überall machbar.

208 Seiten, 360 Abbildungen, 170 x 240 mm
€ 19,95 / € (A) 20,60 / ISBN 978-3-613-50917-7

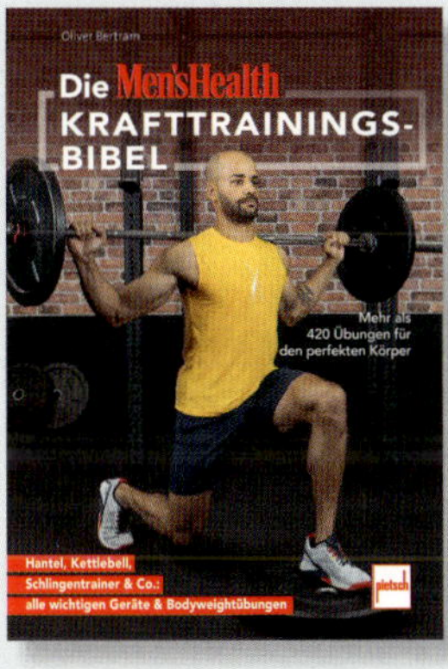

Mehr als 420 Übungen für den perfekten Körper, die ihren Platz auch im Home-Gym finden – komplett ohne sperrige Fitnessstudiomaschinen. Insgesamt hat Mann mit diesem Buch alle wichtigen Infos in der Hand, um den gesamten Körper rundum zu kräftigen und zu stärken.

288 Seiten, 603 Abbildungen, 170 x 240 mm
€ 29,90 / € (A) 30,80 / ISBN 978-3-613-50929-0

Leseproben zu allen Titeln auf unserer Internetseite

pietsch

Stand September 2022
Änderungen in Preis und Lieferfähigkeit vorbehalten.

Überall, wo es Bücher gibt, oder unter
WWW.MOTORBUCH-VERSAND.DE
Service-Hotline: 0711 / 78 99 21 51

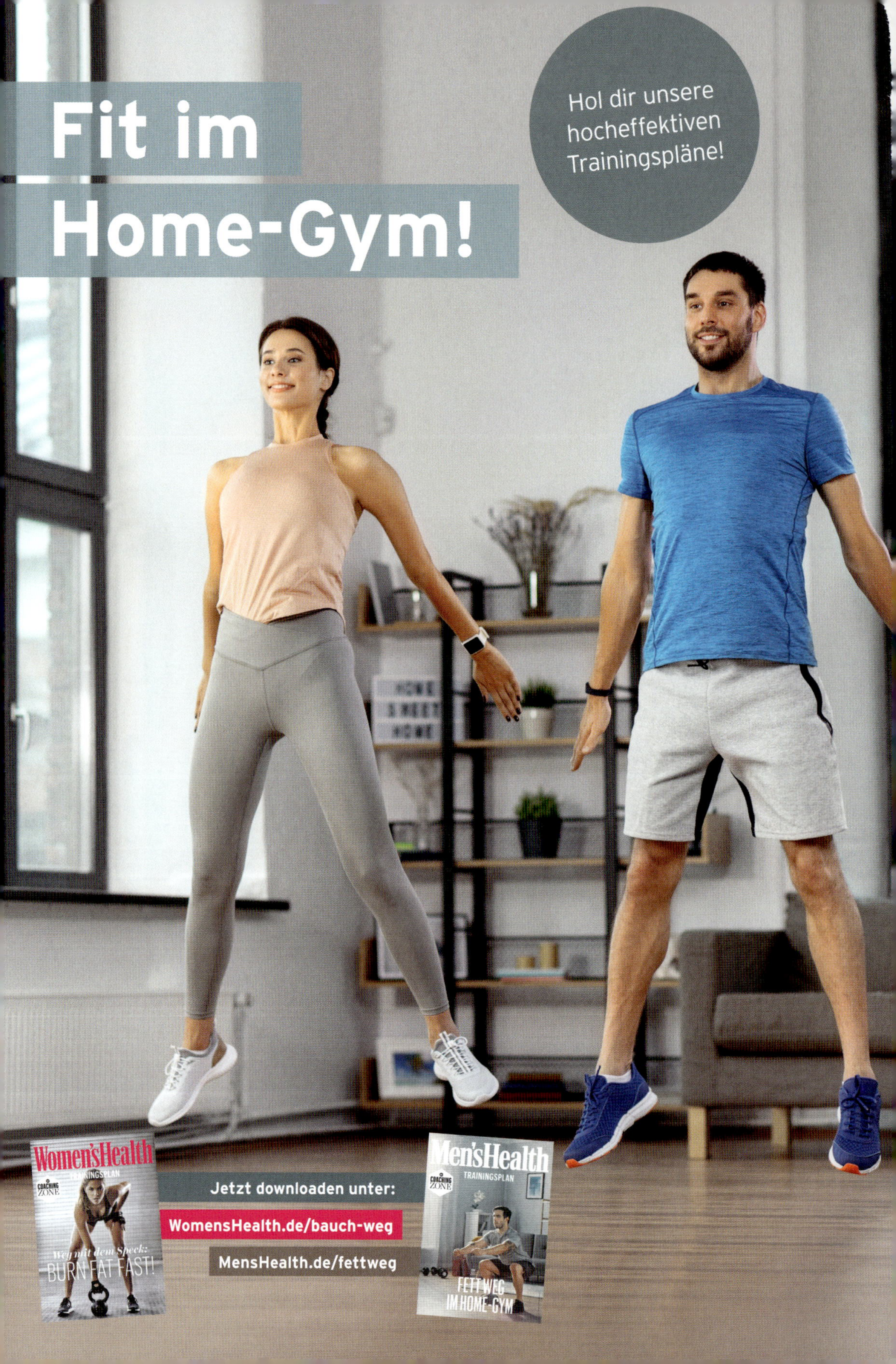
Fit im
Home-Gym!
Hol dir unsere hocheffektiven Trainingspläne!
Women'sHealth
TRAININGSPLAN
COACHING ZONE
Weg mit dem Speck:
BURN FAT FAST!
Jetzt downloaden unter:
WomensHealth.de/bauch-weg
MensHealth.de/fettweg
Men'sHealth
TRAININGSPLAN
COACHING ZONE
FETT WEG
IM HOME-GYM